Handbuch der Radiologie

Henning Borgers   •   Christel Vockelmann

Handbuch der Radiologie

Klassifikationen, Handlungsempfehlungen,
Messverfahren

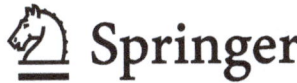

Henning Borgers
Akadem Lehrkrankenhaus Universität Münster
Christophorus-Kliniken GmbH
Coesfeld, Deutschland

Christel Vockelmann
Akadem Lehrkrankenhaus Universität Münster
Christophorus-Kliniken GmbH
Coesfeld, Deutschland

ISBN 978-3-662-67659-2   ISBN 978-3-662-67660-8   (eBook)
https://doi.org/10.1007/978-3-662-67660-8

Die Deutsche Nationalbibliothek verzeichnet diese Publikation in der Deutschen Nationalbibliografie; detaillierte bibliografische Daten sind im Internet über https://portal.dnb.de abrufbar.

Planung/Lektorat: Daniel Quinones
Springer ist ein Imprint der eingetragenen Gesellschaft Springer-Verlag GmbH, DE und ist ein Teil von Springer Nature.
Die Anschrift der Gesellschaft ist: Heidelberger Platz 3, 14197 Berlin, Germany

Das Papier dieses Produkts ist recyclebar.

Vorwort

Jeder kennt sie: Die Zettel- und Bücherstapel auf den Schreibtischen von RadiologInnen, in denen häufig benötigte radiologische Fakten lagern, die es einfach nicht in das deklarative Langzeitgedächtnis schaffen wollen. Diese Sammelsurien werden über Jahre der radiologischen Tätigkeit ausgebaut, manchmal aktualisiert und enthalten schließlich eine Vielzahl von Klassifikationen, anatomischen Gedächtnisstützen und Befundungshilfen unterschiedlichster Art und Qualität. Die Idee zu diesem Buch entstand, als wir in der radiologischen Abteilung unserer Klinik diesen Informationsschatz sammelten und verglichen. Dabei trat eine verblüffende Übereinstimmung der von den einzelnen MitarbeiterInnen als relevant eingestuften Fakten zutage. Offenkundig existieren große Schnittmengen bei den Sachverhalten, die sich RadiologInnen trotz häufiger Verwendung nicht merken können. Unsere Schlussfolgerung: Die Aufbereitung, Aktualisierung und Zusammenführung dieser Informationen in einem einzigen, übersichtlich gestalteten Buch, würde den Aufwand beim Nachschlagen deutlich reduzieren und eine Menge Zeit einsparen. Das *Handbuch der Radiologie* ist daher als ständiger Begleiter für kurze Konsultationen konzipiert. Es geht selten ins Detail und strebt nicht nach Vollständigkeit, sondern liefert übersichtlich dargestellte Hilfestellungen für den radiologischen Arbeitsalltag. Die umfassenden Informationen vieler fantastischer Lehrbücher und wissenschaftlicher Publikationen kann es selbstverständlich nicht ersetzen, aber an stressigen Tagen, zwischen dringlichen Telefonaten und Notfällen im CT, liefert es die wesentlichen Fakten, um diese Situationen sicher zu meistern.

Wir wünschen Ihnen viel Spaß bei der Verwendung dieses Handbuchs und hoffen, dass es Ihnen als hilfreicher Begleiter bei der radiologischen Tätigkeit zur Seite steht.

Vermissen Sie etwas? Schreiben sie uns gerne! Wir freuen uns über Verbesserungs- und Ergänzungsvorschläge.

Coesfeld, Deutschland
im Juni 2023

Henning Borgers
Christel Vockelmann

V

Inhaltsverzeichnis

Kopf

1

Inhaltsverzeichnis

© Der/die Autor(en), exklusiv lizenziert an Springer-Verlag GmbH, DE, ein Teil
von Springer Nature 2023
H. Borgers, C. Vockelmann, *Handbuch der Radiologie*,
https://doi.org/10.1007/978-3-662-67660-8_1

1.1   Gehirn – Anatomie

1.1.1   Basalganglien

Die Kerngebiete der Basalganglien sind in eine Vielzahl zerebraler Prozesse eingebunden und erfüllen insbesondere bei der Steuerung der Motorik, aber auch bei kognitiven Vorgängen oder der Funktion des limbischen Systems wichtige Aufgaben. Für die Einordnung pathologischer Prozesse (z. B. bei Schlaganfällen) und deren klinischer Symptomatik ist die Kenntnis der Anatomie dieser Kerngebiete sowie der angrenzenden Faserbahnen essenziell (Abb. 1.1).

1.1.2   Funktionelle Kortexareale

Die von verschiedenen Autoren in der Vergangenheit vorgenommenen Zuordnungen bestimmter Hirnfunktionen zu anatomischen Parenchymarealen, wie beispielsweise die Einteilung der Brodmann-Areale anhand der zerebralen Zytoarchitektur, werden bis heute kontrovers diskutiert und wurden teilweise revidiert. Dennoch gibt es einen gewissen Konsens über kortikale Areale mit bestimmten charakteristischen Funktionen (Tab. 1.1).

1.1.3   Hirnversorgende Arterien und zerebrale Versorgungsgebiete

Pathologien an den hirnversorgenden Arterien wie beispielsweise Stenosen oder thromboembolische Verschlüsse führen häufig zu ausgeprägten neurologischen Symptomen und können lebensbedrohliche Krankheitsbilder verursachen. Die Symptomatik richtet sich hierbei nach den betroffenen Hirnarealen, also den Versorgungsgebieten dieser Arterien (Abb. 1.2). Für die anatomische Zuordnung von Pathologien und zur allgemeinen Beschreibung werden sowohl die Aa. carotides und Aa. vertebrales (Abb. 1.3), als auch die Aa. cerebri (Abb. 1.4) in Segmente unterteilt. Die Einteilung für die Aa. cerebri anterior et posterior ist in der Literatur uneinheitlich und enthält zum Teil weitere distale Segmente (A3/P3 etc.). Erhebliche klinische Relevanz hat hier allerdings insbesondere die Unterscheidung zwischen prä- und postkommunikalen Segmenten.

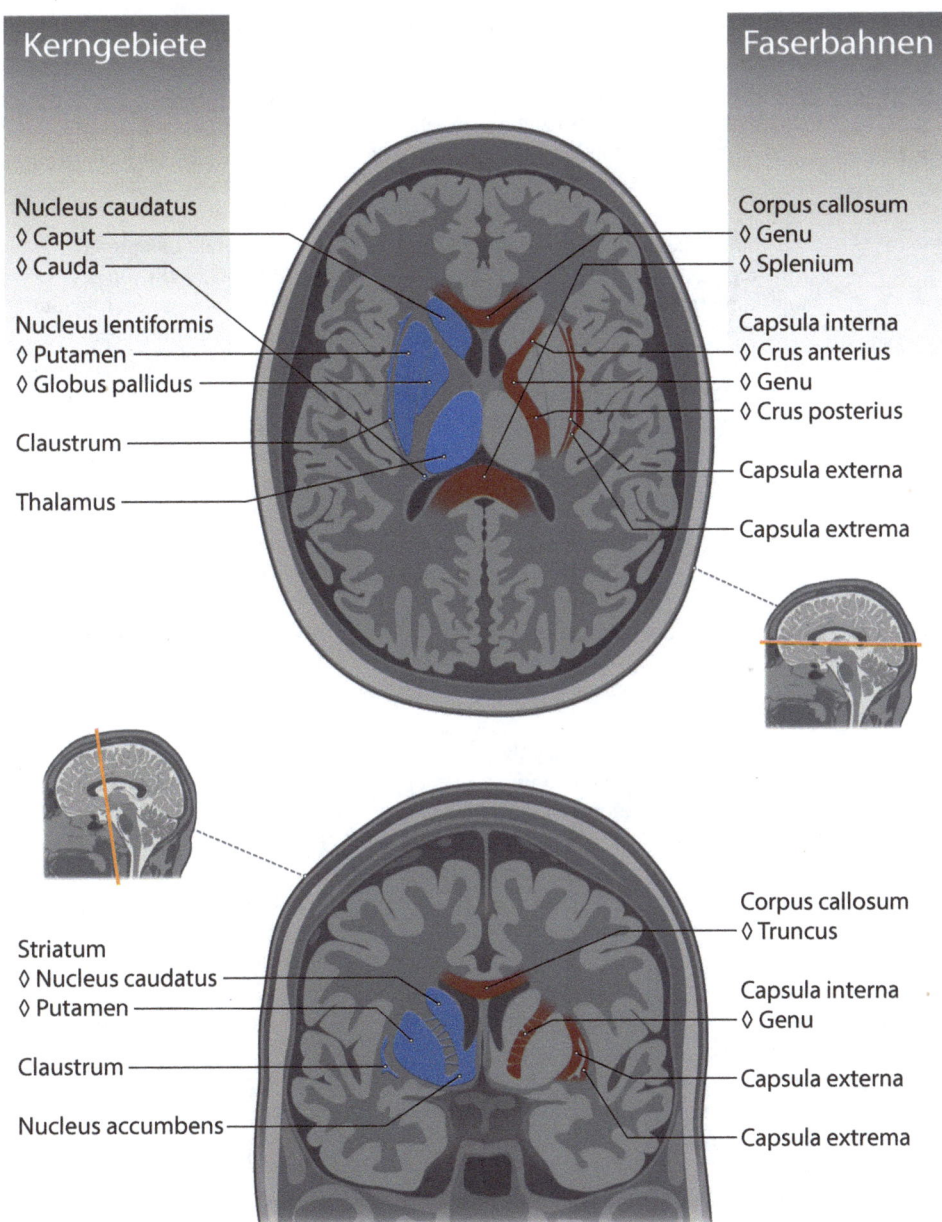

Abb. 1.1 Anatomie der Basalganglien und angrenzender Faserbahnen. Die Thalami zählen im engeren Sinne nicht zu den Basalganglien, sind hier jedoch aus didaktischen Gründen mit dargestellt

Tab. 1.1 Funktionelle Kortexareale, mit freundlicher Genehmigung aus Schünke et al. 2022, Thieme

Lappen	Funktionelle Spezialisierung	Lokalisation	Ausfallsymptome
Lobus frontalis	Persönlichkeit	Lobus frontalis, basale Windungen	Antriebsarmut; verminderte Fähigkeit zu zielgerichtetem Verhalten; Witzelsucht („Stirnhirnsyndrom")
	Somatomotorik (primärer Motorkortex)	Gyrus praecentralis	Kontralaterale Lähmungen; Ausfälle abhängig von der Lokalisation einer Störung auf der Rinde („motorischer Homunculus")
	Motorisches Sprachzentrum (Broca)	Gyrus frontalis inferior (Pars opercularis; Pars triangularis); einseitig (dominante Hemisphäre, meist links)	Motorische Aphasie/Broca-Aphasie: Unfähigkeit zur Formulierung mehr oder weniger komplizierter Sätze und Satzfolgen
	Riechrinde	Substantia perforata anterior, Gyrus ambiens, Gyrus semilunaris	Anosmie
Lobus parietalis	Somatosensorik (primärer sensorischer Kortex)	Gyrus postcentralis	Ausfall des Tastempfindens, der Temperaturwahrnehmung und/oder der Schmerzlokalisation
	Abstraktes (nicht bildhaftes) Denken; Lesen	Gyrus angularis und Gyrus supramarginalis; einseitig (dominante Hemisphäre)	Abstraktes Denken, Lesen, Rechnen nicht möglich
Lobus occipitalis	Sehrinde (primärer visueller Kortex)	Oberhalb und unterhalb des Sulcus calcarinus im Cuneus und Gyrus lingualis	Halbseitiger Gesichtsfeldausfall (homonyme Hemianopsie) auf der Gegenseite oder kontralateraler Quadrantenausfall
Lobus temporalis	Hörrinde (primärer auditorischer Kortex)	Gyri temporales transversi (Heschl)	Nur bei beidseitiger Schädigung: Hörwahrnehmung gestört
	Sensorisches Sprachzentrum (Wernicke)	Gyrus temporalis superior	Sensorische Aphasie/Wernicke-Aphasie: Unfähigkeit, Sätze oder Satzfolgen zu verstehen
Lobus limbicus	Lernen, Gedächtnis, emotionale Reaktion	Hippokampusformation	Nur bei beidseitiger Schädigung: Störung des expliziten Gedächtnisses; ggf. inadäquate emotionale Reaktionen
Insula	Gustatorische Rinde	Gyri insulae	Gegebenenfalls Ageusie

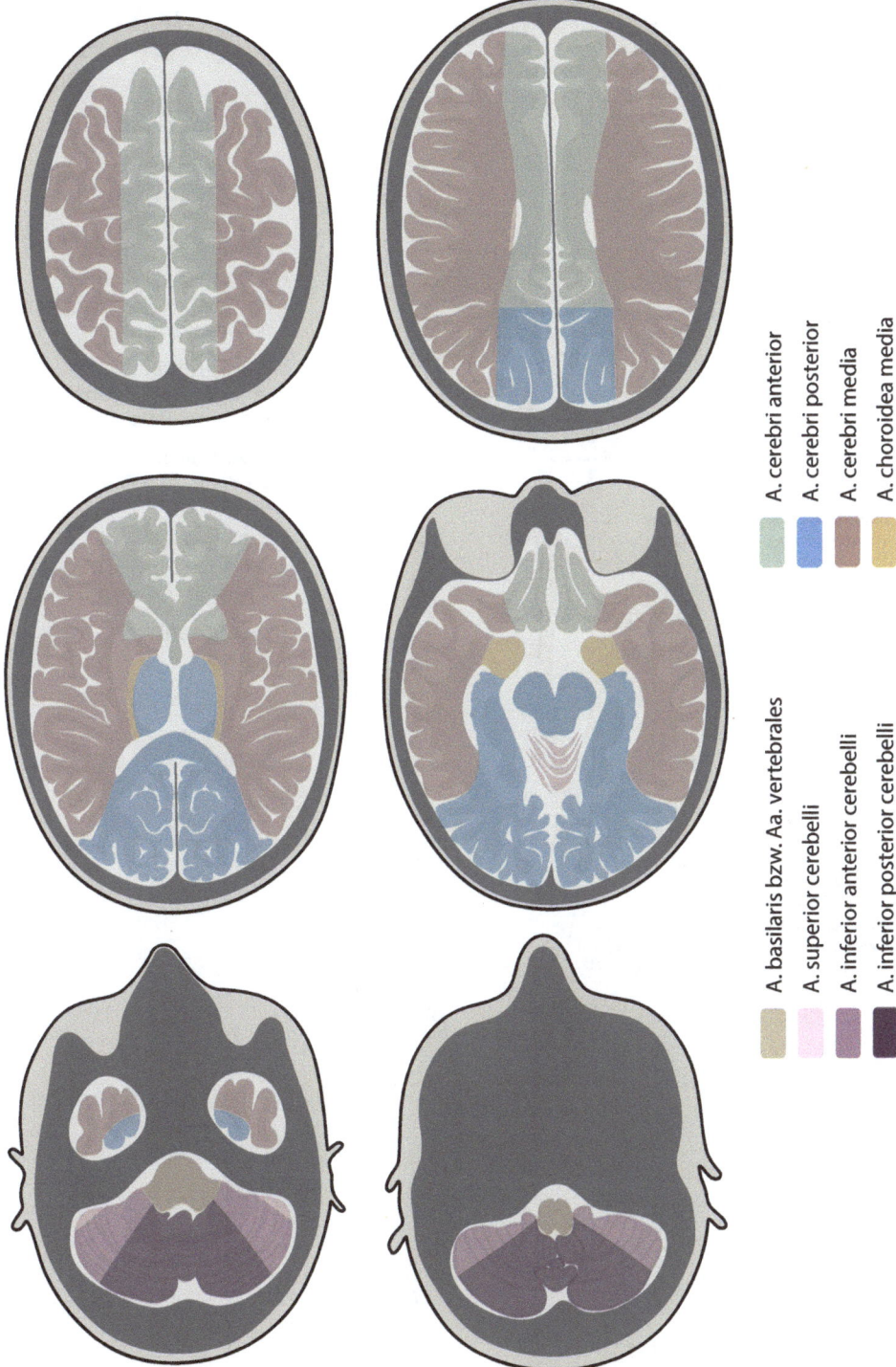

A. cerebri anterior
A. cerebri posterior
A. cerebri media
A. choroidea media

A. basilaris bzw. Aa. vertebrales
A. superior cerebelli
A. inferior anterior cerebelli
A. inferior posterior cerebelli

Abb. 1.2 Versorgungsgebiete der hirnversorgenden Arterien

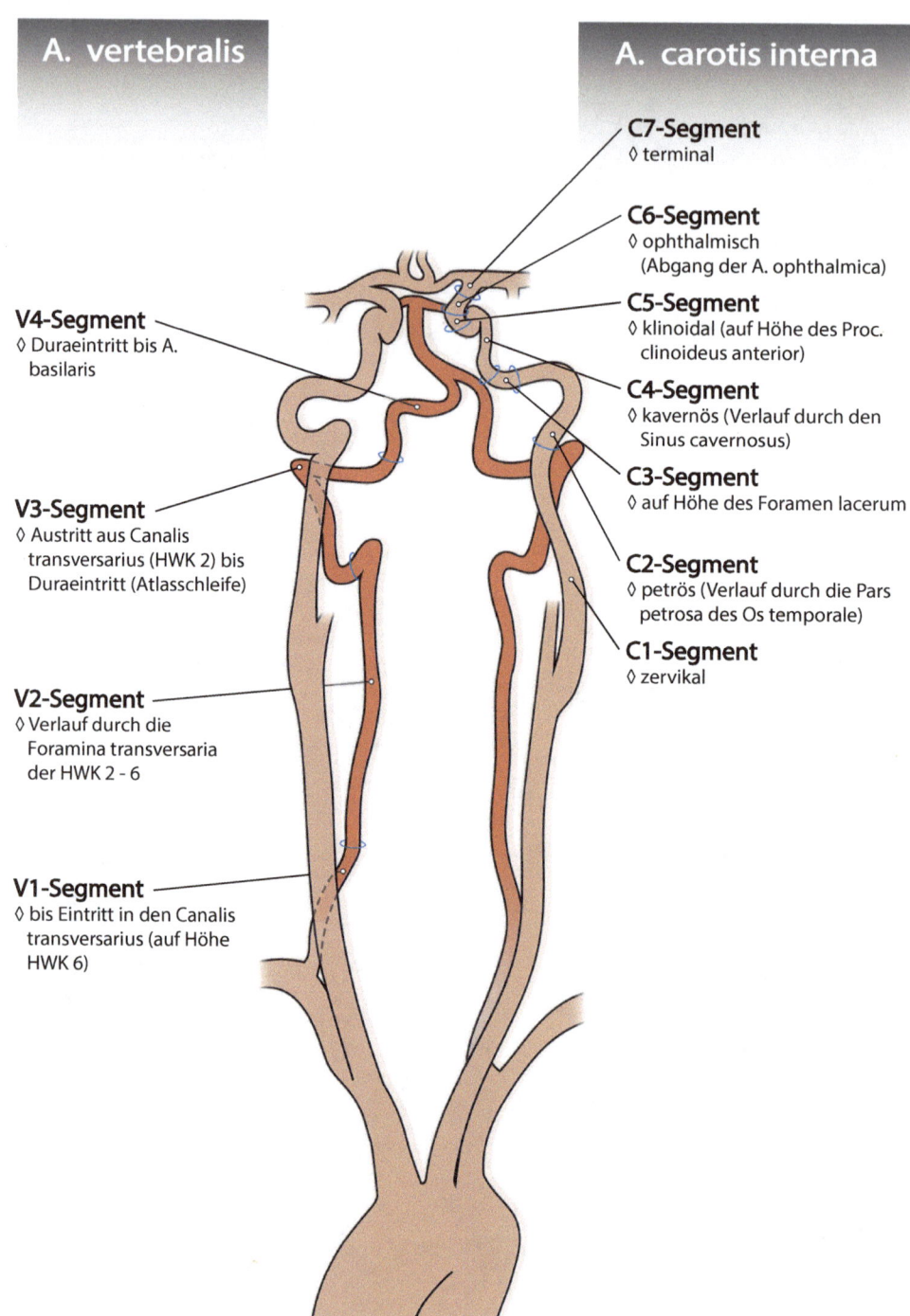

A. vertebralis

A. carotis interna

C7-Segment
◊ terminal

C6-Segment
◊ ophthalmisch
(Abgang der A. ophthalmica)

V4-Segment
◊ Duraeintritt bis A.
basilaris

C5-Segment
◊ klinoidal (auf Höhe des Proc.
clinoideus anterior)

C4-Segment
◊ kavernös (Verlauf durch den
Sinus cavernosus)

C3-Segment
◊ auf Höhe des Foramen lacerum

V3-Segment
◊ Austritt aus Canalis
transversarius (HWK 2) bis
Duraeintritt (Atlasschleife)

C2-Segment
◊ petrös (Verlauf durch die Pars
petrosa des Os temporale)

C1-Segment
◊ zervikal

V2-Segment
◊ Verlauf durch die
Foramina transversaria
der HWK 2 - 6

V1-Segment
◊ bis Eintritt in den Canalis
transversarius (auf Höhe
HWK 6)

Abb. 1.3 Hirnversorgende Arterien (extrakraniell)

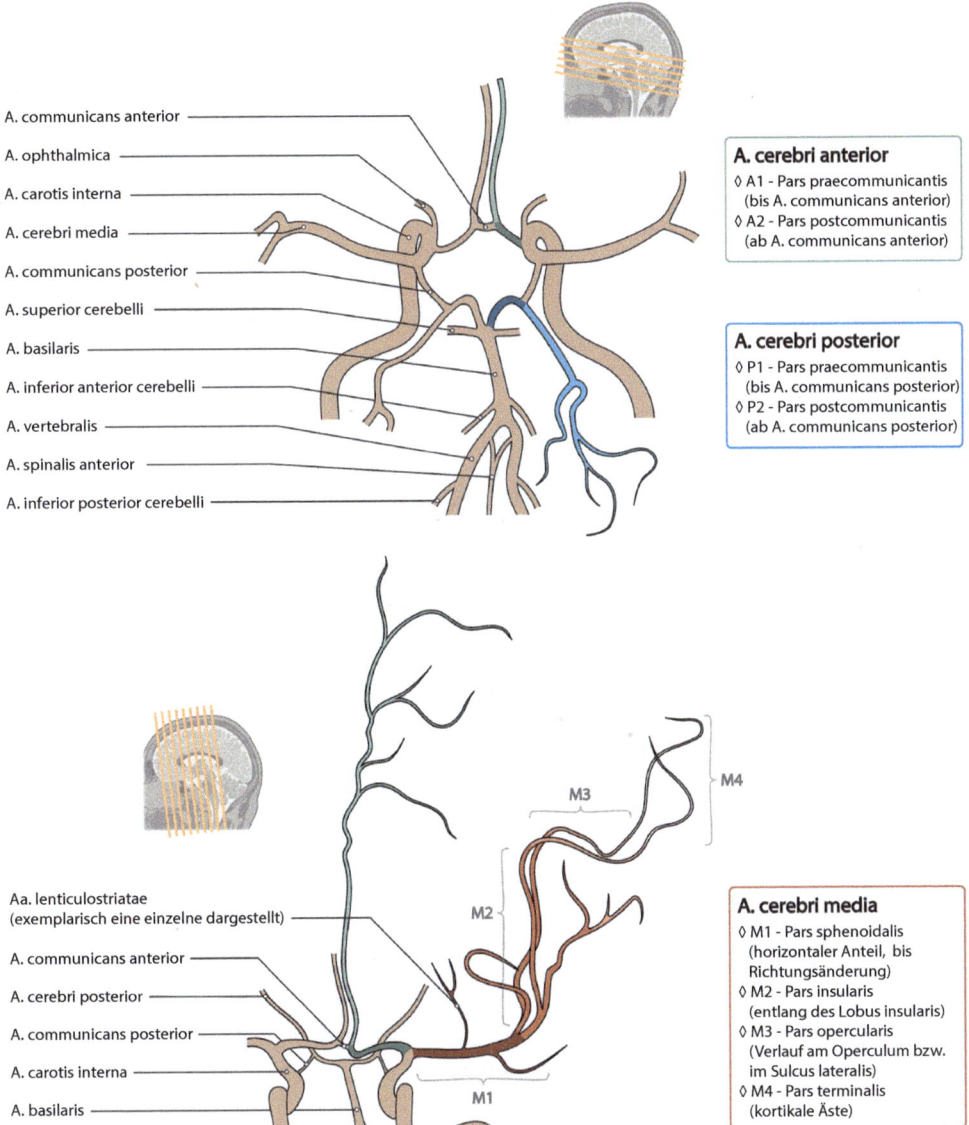

A. communicans anterior

A. ophthalmica

A. carotis interna

A. cerebri media

A. communicans posterior

A. superior cerebelli

A. basilaris

A. inferior anterior cerebelli

A. vertebralis

A. spinalis anterior

A. inferior posterior cerebelli

A. cerebri anterior
◊ A1 - Pars praecommunicantis
   (bis A. communicans anterior)
◊ A2 - Pars postcommunicantis
   (ab A. communicans anterior)

A. cerebri posterior
◊ P1 - Pars praecommunicantis
   (bis A. communicans posterior)
◊ P2 - Pars postcommunicantis
   (ab A. communicans posterior)

M4

M3

M2

Aa. lenticulostriatae
(exemplarisch eine einzelne dargestellt)

A. communicans anterior

A. cerebri posterior

A. communicans posterior

A. carotis interna

A. basilaris

A. vertebralis

M1

A. cerebri media
◊ M1 - Pars sphenoidalis
   (horizontaler Anteil, bis
   Richtungsänderung)
◊ M2 - Pars insularis
   (entlang des Lobus insularis)
◊ M3 - Pars opercularis
   (Verlauf am Operculum bzw.
   im Sulcus lateralis)
◊ M4 - Pars terminalis
   (kortikale Äste)

Abb. 1.4   Hirnversorgende Arterien (intrakraniell)

1.1.4 Venöse Sinus und innere Hirnvenen

Die venöse Drainage des Gehirns erfolgt über innere und äußere Hirnvenen in venöse Blutleiter (Sinus durae matris) und von hier weiter in die zervikalen Venen (Abb. 1.5).

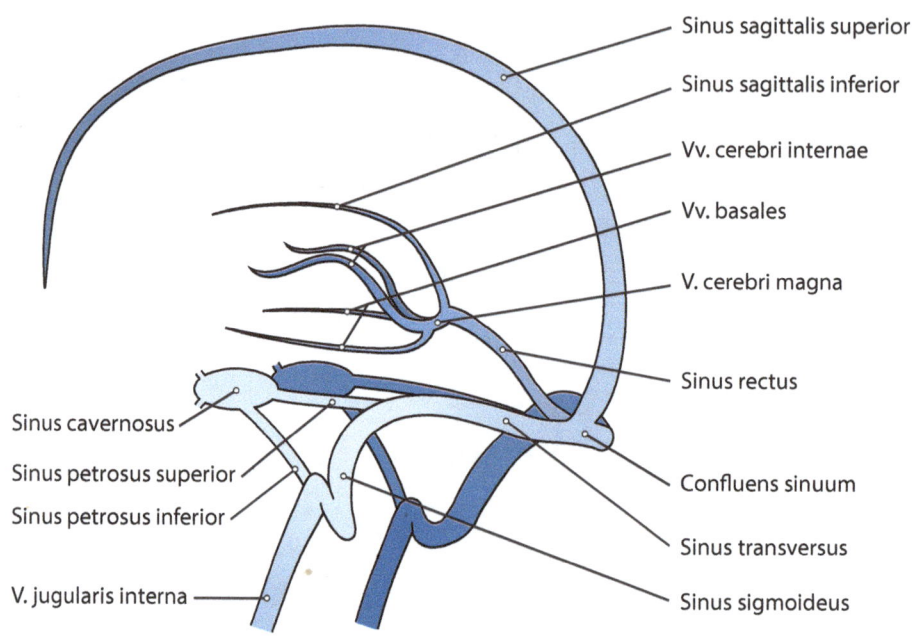

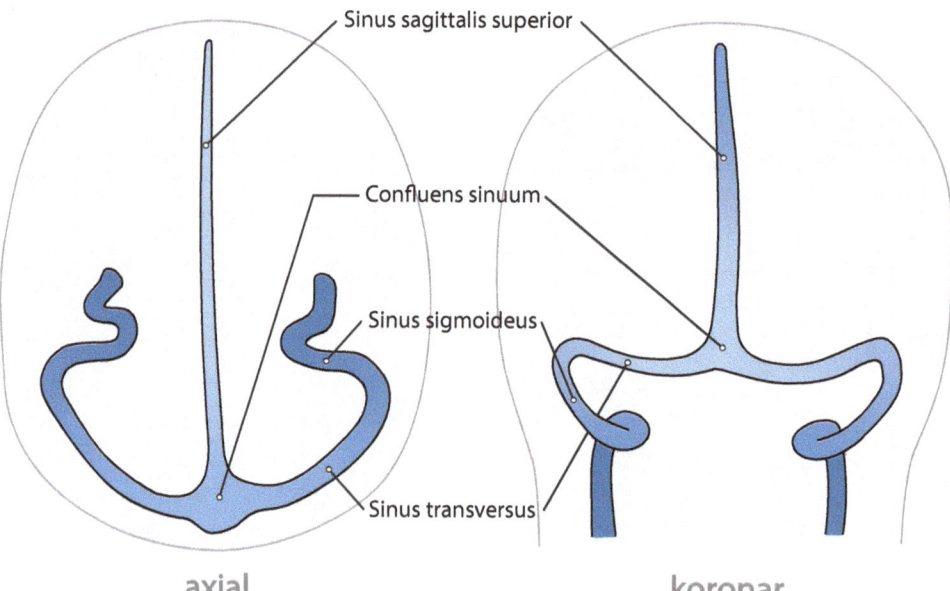

Abb. 1.5 Venöse Sinus und innere Hirnvenen

1.1.5 Liquorräume und Varianten

Der Liquor cerebrospinalis wird im Plexus choroideus der Hirnventrikel gebildet, fließt entlang eines Druckgradienten über Öffnungen des vierten Ventrikels in die äußeren Liquorräume, umgibt Gehirn und Rückenmark und füllt verschiedene Zisternen (Abb. 1.6). Die Resorption des Liquors erfolgt in den Granulationes arachnoideae (Pacchioni-Granulationen). Die inneren Liquorräume können verschiedene Normvarianten aufweisen, die in der Regel keinerlei Krankheitswert besitzen (Abb. 1.7).

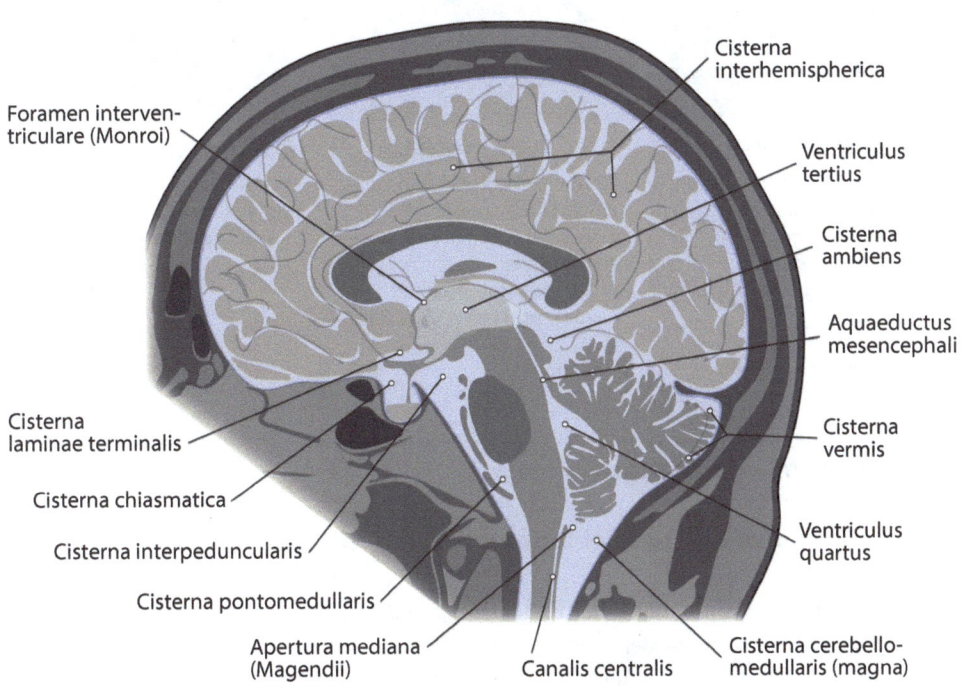

Abb. 1.6 Wichtige liquorführende Räume im Sagittalschnitt des Schädels

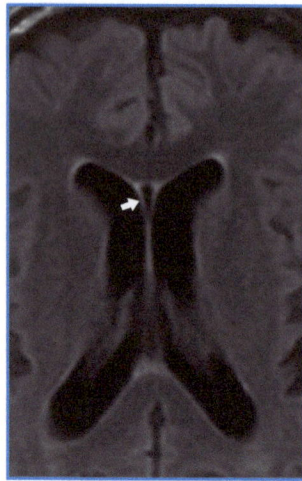 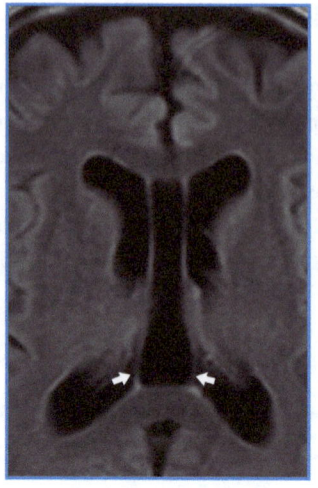 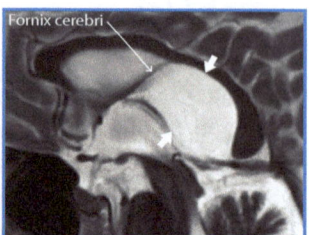 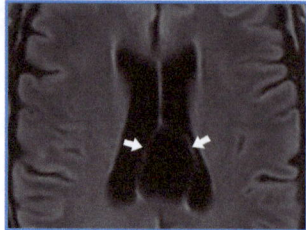

Cavum septi pellucidi	Cavum vergae	Cavum veli interpositi
◊ zwischen den Vorderhörnern der Seitenventrikel (zwischen den beiden Blättern des Septum pellucidum) ◊ rostral der Foramina interventricularia	◊ kaudal des Corpus callosum ◊ kranial der Fornix cerebri ◊ dorsal der Foramina interventricularia ◊ meistens zusammen mit Cavum septi pellucidi (s. Bild)	◊ kaudal des Corpus callosum (Splenium) ◊ kaudal der Fornix cerebri

Abb. 1.7 Normvarianten der inneren Liquorräume

1.2   Gehirn – Pathologie

1.2.1   Klinisches Bild des Schlaganfalls nach NIHSS

Die neurologische Symptomatik bei PatientInnen mit akutem Schlaganfall wird über ein Punktesystem entsprechend der National Institutes of Health Stroke Scale (NIHSS) bewertet. Die Summe der Punkte aus allen Unterkategorien zeigt bei steigendem Wert einen zunehmenden Schweregrad an (Brott et al. 1989; Meyer und Lyden 2009).

1. Bewusstseinslage (Vigilanz)
0 = wach, unmittelbar antwortend
1 = benommen, aber durch geringe Stimulation zum Befolgen von Aufforderungen, Antworten oder zu Reaktionen zu bewegen
2 = somnolent, bedarf wiederholter Stimulationen, um aufmerksam zu sein, oder ist soporös und bedarf starker oder schmerzhafter Stimulationen zum Erzielen von Bewegungen (keine Stereotypien)
3 = Koma, antwortet nur mit motorischen oder vegetativen Reflexen oder reagiert gar nicht, ist schlaff und ohne Reflexe

2. Orientierung – Frage nach Monat und Alter (auch eindeutige nonverbale Antworten werden gewertet)

0 = beantwortet beide Fragen richtig

1 = beantwortet eine Frage richtig oder Sprechprobleme ohne Aphasie

2 = beantwortet keine Frage richtig

3. Sprachverständnis – Aufforderung, die Augen und die nicht-paretische Hand zu öffnen und zu schließen (auch nonverbal)

0 = führt beide Aufgaben richtig aus

1 = führt eine Aufgabe richtig aus

2 = führt keine Aufgabe richtig aus oder Koma

4. Blickbewegung – Anmerkung: Bei Koma okulozephales Manöver prüfen

0 = normal

1 = „partielle Blickparese": Dieser Punktwert wird vergeben, wenn die Blickrichtung von einem oder beiden Augen abnormal ist, jedoch keine forcierte Blickdeviation oder komplette Blickparese besteht oder bei unzureichender Kooperation

2 = forcierte Blickdeviation oder komplette Blickparese, die durch Ausführen des okulozephalen Reflexes nicht überwunden werden kann

5. Gesichtsfeld – Anmerkung: bei Glasauge nur gesundes Auge bewerten, bei Koma Schreckreaktion im Gesichtsfeld prüfen; bei Asymmetrie 2 Punkte, bei fehlender Reaktion 3 Punkte vergeben

0 = keine Einschränkung oder fehlende Beurteilbarkeit

1 = partielle Hemianopsie (d. h. Quadrantenanopsie)

2 = komplette Hemianopsie

3 = bilaterale Hemianopsie (Blindheit oder kortikale Blindheit)

6. Fazialisparese

0 = normale symmetrische Bewegungen

1 = geringe Parese (abgeflachte Nasolabialfalte, Asymmetrie beim Lächeln)

2 = partielle Parese (vollständige oder fast vollständige Parese des unteren Gesichts)

3 = vollständige Parese einer oder beider Seiten (fehlende Bewegungen im oberen und unteren Teil des Gesichts) oder Koma oder bilaterale Parese

7. Motorik der Arme

0 = kein Absinken (die Extremität wird über 10 sec in der 90°-(oder 45°-)Position gehalten) oder Amputation oder Gelenkversteifung

1 = Absinken (Extremität wird zunächst bei 90° (oder 45°) gehalten, sinkt aber vor Ablauf von 10 sec ab; Bett (oder eine andere Unterlage) wird nicht berührt)

2 = Anheben gegen Schwerkraft möglich (Extremität kann die 90°-(oder 45°-)Position nicht erreichen oder halten, sinkt auf das Bett ab)

3 = kein (aktives) Anheben gegen die Schwerkraft, Extremität fällt

4 = keine Bewegung oder Koma

8. Motorik der Beine

0 = kein Absinken (Bein bleibt über 5 sec in der 30°-Position) oder Amputation oder Gelenkversteifung

1 = Absinken (Bein sinkt am Ende der 5-sec-Periode ab, berührt das Bett jedoch nicht)

2 = aktive Bewegung gegen die Schwerkraft möglich (Bein sinkt binnen 5 sec auf das Bett ab)

3 = kein Anheben gegen die Schwerkraft, Bein fällt sofort auf das Bett

4 = keine Bewegung oder Koma

9. Extremitätenataxie – Anmerkung: bei leichter Parese und deutlich darüber hinaus gehender Ataxie ist die Ataxie zu werten; bei Blindheit ersatzweise Finger-Nase-Test

0 = fehlende oder Parese-bedingte Ataxie

1 = in einer Extremität vorhanden

2 = in zwei Extremitäten vorhanden

10. Sensibilität – Anmerkung: nur infarktbedingte Sensibilitätsstörungen werten

0 = normal; kein Sensibilitätsverlust oder Bewusstseinsstörung ohne seitendifferente Schmerzreaktion

1 = leichter bis mittelschwerer Sensibilitätsverlust; Patient empfindet Nadelstiche auf der betroffenen Seite als wenig scharf oder stumpf oder es besteht ein Verlust des Oberflächenschmerzes für Nadelstiche bei erhaltener Wahrnehmung der Berührung

2 = schwerer bis vollständiger Sensibilitätsverlust; Patient nimmt die Berührung von Gesicht, Arm und Bein nicht wahr oder bilaterale Störung oder Koma ohne Schmerzreaktion oder Tetraplegie

11. Sprache

0 = keine Aphasie; normal

1 = leichte bis mittelschwere Aphasie; deutliche Einschränkung der Wortflüssigkeit oder des Sprachverständnisses, keine relevante Einschränkung von Umfang oder Art des Ausdruckes; die Einschränkung des Sprachvermögens und/oder des Sprachverständnisses macht die Unterhaltung über die vorgelegten Untersuchungsmaterialien jedoch schwierig bis unmöglich; beispielsweise kann der Untersucher in einer Unterhaltung

über die vorgelegten Materialien anhand der Antwort des Patienten ein Bild oder eine Wortkarte zuordnen

3 = schwere Aphasie, die gesamte Kommunikation findet über fragmentierte Ausdrucksformen statt: der Zuhörer muss das Gesagte in großem Umfang interpretieren, nachfragen oder erraten; der Umfang an Informationen, der ausgetauscht werden kann, ist begrenzt; der Zuhörer trägt im Wesentlichen die Kommunikation; der Untersucher kann die vorgelegten Materialien anhand der Antworten des Patienten nicht zuordnen

4 = stumm, globale Aphasie; keine verwertbare Sprachproduktion oder kein Sprachverständnis oder Koma

12. Dysarthrie

0 = normal

1 = leicht bis mittelschwer, der Patient spricht zumindest einige Wörter verwaschen und kann nur mit Schwierigkeiten verstanden werden

2 = schwer, die verwaschene Sprache des Patienten ist unverständlich und beruht nicht auf einer Aphasie oder übersteigt das auf eine Aphasie zurückzuführende Maß oder Patient ist stumm/anarthrisch oder Koma

13. Auslöschung und Nichtbeachtung (Neglect)

0 = keine Abnormalität oder fehlende Beurteilbarkeit (z. B. Aphasie)

1 = visuelle, taktile, auditive oder personenbezogene Unaufmerksamkeit oder Auslöschung bei der Überprüfung von gleichzeitiger bilateraler Stimulation in einer der sensiblen Qualitäten oder Anosognosie

2 = schwere halbseitige Unaufmerksamkeit oder halbseitige Unaufmerksamkeit in mehr als einer Qualität; kein Erkennen der eigenen Hand oder Orientierung nur zu einer Seite des Raums oder Koma

1.2.2 Kontraindikationen für eine Lysetherapie

Die Entscheidung für oder gegen eine Lysetherapie bei einem akuten Schlaganfall erfolgt unter Berücksichtigung einer Vielzahl klinischer und anamnestischer Faktoren und ist deshalb individuell aus den verfügbaren Informationen über die betroffene Person abzuleiten. Im Folgenden werden Kriterien aufgeführt, die eine Entscheidungsfindung unterstützen können:

1. **Einschlusskriterien (alle mit Ja beantworten)**
   - charakteristische Schlaganfallsymptomatik
   - funktionell relevantes neurologisches Defizit
   - Symptombeginn innerhalb der letzten 4,5 h
   - Penumbra in der Bildgebung bei Symptombeginn innerhalb der letzten 4,5–9 h oder unklarem Zeitfenster

2. **Ausschlusskriterien (alle mit Nein beantworten)**
   - Symptome verdächtig auf eine Subarachnoidalblutung
   - Schädelhirntrauma in den letzten 3 Monaten
   - Blutdruck trotz Therapie >180/105 mmHg
   - intrazerebrale Blutung in der Anamnese
   - Einnahme von Vitamin-K-Antagonisten mit INR > 1,7
   - Einnahme von DOAKs in den letzten 3 h
   - Einnahme von DOAKs vor 3–48 h mit Aktivität im Wirkbereich: Apixaban: Anti-Xa > 30 ng/ml; Rivaroxaban: Anti-Xa > 30 ng/ml; Edoxaban: Anti-Xa > 20 ng/ml; Dabigatran: Anti-IIa: > 30 ng/ml oder Thrombinzeit > 66 sec
   - Einnahme von DOAKs vor > 48 h und bekannte Niereninsuffizienz
   - Heparingabe in den letzten 48 h mit PTT > 45 sec
   - arterielle Punktion an einer nicht komprimierbaren Stelle in den letzten 7 Tagen
   - gastrointestinale oder urogenitale Blutung in den letzten 21 Tagen
   - Hinweis auf eine akute Blutung oder ein akutes Trauma
   - größere Operation in den letzten 14 Tagen (Rücksprache mit Fachkollegen)
   - Hirninfarkt in den letzten 3 Monaten
   - epileptischer Anfall zu Beginn des Schlaganfalls
   - nicht beherrschbarer Blutzucker < 50 mg/dl oder >400 mg/dl
   - Thrombozytenzahl < 100.000 /μl
   - soweit bekannt: V.a. bakterielle Endokarditis, Perikarditis, akute Pankreatitis, Neoplasie mit erhöhter Blutungsneigung, schwere Leberfunktionsstörung
   - Bildgebung (CCT): intrazerebrale Blutung, Subdural- oder Epiduralblutung oder Subarachnoidalblutung
3. **Entscheidung für eine systemische Thrombolyse: alle Einschlusskriterien, kein Ausschlusskriterium**

1.2.3   Infarktfrühzeichen – ASPECTS

Bei Schlaganfällen im Stromgebiet der A. cerebri media kann das Auftreten ischämischer Frühzeichen im Sinne einer Aufhebung der Differenzierbarkeit zwischen grauer und weißer Substanz, einhergehend mit einer verminderten Dichte des Kortex bzw. der Basalganglien, mithilfe des Alberta Stroke Program Early CT-Scores (ASPECTS) quantifiziert werden (Barber et al. 2000). Dabei wird das Mediastromgebiet in zehn verschiedene Regionen eingeteilt, davon sechs kortikale Areale und vier Areale im Bereich der Basalganglien (Abb. 1.8). Aus dem ASPECTS lassen sich Hilfestellungen für Therapieentscheidungen ableiten. So korreliert ein Wert von ≥ 6 beispielsweise bei der endovaskulären Therapie mit einem besseren klinischen Outcome (Ringleb et al. 2022).

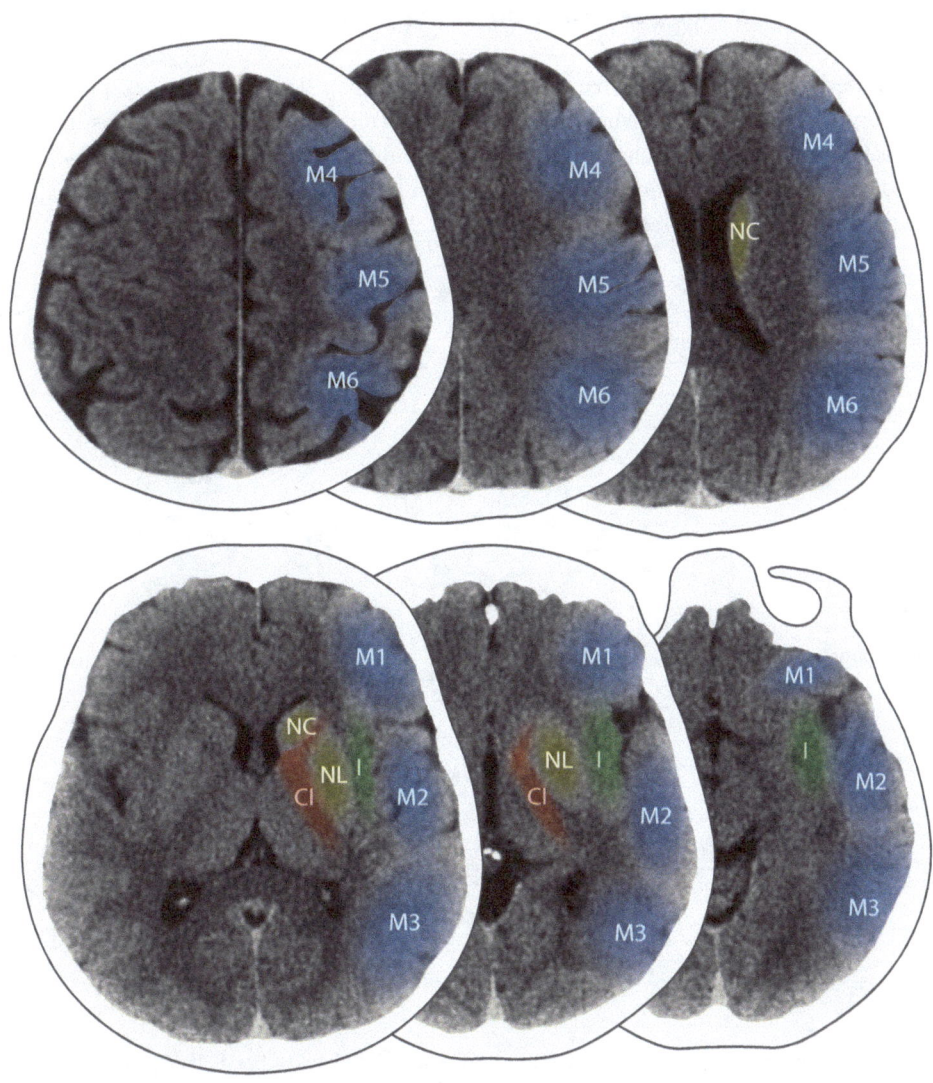

M1 -M6 Kortexareale
I Insula
NC Nucleus caudatus
NL Nucleus lentiformis
CI Capsula interna

ASPECT-Score:
10 Punkte abzüglich 1 pro betroffenes Areal

Abb. 1.8 ASPECT-Score

1.2.4 Sehbahn und Gesichtsfelddefekte

Die Weiterleitung visueller Reize erfolgt nach Anregung der retinalen Rezeptoren über den Nervus opticus, das Chiasma opticum und den Tractus opticus zum Corpus geniculatum laterale sowie nach Verschaltung über die Sehstrahlung zur Sehrinde im Okzipitallappen (Abb. 1.9). Schädigungen im Verlauf der Sehbahn können verschiedene, zum Teil charakteristische Gesichtsfelddefekte auslösen (Abb. 1.9 und Tab. 1.2).

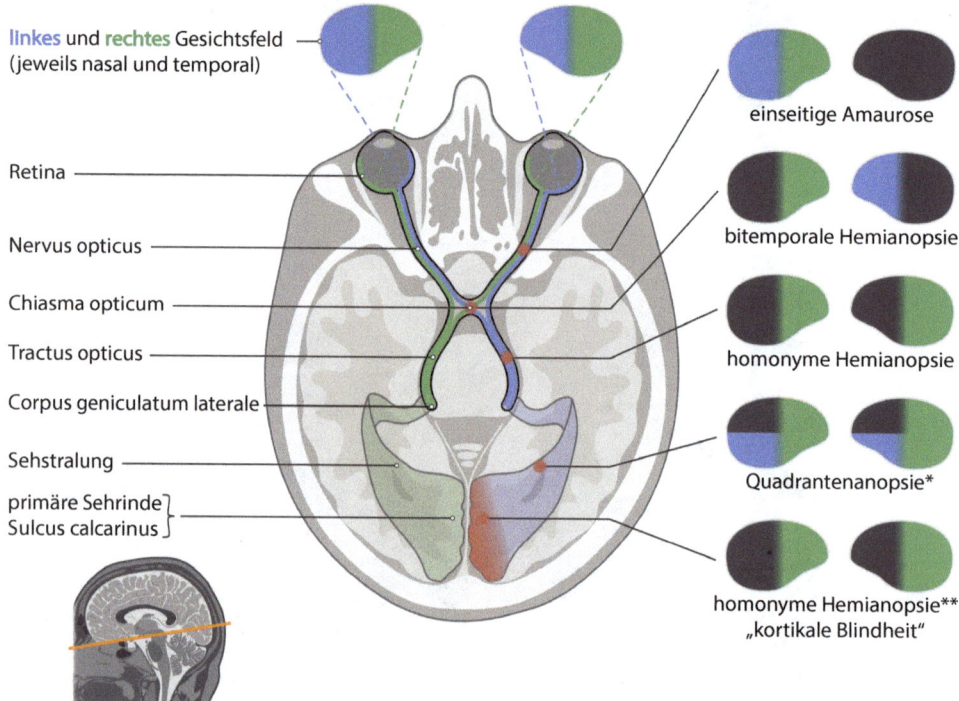

linkes und rechtes Gesichtsfeld
(jeweils nasal und temporal)

Retina

Nervus opticus

Chiasma opticum

Tractus opticus

Corpus geniculatum laterale

Sehstralung

primäre Sehrinde
Sulcus calcarinus

einseitige Amaurose

bitemporale Hemianopsie

homonyme Hemianopsie

Quadrantenanopsie*

homonyme Hemianopsie**
„kortikale Blindheit"

Abb. 1.9 Anatomie der Sehbahn und typische Gesichtsfelddefekte bei Schädigungen. Hinweis: Die Komponenten der Sehbahn wurden zur grafischen Veranschaulichung auf einer Schnittbildebene dargestellt, was in der Regel nicht den anatomischen Gegebenheiten entspricht. *Unterschiedliche Quadranten je nach Lokalisation der Schädigung; **Fovea centralis kann ausgespart sein

Tab. 1.2 Ursachen bilateraler Gesichtsfelddefekte, mit freundlicher Genehmigung aus Grehl et al. 2021, Thieme

Verdachtsdiagnose	Wegweisende Befunde
Läsion der Nn. optici (selten Kompression des Chiasma opticum von beidseits lateral)	Binasaler Gesichtsfelddefekt
Läsion im Bereich des Chiasma opticum (Hypophysentumor, Kraniopharyngeom, Metastasen, Aneurysma, dilatierter 3. Ventrikel, Hypophysitis, Tuberkulose, Sarkoidose)	Bitemporale Hemianopsie, initial häufig symptomarm, die Patienten stoßen sich evtl. häufiger (beide Seiten!), später Probleme beim fovealen Sehen (z. B. beim Lesen) durch Befall der Makulafasern
Pathologischer Prozess hinter dem Chiasma (meist vaskulär bedingt [Aa. thalamogeniculata, A. choroidea ant., A. cerebri media])	Homonyme Hemianopsie, plötzlich auftretend, ggf. zusätzliche fokal-neurologische Symptome (z. B. Aphasie, ipsilaterale Halbseitensymptomatik)
Rindennahe Läsion des Tractus opticus (vaskulär [Ischämie, Blutung], Tumor)	Homonyme Quadrantenanopsie, schlecht einzuordnende Sehstörungen (z. B. Danebengreifen), ggf. Halbseitensymptome
Verschluss der A. cerebri posterior (arteriosklerotisch, Kompression [Raumforderung])	Homonyme Hemianopsie mit Makulaaussparung s. o., mit erhaltener fovealer Sehschärfe
Nicht-vaskuläre Läsion des Okzipitalpols (Entzündung, Raumforderung, Trauma)	Foveales Sehen v. a. betroffen (z. B. Lesen)
Psychogen-funktionelle Ursache	Tunnelsehen, röhrenförmiges Gesichtsfeld (mit immer identischem Durchmesser!)

1.2.5 Okulomotorische Störungen

Die Okulomotorik des Menschen ist ein filigraner Prozess, der durch feine Abstimmung zwischen den Augenmuskeln und unter Mitwirkung des somatischen bzw. vegetativen Nervensystems ermöglicht wird. Bei okulomotorischen Störungen kann die Art der Funktionseinschränkung Rückschlüsse auf die zugrunde liegende Pathologie liefern (Tab. 1.3).

Tab. 1.3 Übersicht über häufige okulomotorische Störungen (Auswahl), mit freundlicher Genehmigung aus Weidauer 2018, Thieme

Ursache/Störung	Formen
Hirnnervenläsionen	• Isoliert (peripher oder nukleär/faszikulär) - Hirnnerv III (N. oculomotorius) - Hirnnerv IV (N. trochlearis) - Hirnnerv VI (N. abducens) • kombinierte Hirnnervenläsionen (Ophthalmoplegia externa [et interna]) - Veränderung in Höhe Sinus cavernosus, Schädelbasis, Orbitaspitze - (Oligo-)radiculitis cranialis - andere
Horner-Syndrom	• 1. Neuron (zentral): ungekreuzte zentrale Sympathikusbahn vom Hypothalamus bis zum unteren Zervikalmark in Höhe des ziliospinalen Zentrums von Budge und Waller (C8–Th2) - (hypothalamische) Raumforderungen, Infarkte (z. B. Wallenberg-Syndrom) - andere • 2. Neuron (präganglionär) - Wurzelläsionen C8–Th2 (z. B. traumatisch) - Pancoast-Tumor - andere • 3. Neuron (postganglionär); Läsion oberhalb des Ganglion cervicale superius - Dissektion der A. carotis interna - Affektion des Sinus cavernosus, Orbita (Verlauf der Fasern teilweise mit dem VI. Hirnnerv und dem 1. Trigeminusast) - andere
Konjugierte Blickstörungen bei umschriebenen ZNS-Läsionen (überwiegend infratentoriell)	• Horizontal - Läsion des Fasciculus longitudinalis medialis (MLF): internukleäre Ophthalmoplegie (INO); zusätzlicher Einbezug des Abduzenskerns/paramediane pontine Formatio reticularis (PPFM): Eineinhalbsyndrom - Läsionen in Höhe der Vierhügelplatte: Wernicke-Enzephalopathie • Vertikal - rostromesenzephale und paramedian inferiore thalamische Infarkte (meist beidseitig) - neurodegenerative Systemerkrankungen, z. B. progressive supranukleäre Blickparese (PSP; Steele-Richardson-Olszewski-Syndrom) andere

(Fortsetzung)

Tab. 1.3 (Fortsetzung)

Ursache/Störung	Formen

Blickwendungen bei umschriebenen ZNS-Läsionen (überwiegend supratentoriell)	• Läsionen der präfrontalen kortikalen Augenfelder (Area 8)
	  - Ausfall: Infarkte, Blutungen („der Patient schaut seinen Herd an"; „right way eyes")
	  - Reizung (fokal epileptisch; „der Patient schaut vom Herd weg"; „wrong way eyes"): Raumforderungen, Inflammationen, andere
	• andere (einschließlich pontiner Affektionen)

Intrinsische Erkrankungen der extraokulären Muskeln sowie deren sekundäre Affektion (durch Pathologien in der Orbita)	• Stoffwechselassoziiert, z. B. endokrine Orbitopathie, Mitochondriopathien (z. B. Kearns-Sayre-Syndrom) u. a. • Entzündlich, z. B. (okuläre) Myositis, (okuläre) Myasthenie, andere • Intraorbitale Pathologien, z. B. Raumforderungen, Entzündungen inkl. inflammatorischer Pseudotumor orbitae, Traumata (Orbitabodenfraktur) u. a.

1.2.6 Kollateralen bei akutem Schlaganfall

Die Beurteilung der Kollateralversorgung eines betroffenen Hirnareals bei akutem Gefäßverschluss erfolgt in der Regel anhand von einphasigen, in jüngerer Vergangenheit zunehmend auch mehrphasigen CT-Angiografien (Abb. 1.10, Menon et al. 2015). Sie dient der Abschätzung des klinischen Outcomes nach einer rekanalisierenden Therapie und erleichtert damit die Patientenselektion. Steigende Score-Werte stehen dabei für eine bessere Kollateralisierung und somit für eine höhere Wahrscheinlichkeit, dass PatientInnen von einer Rekanalisation profitieren. Insbesondere für die einphasige CT-Angiografie existieren verschiedene weitere Klassifikationssysteme.

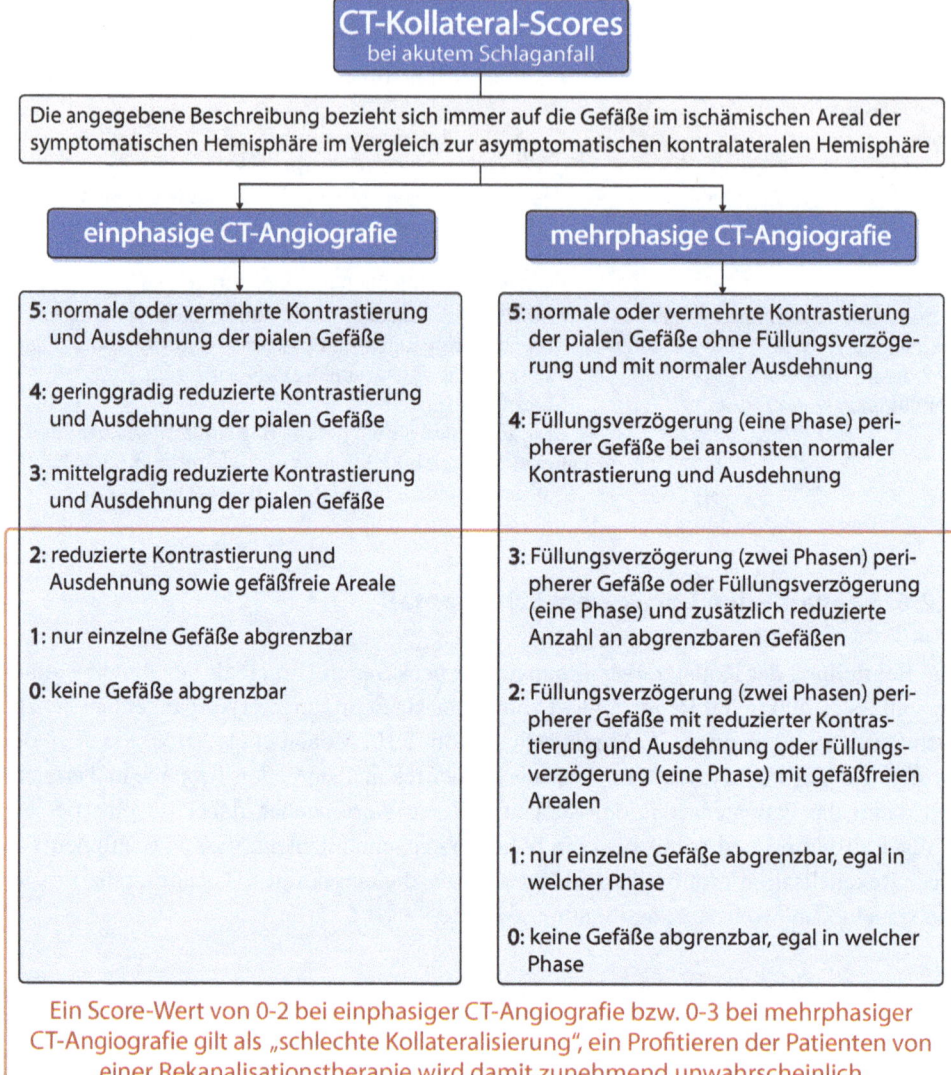

CT-Kollateral-Scores
bei akutem Schlaganfall

Die angegebene Beschreibung bezieht sich immer auf die Gefäße im ischämischen Areal der symptomatischen Hemisphäre im Vergleich zur asymptomatischen kontralateralen Hemisphäre

einphasige CT-Angiografie

5: normale oder vermehrte Kontrastierung und Ausdehnung der pialen Gefäße

4: geringgradig reduzierte Kontrastierung und Ausdehnung der pialen Gefäße

3: mittelgradig reduzierte Kontrastierung und Ausdehnung der pialen Gefäße

2: reduzierte Kontrastierung und Ausdehnung sowie gefäßfreie Areale

1: nur einzelne Gefäße abgrenzbar

0: keine Gefäße abgrenzbar

mehrphasige CT-Angiografie

5: normale oder vermehrte Kontrastierung der pialen Gefäße ohne Füllungsverzögerung und mit normaler Ausdehnung

4: Füllungsverzögerung (eine Phase) peripherer Gefäße bei ansonsten normaler Kontrastierung und Ausdehnung

3: Füllungsverzögerung (zwei Phasen) peripherer Gefäße oder Füllungsverzögerung (eine Phase) und zusätzlich reduzierte Anzahl an abgrenzbaren Gefäßen

2: Füllungsverzögerung (zwei Phasen) peripherer Gefäße mit reduzierter Kontrastierung und Ausdehnung oder Füllungsverzögerung (eine Phase) mit gefäßfreien Arealen

1: nur einzelne Gefäße abgrenzbar, egal in welcher Phase

0: keine Gefäße abgrenzbar, egal in welcher Phase

Ein Score-Wert von 0-2 bei einphasiger CT-Angiografie bzw. 0-3 bei mehrphasiger CT-Angiografie gilt als „schlechte Kollateralisierung", ein Profitieren der Patienten von einer Rekanalisationstherapie wird damit zunehmend unwahrscheinlich

Abb. 1.10 Kollateral-Scores für ein- und mehrphasige CT-Angiografien, nach Menon et al. 2015

1.2.7 Revaskularisationserfolg bei akutem Schlaganfall

Die TICI-Klassifikation (TICI = Thrombolysis in Cerebral Infarction) zur Beurteilung des Rekanalisationserfolgs nach endovaskulärer Therapie bei PatientInnen mit akutem Schlaganfall erfolgt anhand der Größe des reperfundierten Gefäßterritoriums (Higashida und Furlan 2003). Die ursprüngliche Einteilung wurde 2013 modifiziert (Zaidat et al. 2013). Diese modifizierte TICI-Klassifikation (mTICI) ist inzwischen in der Schlaganfalltherapie weitverbreitet (Abb. 1.11). Ansätze für eine Erweiterung der Einteilung zielen unter anderem auf eine zusätzliche Differenzierung des mTICI2b-Stadiums ab, ein Beispiel hierfür ist die *expanded* TICI-Klassifikation (eTICI) von 2019 (Abb. 1.11, Liebeskind et al. 2019).

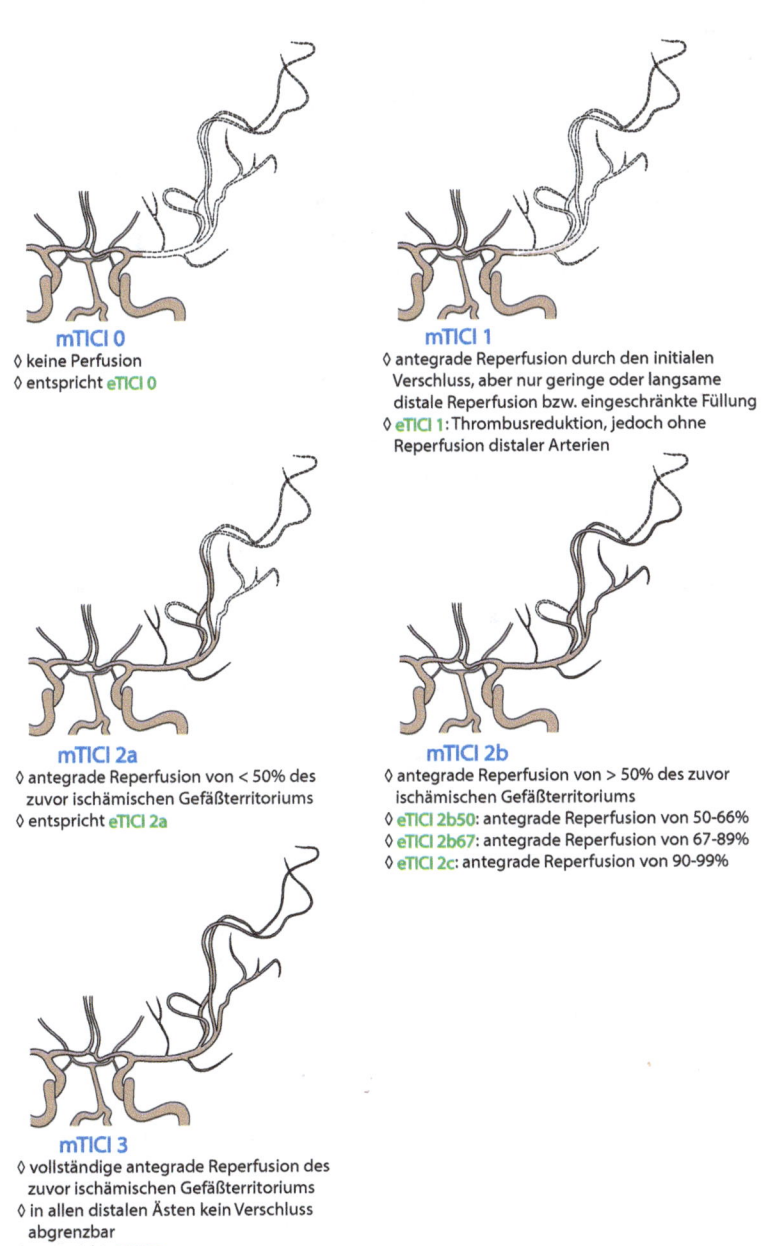

mTICI 0
◊ keine Perfusion
◊ entspricht eTICI 0

mTICI 1
◊ antegrade Reperfusion durch den initialen Verschluss, aber nur geringe oder langsame distale Reperfusion bzw. eingeschränkte Füllung
◊ eTICI 1: Thrombusreduktion, jedoch ohne Reperfusion distaler Arterien

mTICI 2a
◊ antegrade Reperfusion von < 50% des zuvor ischämischen Gefäßterritoriums
◊ entspricht eTICI 2a

mTICI 2b
◊ antegrade Reperfusion von > 50% des zuvor ischämischen Gefäßterritoriums
◊ eTICI 2b50: antegrade Reperfusion von 50-66%
◊ eTICI 2b67: antegrade Reperfusion von 67-89%
◊ eTICI 2c: antegrade Reperfusion von 90-99%

mTICI 3
◊ vollständige antegrade Reperfusion des zuvor ischämischen Gefäßterritoriums
◊ in allen distalen Ästen kein Verschluss abgrenzbar
◊ entspricht eTICI 3

Abb. 1.11 Einteilung des Revaskularisationserfolgs nach Verschluss der A. cerebri media. Blau = mTICI (nach Zaidat et al. 2013), grün = eTICI (nach Liebeskind et al. 2019)

1.2.8 Zerebrale Hämorrhagie nach Thrombolyse

Die intrakranielle Blutung nach Thrombolyse stellt eine häufige und potenziell lebensbedrohliche Komplikation der Therapie beim akuten Schlaganfall dar. Hierbei hat jedoch
nicht jede Blutung einen signifikanten Einfluss auf das klinische Outcome der PatientInnen. Um die zerebrale Hämorrhagie infolge einer Schlaganfalltherapie zu differenzieren,
hat sich die ECASS-Klassifikation (*European Cooperative Acute Stroke Study*) etabliert,
welche anhand der CT-Bildgebung vier Stadien unterscheidet (Abb. 1.12; Hacke et al.
1998). Einige Publikationen geben eine zusätzliche Kategorie für deutlich vom Infarktareal entfernte intrazerebrale Blutungen an (Trouillas und Von Kummer 2006). Die
ECASS-Klassifikation kann auch im Rahmen der MRT-Bildgebung angewendet werden,
insbesondere geeignet sind hierbei T2*-gewichtete Sequenzen (Renou et al. 2010).

1.2.9 Verlauf zerebraler Ischämien und Blutungen

Intrakranielle Blutungen und zerebrale Ischämien stellen häufige Krankheitsbilder im klinischen Alltag dar. Dabei ist das Alter der Läsionen anhand der Anamnese nicht immer
eindeutig zu eruieren. Da Ischämien und Blutungen in der zerebralen CT- und MRT-
Bildgebung recht charakteristische Verläufe aufweisen, kann in solchen Fällen das Läsi-
onsalter anhand bildmorphologischer Kriterien abgeschätzt werden (Abb. 1.13 und 1.14).
Auch für die Beurteilung von Verlaufskontrollen können diese Kriterien hilfreich sein. Es
ist jedoch zu beachten, dass die Zeitangaben Näherungswerte sind und durch verschiedene
Faktoren beeinflusst werden können, sodass nicht selten interindividuelle Abweichungen
zu beobachten sind.

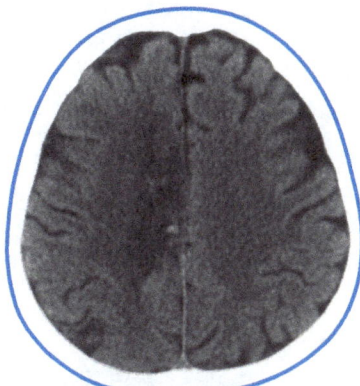

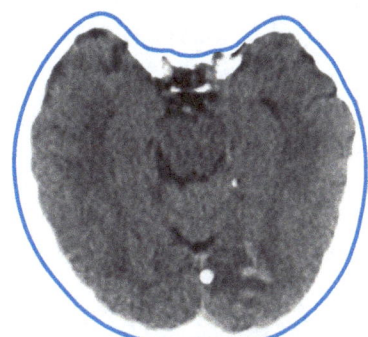

ECASS - HI 1

◊ HI = hämorrhagischer Infarkt
◊ kleine Petechien im Randbereich des Infarkts
◊ Bildbeispiel: nach Anteriorinfarkt rechts

ECASS - HI 2

◊ HI = hämorrhagischer Infarkt
◊ konfluierende Petechien im Infarktareal
◊ kein raumfordernder Effekt
◊ Bildbeispiel: nach Posteriorinfarkt links

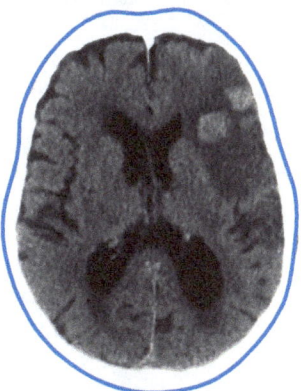

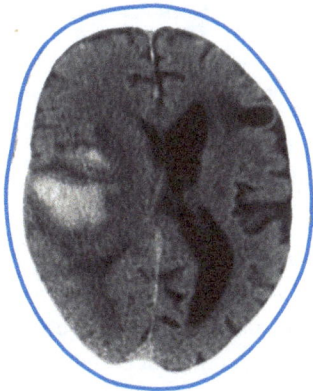

ECASS - PH 1

◊ PH = parenchymale Blutung
◊ Blutgerinnsel in ≤ 30 % des Infarktareals
◊ geringer raumfordernder Effekt
◊ Bildbeispiel: nach Mediainfarkt links

ECASS - PH 2

◊ PH = parenchymale Blutung
◊ Blutgerinnsel in > 30 % des Infarktareals
◊ ausgeprägter raumfordernder Effekt
◊ Bildbeispiel: nach Mediainfarkt rechts

Abb. 1.12 ECASS-Klassifikation der zerebralen Hämorrhagie nach Thrombolyse. Beschriftungen nach Hacke et al. 1998

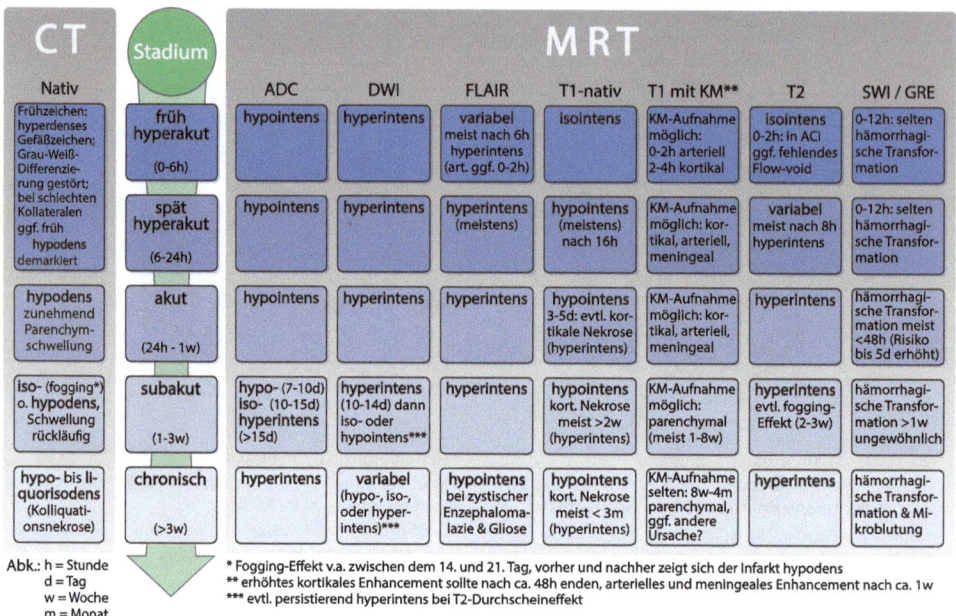

Abb. 1.13 Verlauf von Ischämien in CT (nach Pressman et al. 1987, Becker et al. 1979, Nakano et al. 2001) und MRT (nach Allen et al. 2012)

1.2.10 Klinisches Outcome nach Schlaganfall

Die modifizierte Rankin-Skala (mRS) dient der Einteilung einer Behinderung nach akutem Schlaganfall in Schweregrade (Tab. 1.4, van Swieten et al. 1988). Mit aufsteigendem Grad erhöht sich das Ausmaß der Beeinträchtigung. Der Grad 6 (Tod) war in der ursprünglichen Einteilung noch nicht enthalten.

1.2.11 Stenosegradbestimmung der Arteria carotis interna

Nach den Kriterien der North American Symptomatik Carotid Endarterectomy Trial (NASCET) ergibt sich die Graduierung einer Stenose der A. carotis interna aus der Relation zwischen Restlumen und distalem Lumen, während die Kriterien der European Carotid Surgery Trial (ECST) von dem Verhältnis zwischen Restlumen und ursprünglichem Lumen ausgingen. Die S3-Leitlinie zur extrakraniellen Karotisstenose spricht sich für die Verwendung der NASCET-Kriterien aus (Eckstein et al. 2020). In der multiparametrischen Ultraschalldiagnostik stehen für die Beurteilung von Karotisstenosen zuverlässige Haupt- und ergänzende Nebenkriterien zur Verfügung, die, abhängig von der gemessenen Hämodynamik, Rückschlüsse auf den Stenosegrad liefern können (Tab. 1.5, Arning et al. 2010).

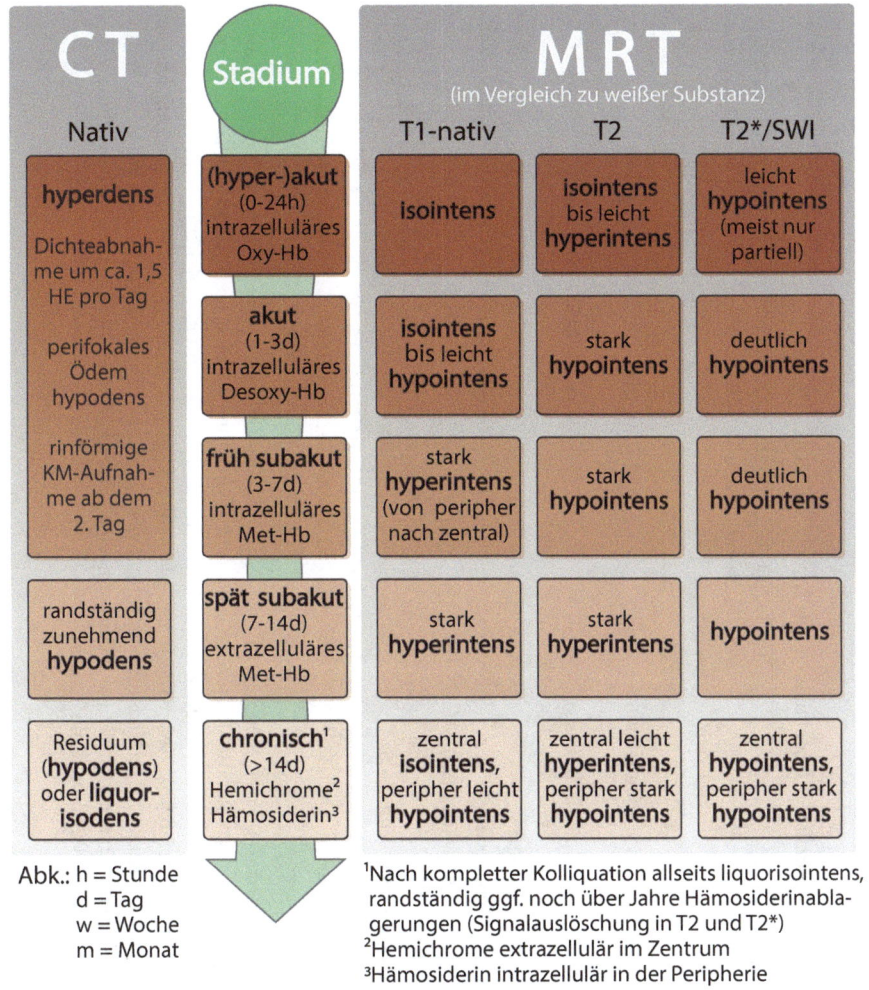

Abb. 1.14 Verlauf von Blutungen in CT und MRT, nach Kang et al. 2001, Hähnel 2006, Stäbler et al. 2019, Linn 2023

Tab. 1.4 Modifizierte Rankin-Skala (mRS), nach van Swieten et al. 1988

Grad	Beschreibung
0	Keine Symptome
1	Keine signifikante Beeinträchtigung trotz einiger Symptome: Verrichtung aller üblichen Alltagsaktivitäten und -pflichten möglich
2	Geringe Beeinträchtigung: es können nicht mehr alle Alltagsaktivitäten verrichtet werden, aber Selbstversorgung ohne Hilfe möglich
3	Moderate Beeinträchtigung: Hilfe im Alltag wird benötigt, Gehen ohne Hilfe jedoch möglich
4	Höhergradige Beeinträchtigung: Gehen und Körperpflege ohne Hilfe nicht möglich
5	Schwere Beeinträchtigung: Bettlägerigkeit, Inkontinenz, konstant pflegerische Hilfe und Zuwendung nötig
6	Tod (als Folge des Schlaganfalls)

Tab. 1.5 Stenosegraduierung der A. carotis interna, mit freundlicher Genehmigung aus Arning et al. 2010, Thieme

Stenosegrad (NASCET-Definition) (%)		10	20–40	50	60	70	80	90	Verschluss
Stenosegrad alt (ECST-Definition) (%)		45	50–60	70	75	80	90	95	Verschluss
Hauptkriterien	1. B-Bild	+++	+						Verschluss
	2. Farbdoppler-Bild	+	+++	+	+	+	+	+	+++
	3. Systolische Spitzengeschwindigkeit im Stenosemaximum (cm/s) ca.			200	250	300	350–400	100–500	
	4. Systolische Spitzengeschwindigkeit poststenotisch (cm/s)					>50	<50	<30	
Zusatzkriterien	5. Kollateralen und Vorstufen (Periorbitalarterien/ACA)					(+)	++	+++	+++
	6. Diastolische Strömungsverlangsamung prästenotisch (ACC)					(+)	++	+++	+++
	7. Strömungsstörungen poststenotisch			+	+	++	+++	(+)	
	8. Enddiastolische Strömungsgeschwindigkeit im Stenosemaximum (cm/s) ca.			bis 100	bis 100	über 100	über 100		
	9. Konfetti-Zeichen				(+)	++	++		
	10. Stenoseindex ACI/ACC			≥2	≥2	≥2	≥4	≥4	

Anmerkungen zu den Kriterien 1–10 (weitere Erklärungen im Text): Stenosegrad nach NASCET (%): Die Zahlenangaben betreffen jeweils einen 10-%-Bereich (±5 %). Kriterium 2: Nachweis der geringgradigen Stenose (lokal Alias-Effekt) in Abgrenzung zur nicht stenosierenden Plaque, Darstellung der Strömungsrichtung bei mittel- und hochgradigen Stenosen sowie Nachweis des Gefäßverschlusses. Kriterium 3: Kriterien gelten für Stenosen mit einer Länge von 1–2 cm und nur eingeschränkt bei Mehrgefäßprozessen. Kriterium 4: Messung erfolgt weit distal, außerhalb der Zone mit Jetstrom und Strömungsstörungen. Kriterium 5: Evtl. ist nur eine der Kollateralverbindungen betroffen: wenn allein extrakraniell untersucht wird, ist die Wertigkeit der Befunde geringer. Kriterium 9: Konfetti-Zeichen ist nur erkennbar bei niedrig eingestellter PRF. Abkürzungen: ACA = A. cerebri anterior, ACC = A. carotis communis, ACI = A. carotis interna, PRF = Pulsrepetitionsfrequenz

Abhängig von den gemessenen Werten kann die Stenose entsprechend folgender Nomenklatur beschrieben werden (nach Arning et al. 2010):

- bis 10 %: nicht stenosierende Plaques
- 20–40 %: geringgradige Stenose
- 50 %: mittelgradige Stenose
- 60 %: mittel- bis hochgradige Stenose
- 70 %: hochgradige Stenose
- 80 %: sehr hochgradige Stenose
- 90 %: höchstgradige Stenose
- Verschluss

1.2.12 Zerebrale Mikroangiopathie

Die zerebrale Mikroangiopathie beschreibt eine oft hypertensiv bedingte chronische Erkrankung, welche die kleinen Aufzweigungen der Hirnarterien betrifft und Parenchym-
schäden wie Gliosen und lakunäre Infarkte hervorruft. In späteren Stadien kommt es häufig zu einer Atrophie der betroffenen Areale. Die Gliosen in der weißen Substanz (vaskuläre Leukenzephalopathie) sind in der MRT als hyperintense Läsionen in T2-gewichteten
Sequenzen zu erkennen und lassen sich der periventrikulären oder tiefen weißen Substanz
zuordnen. Nach Fazekas erfolgt dann je nach Ausdehnung der Läsionen eine dreistufige
Gradeinteilung (Abb. 1.15, Fazekas et al. 1987). Die Abgrenzung zwischen periventriku-
lärer und tiefer weißer Substanz ist in der Literatur nicht eindeutig definiert, hier wird jedoch der vorhandene oder fehlende räumliche Bezug zu den Hirnventrikeln als Differen-
zierungsmerkmal herangezogen.

1.2.13 Atrophie des medialen Temporallappens

Mithilfe des MTA-Scores (engl. *medial temporal lobe atrophy*) lässt sich eine Atrophie der
medialen Temporallappen quantifizieren und die Wahrscheinlichkeit klinischer Auswirkungen wie der Übergang vom Stadium des Mild cognitive impairment (MCI) in eine ma-
nifeste Alzheimer-Erkrankung abschätzen (Abb. 1.16, Scheltens et al. 1992; Yuan et al.
2009). Es ist zu beachten, dass das Auftreten einer medialen Temporallappenatrophie typisch für die Alzheimer-Erkrankung ist, jedoch auch bei anderen neurodegenerativen Erkrankungen auftreten kann.
  Der Score wird auf koronaren, T1-gewichteten MRT-Aufnahmen erhoben, zwischen
rechtem und linkem Temporallappen gemittelt und bei Überschreiten eines an das Patien-
tenalter angepassten Schwellenwerts (*Cut-off-score*) als pathologisch eingestuft (Claus
et al. 2017):

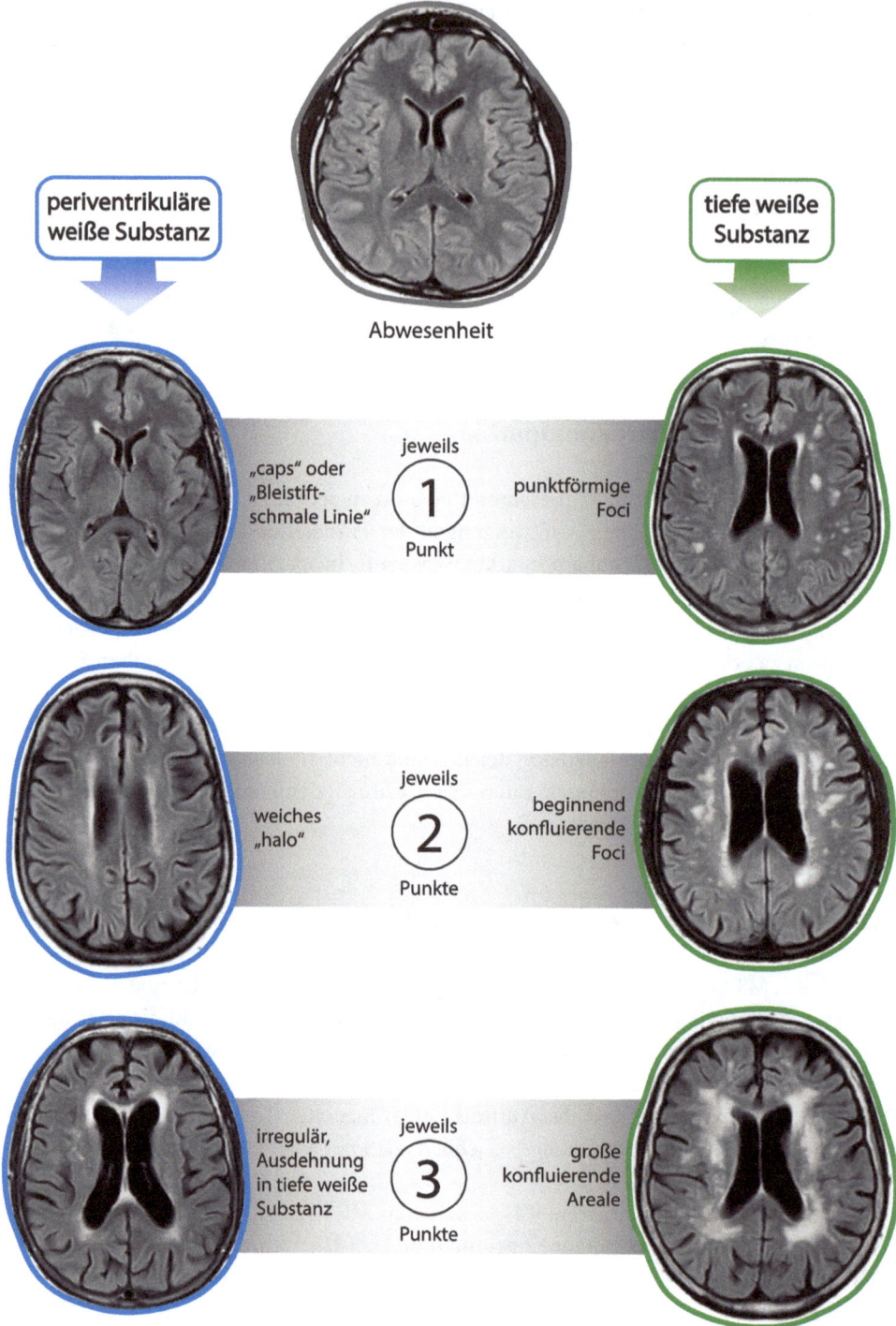

Abb. 1.15 Einteilung der Marklagerläsionen bei zerebraler Mikroangiopathie, Beschriftungen nach Fazekas et al. 1987

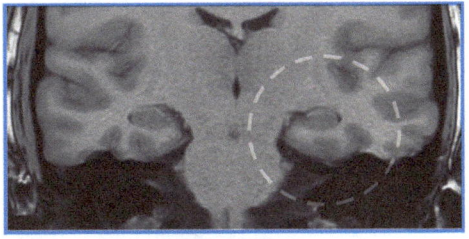
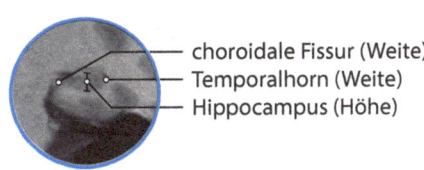

— choroidale Fissur (Weite)
— Temporalhorn (Weite)
— Hippocampus (Höhe)

MTA Grad 0

◊ kein Liquor in der Umgebung des Hippocampus abgrenzbar

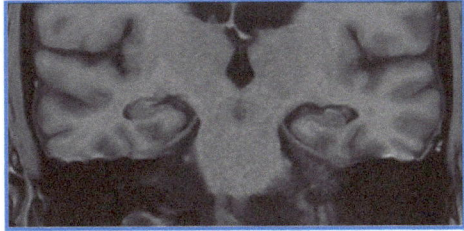
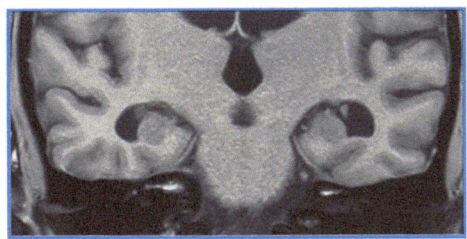

MTA Grad 1

◊ choroidale Fissur: geringgradig aufgeweitet
◊ Temporalhorn: normal
◊ Hippocampus: normal

MTA Grad 2

◊ choroidale Fissur: mittelgradig aufgeweitet
◊ Temporalhorn: geringgradig aufgeweitet
◊ Hippocampus: geringgradig höhengemindert

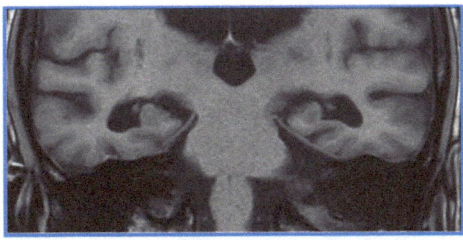
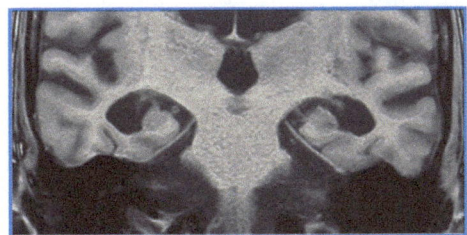

MTA Grad 3

◊ choroidale Fissur: hochgradig aufgeweitet
◊ Temporalhorn: mittelgradig aufgeweitet
◊ Hippocampus: mittelgradig höhengemindert

MTA Grad 4

◊ choroidale Fissur: hochgradig aufgeweitet
◊ Temporalhorn: hochgradig aufgeweitet
◊ Hippocampus: hochgradig höhengemindert
  (normale Anatomie nicht mehr erkennbar)

Abb. 1.16 Visuelle Gradeinteilung bei Atrophie des medialen Temporallappens, Beschriftungen nach Scheltens et al. 1992

- < 65 Jahre: ≥ 1,0
- 65–74 Jahre: ≥ 1,5
- 75–84 Jahre: ≥ 2,0
- ≥ 85 Jahre: ≥ 2,0 (MTA-Score in dieser Alterstgruppe nur eingeschränkt aussagekräftig)

1.2.14 Normaldruckhydrozephalus

Der Normaldruckhydrozephalus beschreibt ein neurologisches Krankheitsbild, bei dem es klassischerweise zu einer fortschreitenden Symptomtrias aus kleinschrittiger Gangstörung, Harninkontinenz und Demenz (sog. Hakim-Trias) kommt. In der zerebralen Bildgebung steht die Aufweitung der inneren Liuorräume sowie weitere charakteristische Befunde im Zentrum (Tab. 1.6 und Abb. 1.17). Die Liquordruckmessung ergibt typischerweise unauffällige Werte, ein Liquorablassversuch sichert die Diagnose im Sinne einer *diagnosis ex juvantibus*.

1.2.15 Atypische Parkinson-Syndrome

Der Morbus Parkinson weist in der Schnittbildgebung keine pathognomonischen Befunde auf. Atypische Parkinson-Syndrome wie die Multisystematrophie (MSA), die kortikoba-

Tab. 1.6 Bildgebende Kriterien für einen Normaldruckhydrozephalus, mit freundlicher Genehmigung aus Kehler und Hattingen 2017, Thieme

Struktur	Veränderung
Ventrikelerweiterung	
Vorderhörner der Seitenventrikel	• Ausgeweitet • Evans-Index (EI) > 0,3 (Abb. 1.17)
Vorderhörner + Cella media	Ausgeweitet
Temporalhörner	• Erweitert ohne wesentliche Hippocampusatrophie • Enge mesiotemporale Furchen
III. Ventrikel	• Ausgeweitet • Aufwärtswölbung des Balkens möglich (weniger deutlich als bei Verschlusshydrozephalus) • > 9 mm verbreitert
Aquädukt	• Nicht betroffen: normal weit, offen • beschleunigter Fluss: „flow void"
IV. Ventrikel	• Oft erweitert, aber nicht so ausgeprägt wie supratentorielle Ventrikel • nicht balloniert, offen
DESH (*disproportionately enlarged subarachnoid space hydrocephalus*)	
Obere Konvexität	Enge Furchen
Mediale frontoparietale Liquorräume	Eng der Falx anliegend
Sylvische Fissur	Disproportional erweitert
Andere Hirnfurchen	Fokal erweitert, „Liquortaschen"
Balkenwinkel (Abb. 1.17)	
	< 90°, koronar durch Commissura posterior gemessen

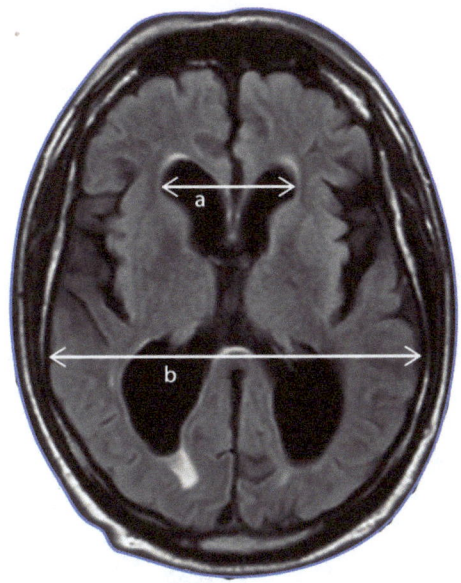
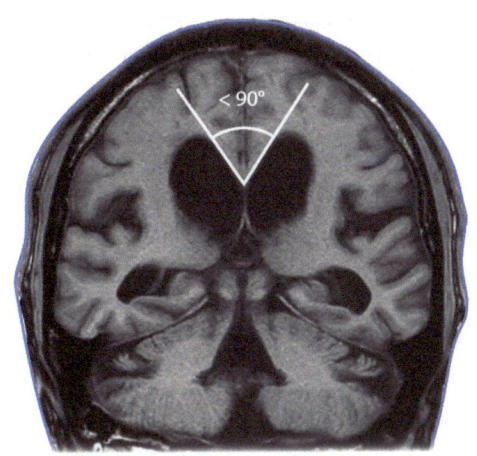

Evans-Index (EI)

◊ EI = Verhältnis zwischen **a** (max. Breite der
  Seitenventrikelvorderhörner) und **b** (max.
  Innendurchmesser des Schädels)
◊ gemessen axial (auf ac-pc-Linie ausgerichtet)
  auf Höhe der Foramina interventricularia
◊ Werte > 0,3 sind hinweisend auf einen NPH
  (EI = 0,37 im vorliegenden Beispiel)

Balkenwinkel

◊ gemessen koronar (orthogonal zur ac-pc-Linie)
  auf Höhe der Commissura posterior
◊ Werte < 90° sind hinweisend auf einen NPH
  (Balkenwinkel = 68° im vorliegenden Beispiel)

Abb. 1.17 Evans-Index und Balkenwinkel, Beschriftungen nach Kehler und Hattingen 2017, Ishii
et al. 2008

sale Degeneration (CBD) und die progressive supranukleäre Parese (PSP), die ebenso wie
der Morbus Parkinson zu den neurodegenerativen Erkrankungen aus dem Parkinson-
Syndromkreis zählen, gehen mit zum Teil recht charakteristischen zerebralen Veränderun-
gen einher (Abb. 1.18, 1.19 und 1.20). Die Lewy-Body-Demenz ist ebenfalls dieser
Gruppe zuzuordnen, wird hier jedoch aufgrund eher unspezifischer bildmorphologischer
Befunde nicht separat berücksichtigt.

Für die Bestimmung der Midbrain-Pons-Ratio in der PSP-Diagnostik wird auf
einer medianen sagittalen Schicht eine Linie auf Höhe der oberen pontinen Einkerbung durch das inferiore Ende der Vierhügelplatte gezogen sowie eine hierzu parallele
Linie durch die untere pontine Einkerbung (Abb. 1.20, Oba et al. 2005). Der Quotient
der entstehenden Flächen (Mittelhirn/Pons) verringert sich bei Patienten mit einer me-
senzephalen Atrophie.

Multisystematrophie (MSA)

MSAc (zerebellärer Prädominanztyp)

◊ T2w: „Hot-cross-bun-sign" (1)
◊ mittlere Kleinhirnstiele mit T2w-Signalanhebung (2) und
  Atrophie mit einem gemittelten Durchmesser von ≤ 14,6 mm (3)
◊ Pons- und Zerebellum-Atrophie (4)

MSAp (Parkinson-Prädominanztyp)

◊ Atrophie speziell der posterioren
  Putamina (z.T. schlitzförmig) mit
  Suszeptibilitätsartefakten

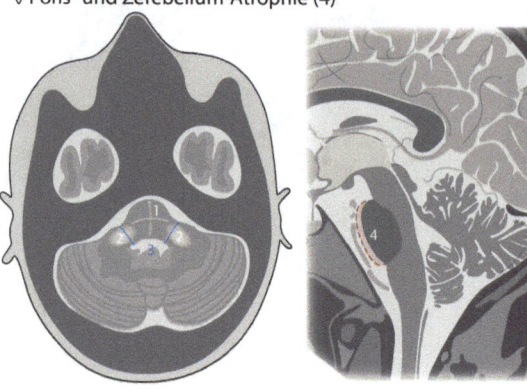
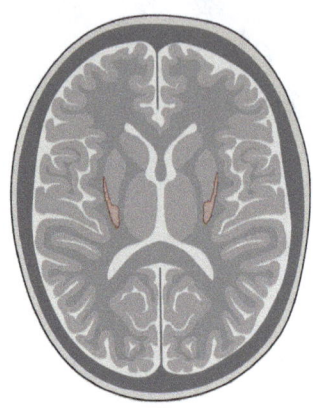

Abb. 1.18 Multisystematrophie (MSA), Beschriftungen nach Urbach und Egger 2019, Durchmesser der mittleren Kleinhirnstiele aus Nair et al. 2013

Abb. 1.19 Kortikobasale
Degeneration (CBD),
Beschriftung nach
Urbach und Egger 2019

Kortikobasale Degeneration (CBD)

◊ meist seitenasymmetrische fronto-
parietale Atrophie, zentral betont
(klinisch „Alien-limb-Phänomen")

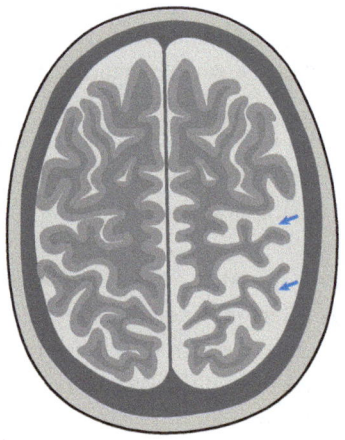

Progressive supranukleäre Parese (PSP)

PSP-RS (Richardson Steele)

Großhirn:
◊ im fortgeschrittenen Stadium frontale bis parietale Atrophie

Hirnstamm:
◊ Atrophie des Tegmentum pontis und der oberen Kleinhirnstiele
◊ „Mickey-Mouse-Zeichen" ◊ „Kolibri-Zeichen" (Mittelhirnatrophie)

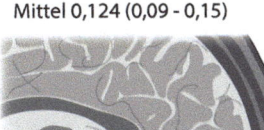

◊ „Midbrain-Pons-Ratio" im Mittel 0,124 (0,09 - 0,15)

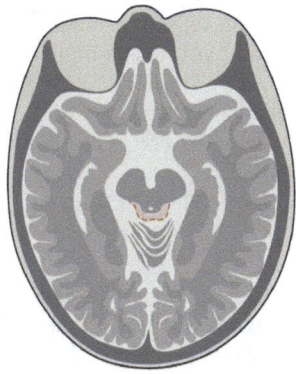 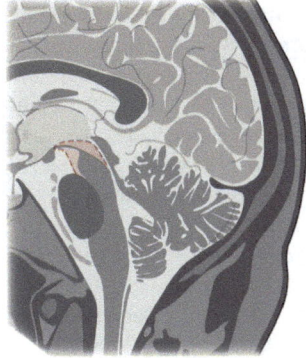 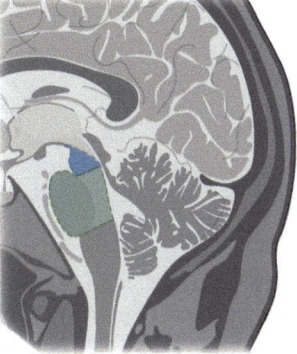

PSP-Parkinsonism; PSP pure akinesia; PSP non-fluent aphasia; PSP-CBD

Großhirn:
◊ im fortgeschrittenen Stadium frontale bis parietale Atrophie
◊ bei PSP-CBD akzentuierte, teils asymmetrische zentrale Atrophie

PSP predominant cerebellar ataxia
◊ Mittelhirnatrophie und zerebelläre Atrophie bei relativ unauffälligem Pons
(wichtig für die Differenzialdiagnose zur MSAc)

Abb. 1.20 Progressive supranukleäre Parese (PSP), Beschriftungen nach Urbach und Egger 2019, Midbrain-Pons-Ratio aus Oba et al. 2005 (im Vergleich betrug das Verhältnis bei Patienten mit Morbus Parkinson im Mittel 0,208 (0,17–0,3))

1.2.16 Erkrankungen der weißen Substanz

Erkrankungen der weißen Substanz sind vielfältig und oft schwer voneinander abzugrenzen. In der Diagnostik werden typische bildmorphologische und laborchemische bzw. histologische Befunde in Kombination mit der klinischen Symptomatik und eventuell bestehenden Komorbiditäten bewertet (Tab. 1.7 und 1.8).

1.2.17 Diagnosekriterien der multiplen Sklerose

Die McDonald-Kriterien aus dem Jahr 2001 wurden in den Jahren 2005, 2011 und zuletzt 2017 revidiert (Tab. 1.9 und 1.10, McDonald et al. 2001, Polman et al. 2005, Polman et al. 2011, Thompson et al. 2018). Sie dürfen nur angewendet werden, nachdem andere Erkrankungen sowohl klinisch als auch laborchemisch bzw. neuroradiologisch/-physiologisch ausgeschlossen wurden (Weidauer 2020). Das Alter der PatientInnen sollte zwischen 18 und 50 Jahren liegen.

Tab. 1.7 Erkrankungen der weißen Substanz – Zusammenfassung, mit freundlicher Genehmigung aus Sarbu et al. 2018, Thieme

Erkrankungen	Beschreibung
Multiple Sklerose	Dawson-Finger, Disseminierung im Raum (periventrikulär, juxtakortikal, Hirnstamm, Rückenmark) und in der Zeit (in einer einzigen MR-Aufnahme: Läsionen mit und ohne Kontrastmittelanreicherung; MR-Kontrollaufnahme: neue Läsionen)
TDL	Tumorartige multiple Sklerose, kann unvollständige bzw. offen ringförmige Kontrastmittelanreicherung und Diffusionsrestriktion zeigen – offen zur grauen Substanz oder zur ventrikulären Oberfläche, unterschiedlicher raumfordernder Effekt
Neuromyelitis optica	Autoimmunität gegenüber Aquaporin-4; Trias von optischer Neuritis, transverser Myelitis und NMO-IgG
ADEM	Multiple gerundete Läsionen, größer als bei multipler Sklerose, stärkere Beteiligung der grauen Substanz als bei multipler Sklerose, transverse Myelitis bei $\frac{1}{3}$ der Fälle
Differenzialdiagnose von Läsionen mit ringförmiger Kontrastmittelanreicherung	MAGIC DR: Metastasen, Abszess, Glioblastom, Infarkt (subakut), Kontusio (subakut), Demyelinisierung (ähnlich wie bei multipler Sklerose), Radiatio (Nekrose)
Lyme-Krankheit	Neuroborreliose, ZNS-Beteiligung bei 10–15 % der Fälle, WMH + Kontrastmittelanreicherung von Leptomeninx und Hirnnerven
PML	JC-Virus, periphere geografische Areale, keine Atrophie (Differenzialdiagnose: HIV-Enzephalopathie), kein signifikanter raumfordernder Effekt oder Kontrastmittelanreicherung (außer im Setting von IRIS und Natalizumab-Gabe)
HIV-Enzephalopathie	Zentrale oder periventrikuläre weiße Substanz, zerebrale Atrophie
Amyloidangiopathie	Periphere (Mikro-)Blutungen, oberflächliche Siderose, WMH
CADASIL	Schläfenpole, äußere Kapsel, multiple lakunäre Infarkte
PACNS	Abnorme MR-Aufnahme; PACNS bei MR-Untersuchung ohne Befund unwahrscheinlich
Susac-Syndrom	Sog. E-Syndrom: Mechanismus Endotheliopathie; klinische Trias von Ohrenproblemen (Hörverlust), Augenproblemen (Sehverlust) und Enzephalopathie; Corpus callosum als „Schneeball"; innere Kapsel als „Perlenschnur"
Osmotische Myelinolyse	$\frac{2}{3}$ der Fälle pontin (zentral, Aussparung der Peripherie); $\frac{1}{3}$ supratentoriell
Methotrexat-Leukenzephalopathie	Periventrikuläre Leukenzephalopathie, keine Kontrastmittelanreicherung und kein raumfordernder Effekt
PRES	Posteriore mehr als anteriore Zirkulation betroffen, subkortikal

ADEM = akute disseminierte Enzephalomyelitis; CADASIL = zerebrale autosomal-dominante Arteriopathie mit subkortikalen Infarkten und Leukenzephalopathie; HIV = humanes Immundefizienzvirus; IRIS = inflammatorisches Immunrekonstitutionssyndrom; JC-Virus = John-Cunningham-Virus; NMO-IgG = Neuromyelitis-optica-Immunglobulin G; PACNS = primäre Angiitis des zentralen Nervensystems; PML = progrediente multifokale Leukenzephalopathie; PRES = posteriores reversibles Enzephalopathiesyndrom; TDL = tumorartige demyelinisierende Läsionen; WMH = Hyperintensität der weißen Hirnsubstanz; ZNS= zentrales Nervensystem

Tab. 1.8 Häufige Befunde bei Erkrankungen der weißen Substanz: CADASIL, Mikroangiopathie aufgrund von Alter und Risikofaktoren, multiple Sklerose, Neuromyelitis optica und ADEM, mit freundlicher Genehmigung aus Sarbu et al. 2018, Thieme

Befunde/Lokalisationen	CADASIL	Erkrankung der kleinen Gefäße bei Arteriolosklerose	Multiple Sklerose	Neuromyelitis optica	ADEM
Klinischer Verlauf	Progredient	Progredient	Multiphasisch	Rezidivierend (ca. 90 % der Fälle)	Monophasisch (ca. 90 % der Fälle)
Histologie	Granuläres osmiophiles Material um die glatte Gefäßmuskulatur herum	Arteriolosklerose, Lipohyalinose, fibrinoide Nekrose	Perivenulär (Dawson-Finger)	Nicht perivenulär	Perivenulär
Periventrikulär	Ja (einschließlich der äußeren Kapsel)	Ja (symmetrisch; Angrenzen an die ependymale Oberfläche weniger wahrscheinlich)	Ja (asymmetrisch; Angrenzen an die ependymale Oberfläche wahrscheinlicher)	Ja (üblicherweise später im Krankheitsverlauf; um den III. – IV. Ventrikel)	Ja (größere Läsionen)
Schläfenpol	Ja (typisch und früh)	Selten	Ja	Selten	Manchmal
Corpus-callosum-Läsionen	Häufig (bis zu 40 % der Fälle)	Selten	Sehr häufig	Häufig	Selten
U-Fasern	Ja	Nein	Ja	Nein	Ja
Kortex	Selten	Selten	Ja	Nein	Ja
Basalkerne	Ja	Ja	Selten	Selten	Ja
Sehnerv	Nein	Nein	Ja	Ja	Selten
Hirnstamm	Selten (erst spät)	Pons (zentral)	Pons (peripher; dorsal und ventral; asymmetrisch; gut abgegrenzt)	Medulla oblongata (dorsal; asymmetrisch; schlecht abgegrenzt)	Mittelhirn und Pons (ventral; bilateral und symmetrisch; schlecht abgegrenzt)
Rückenmark	Nein	Nein	Fokal, peripher, posterior und lateral; kurzes Segment	Longitudinale Myelitis	Konfluierend; longitudinale Myelitis
Labor	Genetische Analyse: Mutation des NOTCH3-Gens auf Chromosom 19	Vaskuläre Risikofaktoren (z. B. Hypertonie, Diabetes, Migräne)	Oligoklonale Banden (bis zu 90 % der Fälle); IgG erhöht (Liquor) basisches Myelinprotein	NMO-IgG (50–90 % der Fälle); Liquorpleozytose	Liquorpleozytose; Anti-MOG-IgG

ADEM = akute disseminierte Enzephalomyelitis; CADASIL = zerebrale autosomal-dominante Arteriopathie mit subkortikalen Infarkten und Leukenzephalopathie; IgG = Immunglobulin G; MOG = Myelin-Oligodendrozyten-Glykoprotein; NMO = Neuromyelitis optica

Tab. 1.9 Übersicht über die 2017er-Revision der McDonald-Kriterien, mit freundlicher Genehmigung aus Weidauer 2020, Thieme

Klinische Attacken/ Schübe	Anzahl der Läsionen mit objektiver klinischer Evidenz	Notwendige zusätzliche Befunde für die Diagnose einer MS
≥ 2	≥ 2	Keine[1]
≥ 2	1 (zusätzlich anamnestisch frühere Attacke mit Beteiligung einer Läsion mit eindeutiger anatomischer Lokalisation)[2]	Keine[1]
≥ 2	1	Räumliche Dissemination (DIS) erfüllt durch: • weitere klinische Attacke in anderer anatomischer Lokalisation **oder** • MRT[3]
1	≥ 2	Zeitliche Dissemination (DIT) erfüllt durch: • weitere klinische Attacke **oder** • durch MRT[4] **oder** • oligoklonale Banden (OKB) im Liquor[5]
1	1	Räumliche Dissemination (DIS) erfüllt durch: • weitere klinische Attacke in anderer anatomischer Lokalisation **oder** • MRT[3] **und** zeitliche Dissemination (DIT) erfüllt durch: • weitere klinische Attacke **oder** • durch MRT[4] **oder** • oligoklonale Banden (OKB) im Liquor[5]

[1]Keine weiteren Tests zum Nachweis einer DIS und DIT notwendig, jedoch MRT; [2]Klinische Diagnose basierend auf objektiven neurologischen Befunden für zwei Attacken ist am sichersten; [3]MRT-Kriterien für DIS siehe Tab. 1.10; [4]MRT-Kriterien für DIT siehe Tab. 1.10; [5]Der Nachweis von OKB im Liquor impliziert nicht prinzipiell eine zeitliche Dissemination per se, kann aber im Rahmen der Erfordernis mit herangezogen werden. DIS = „dissemination in space", DIT = „dissemination in time"

1.2.18 Läsionen des Corpus callosum

Der Balken (Corpus callosum) besteht aus Faserbahnen, welche die beiden Großhirnhemisphären miteinander verbinden. Er lässt sich anatomisch von rostral nach okzipital in verschiedene Abschnitte unterteilen (Abb. 1.21). Viele neurologische Erkrankungen können Balkenläsionen aufweisen, mit zum Teil spezifischem Verteilungsmuster und charakteristischer Konfiguration bzw. Signalverhalten in der Bildgebung (Tab. 1.11).

Tab. 1.10 Räumliche und zeitliche Dissemination in der MRT, mit freundlicher Genehmigung aus Weidauer 2020, Thieme

Dissemination	Kriterien
Räumliche Dissemination („dissemination in space", DIS)	≥ eine T2-Läsion in mindestens **zwei** der **vier** Regionen: • periventrikulär • juxta-/kortikal • infratentoriell • spinal
und	
Zeitliche Dissemination („dissemination in time", DIT)	Gleichzeitiger Nachweis anreichernder (T1w Aufnahmen mit Kontrastmittel) und nicht anreichender Läsionen (T2w Aufnahmen) in einer Untersuchung/Scan **oder** neue T2w und/oder anreichernde Läsion(en) (T1w mit Kontrastmittel) im Verlauf, unabhängig vom Zeitpunkt der Ausgangsuntersuchung **oder** Nachweis spezifischer oligoklonaler Banden (OKB) im Liquor

Läsion = hyperintenses Areal in den T2w oder protonengewichteten Sequenzen mit einer Längsausdehnung von ≥ 3 mm. Cave: Läsionen in Nervus opticus oder Corpus callosum werden für den Nachweis einer räumlichen Dissemination nicht herangezogen.

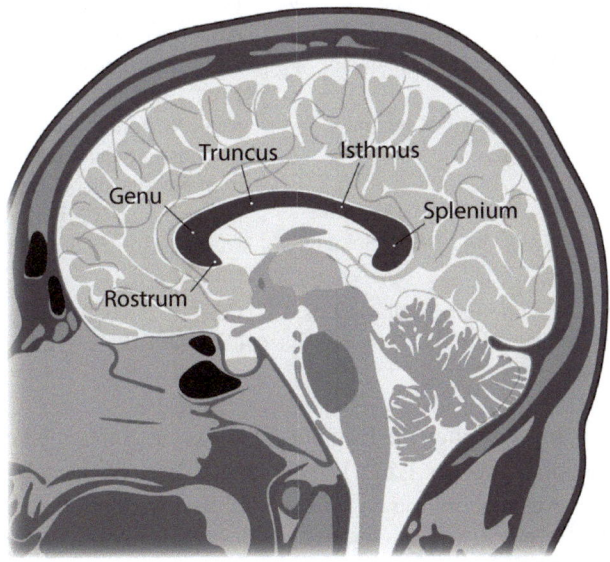

Abb. 1.21 Anatomie des Corpus callosum

1.2.19 Hirntoddiagnostik

Die Diagnostik des irreversiblen Hirnfunktionsausfalls erfordert insbesondere bei einer geplanten Organspende einen standardisierten Handlungsalgorithmus und beinhaltet bild-

Tab. 1.11 Corpus-callosum-Beteiligung: Unterscheidungsmerkmale von häufigeren Ursachen, mit freundlicher Genehmigung aus Sarbu et al. 2018, Thieme

Erkrankung	Lokalisation	Bildgebungsmerkmale
Multiple Sklerose	Häufiger im Knie und im Stamm des Corpus callosum; Ursprung am kallososeptalen Übergang	Initial kleine separate Läsionen (sog. Punkt-Strich-Phänomen); Kontrastmittelanreicherung in der akuten Phase
Neuromyelitis optica	Häufiger im Splenium; gesamte Dicke	Größer, überlappend (marmoriert); Kontrastmittelanreicherung in der akuten Phase
ADEM	Ausgehend von der periventrikulären weißen Substanz, wenn vorliegend, nicht vom kallososeptalen Übergang	Größer; Kontrastmittelanreicherung in der akuten Phase; alle Läsionen können gleichzeitige Anreicherung aufweisen (monophasisch)
CADASIL	Gesamte Dicke oder zentral	Gewöhnlich keine Kontrastmittelanreicherung
PML	Häufiger im Knie und Splenium	Gewöhnlich keine Kontrastmittelanreicherung
Susac-Syndrom	Gesamte Dicke oder zentral	Kontrastmittelanreicherung in der akuten/ subakuten Phase; Entzündung und Mikroinfarkte
Marchiafava-Bignami-Krankheit	Mittlere Schichten von Knie und Splenium	Diffusionsrestriktion in der akuten Phase, Atrophie in der chronischen Phase
Gliom	Häufiger im Knie und Splenium	Vergrößert; heterogene Kontrastmittelanreicherung; Nekrose
Lymphom	Häufiger im Knie und Splenium	Vergrößert; homogene Kontrastmittelanreicherung (sofern nicht immungeschwächt)
Traumatische/ diffuse Axonschädigung	Mehr im Splenium als im Knie, Grad-II-Erkrankung	Blooming auf T2*w Bildern; Diffusionsrestriktion in der akuten Phase

ADEM = akute disseminierte Enzephalomyelitis; CADASIL = zerebrale autosomal-dominante Arteriopathie mit subkortikalen Infarkten und Leukenzephalopathie; PML = progrediente multifokale Leukenzephalopathie

gebende Verfahren, im speziellen die Doppler-/Duplexsonografie, die Perfusionsszintigrafie und die CT-Angiografie (Abb. 1.22). Dabei umfasst das CTA-Protokoll neben protokollierten klinischen Ausfallsymptomen, einem mittleren arteriellen Blutdruck von > 60 mmHg und der Berücksichtigung ggf. reduzierter Blutflussgeschwindigkeiten als Rahmenbedingungen folgende Untersuchungen (Bundesärztekammer 2022):

- Nativ-Scan des Schädels (paraaxial, Schädelbasis bis Vertex, 120 kV und 170 mA, axial rekonstruiert in 5 mm Schichtdicke)
- CT-Angiografie (65 ml Kontrastmittel gefolgt von 30 ml NaCL-Lösung, Förderrate 3,5 ml/s, Scan-Bereich HWK 6 bis Vertex über Bolustracking, 120 kV und 200 mA, Tischvorschub 4 cm/s, axial rekonstruiert in 2 mm Schichtdicke)

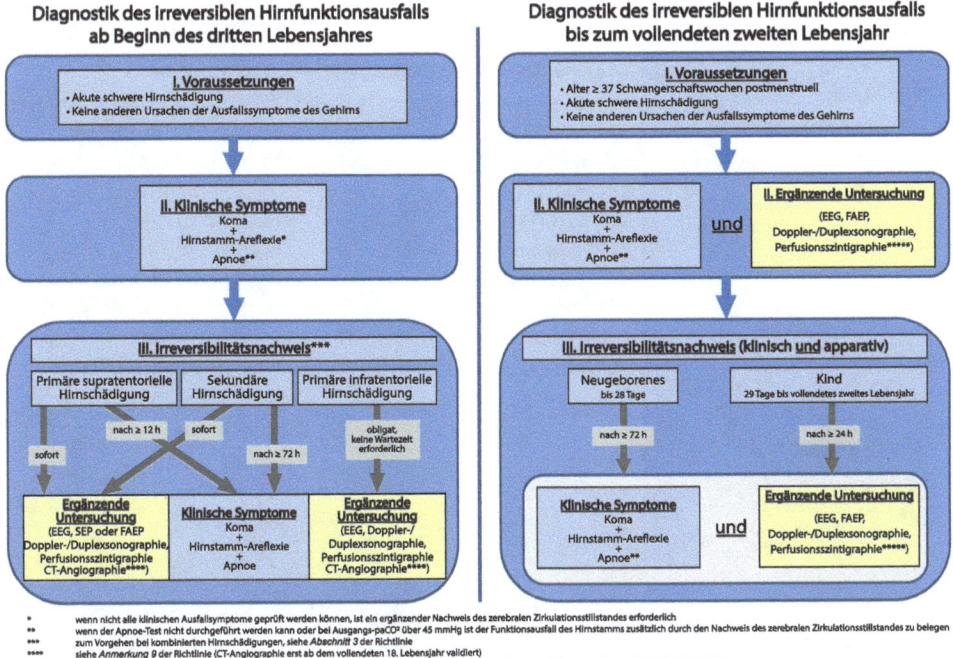

Abb. 1.22 Diagnostik des irreversiblen Hirnfunktionsausfalls, mit freundlicher Genehmigung der Bundesärztekammer aus der Richtlinie zur Feststellung des Todes und die Verfahrensregeln zur Feststellung des endgültigen, nicht behebbaren Ausfalls der Gesamtfunktion des Großhirns, des Kleinhirns und des Hirnstamms 2022

Ein Zirkulationsstillstand wird belegt durch die fehlende Kontrastierung der A. basilaris sowie der M1-, A1- und P1-Segmente der Hirnarterien beidseits, bei erhaltener beidseitiger Kontrastierung der Aa. carotides communes sowie der Aa. carotides externae mit ihren Ästen, insbesondere der Aa. temporales superficiales als Qualitätskontrolle (Bundesärztekammer 2022). Für weitere Informationen sei auf die Originalpublikation verwiesen.

1.3   Schädel

1.3.1   Mittelgesichtsfrakturen

Von den vielen verschiedenen, in der Literatur beschriebenen Einteilungen von Mittelgesichtsfrakturen ist die dreistufige Klassifikation nach LeFort wahrscheinlich die bekannteste (Abb. 1.23, Le Fort 1901). Es hat sich jedoch gezeigt, dass die nach LeFort eindeutig zu klassifizierenden Frakturformen nur einen relativ geringen Anteil der tatsächlich im klinischen Alltag auftretenden Mittelgesichtsfrakturen ausmachen. Eine sinnvolle alternative bzw. ergänzende Systematik zur Beschreibung von Frakturen des Mittelgesichts bietet die Einteilung anhand anatomischer Komplexe (Abb. 1.24).

LeFort I

◊ Maxilla (quer)
 - Sinus maxillares
◊ Os sphenoidale
 - Procc. pterygoidei

LeFort II

◊ Maxilla (pyramidenförmig)
 - Proc. zygomaticus
 - Sinus maxillares
 - inferiore Orbita
 - Proc. frontalis
◊ Os lacrimale
◊ Os nasale
◊ Os sphenoidale
 - Procc. pterygoidei
◊ Os ethmoidale
 - Lamina perpendicularis
◊ Vomer

LeFort III

◊ Os zygomaticus
 - Proc. temporalis
  (+/- Os temporale)
 - Proc. frontalis
  (+/- Os frontale)
 - Facies orbitalis
◊ Os sphenoidale
 - Procc. pterygoidei
 - ggf. Ala major
◊ Os ethmoidale
 - Lamina orbitalis
 - Lamina perpendicularis
◊ Os lacrimale
◊ Maxilla
 - Proc. frontalis
◊ Os nasale

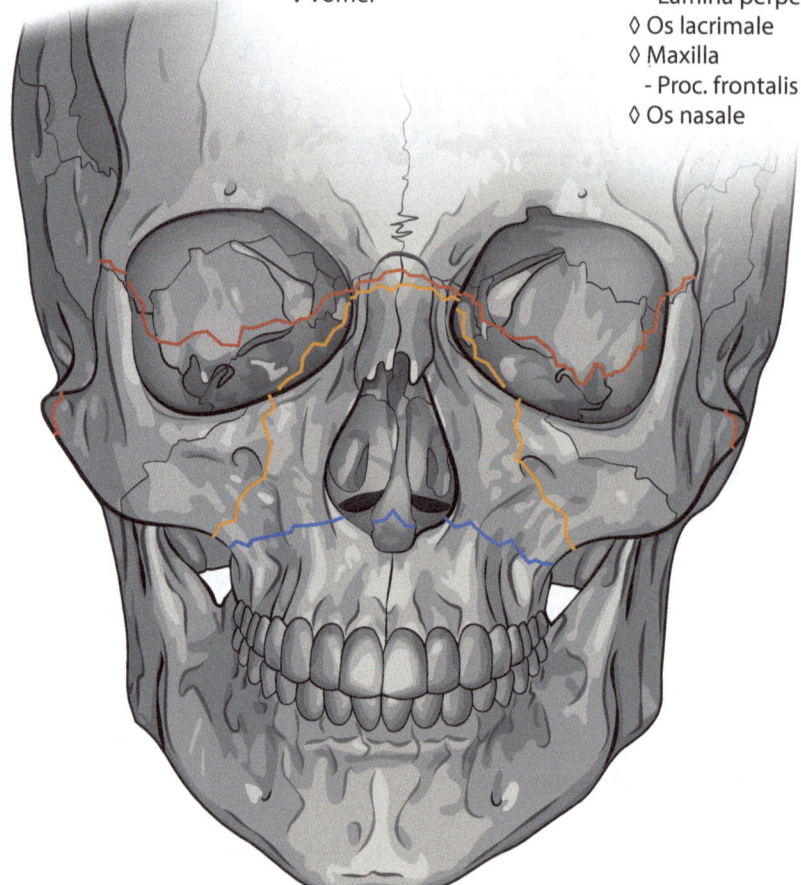

Abb. 1.23 Mittelgesichtsfrakturen – Einteilung nach LeFort, Beschriftungen nach LeFort 1901, Schmidt und Baierlein 2011, Mariß und Maurer 2018

Jochbeinkomplex

◊ zygomatikoorbitale Fraktur
  (z.B. blow-out fracture)
◊ isolierte Jochbogenfraktur
◊ zygomatikomaxilläre Fraktur
  » Zingg-Klassifikation
  ◊ tripod-fracture entlang der
  - Sutura frontozygomatica
  - Sutura temporozygomatica
  - Sutura zygomaticomaxillaris

Naso-orbito-ethmoidaler Komplex

◊ Frakturen: Os nasale, Proc. frontalis maxillae,
Os lacrimale, Os ethmoidale (Lamina papyracea)
CAVE: ◊ Läsion des Infundibulum ethmoidale
           (Kompl.: Mukozele)
       ◊ Läsion des Ductus nasolacrimalis
           (Kompl.: Abflussstörung)
       ◊ Läsion des Lig. palpebrale mediale
           (Kompl.: Refixation notwendig)
           » Markowitz-Klassifikation

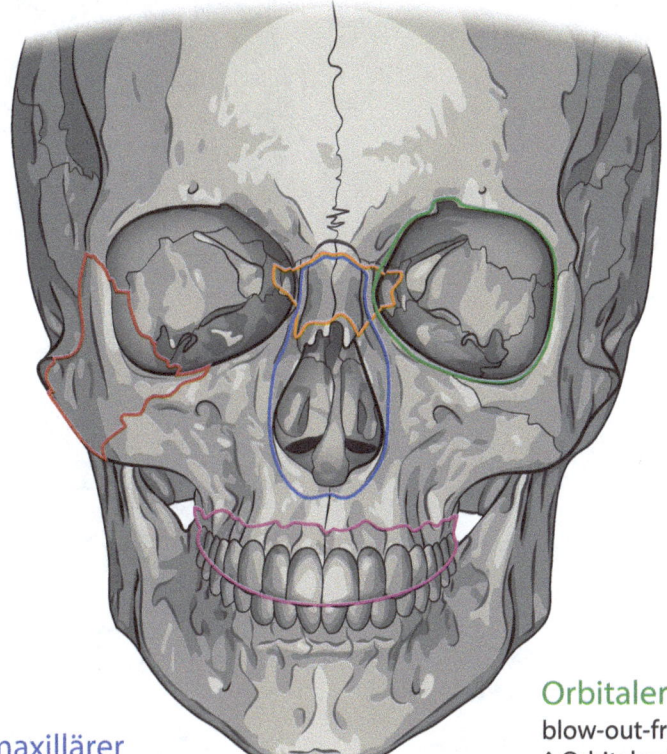

Nasomaxillärer Komplex

◊ Frakturen von Os nasale
  und Septum nasi
  » Stranc-Klassifikation
◊ Maxillafrakturen
  - Proc. frontalis
  - Spina nasalis anterior
    (Anheftung knorpeliges
    Septum)

Dentoalveolärer Komplex

◊ Frakturen der
  Alveolarfortsätze
◊ Zahnfrakturen

Orbitaler Komplex

blow-out-fractures:
◊ Orbitaboden
  (Kompl.: „trapdoor")
  - Herniation: Fettgewebe
    (hängender Tropfen)
  - Herniation: M. rectus inf.
◊ mediale Orbitawand
  - Lamina papyracea
◊ Orbitadach
  (Kompl.: Meningitis)
◊ laterale Orbitawand (selten)

Abb. 1.24 Mittelgesichtsfrakturen – Einteilung anhand anatomischer Komplexe, Beschriftungen nach Buitrago-Téllez und Kunz 2001, Schmidt und Baierlein 2011, Mariß und Maurer 2018

1.3.2   Rhinobasis

Die Anatomie der Fossa olfactoria zeigt beim Erwachsenen deutliche interindividuelle
Unterschiede und stellt aufgrund ihrer filigranen Architektur eine vulnerable Struktur dar.
Sie ist anfällig für traumatische Verletzungen bzw. Verletzungen bei Operationen in den
Sinus paranasales und Orbitae sowie für eine maligne Infiltration. Zur Risikoabschätzung
lässt sich die Fossa olfactoria nach Keros in drei Typen Einteilen (Abb. 1.25).

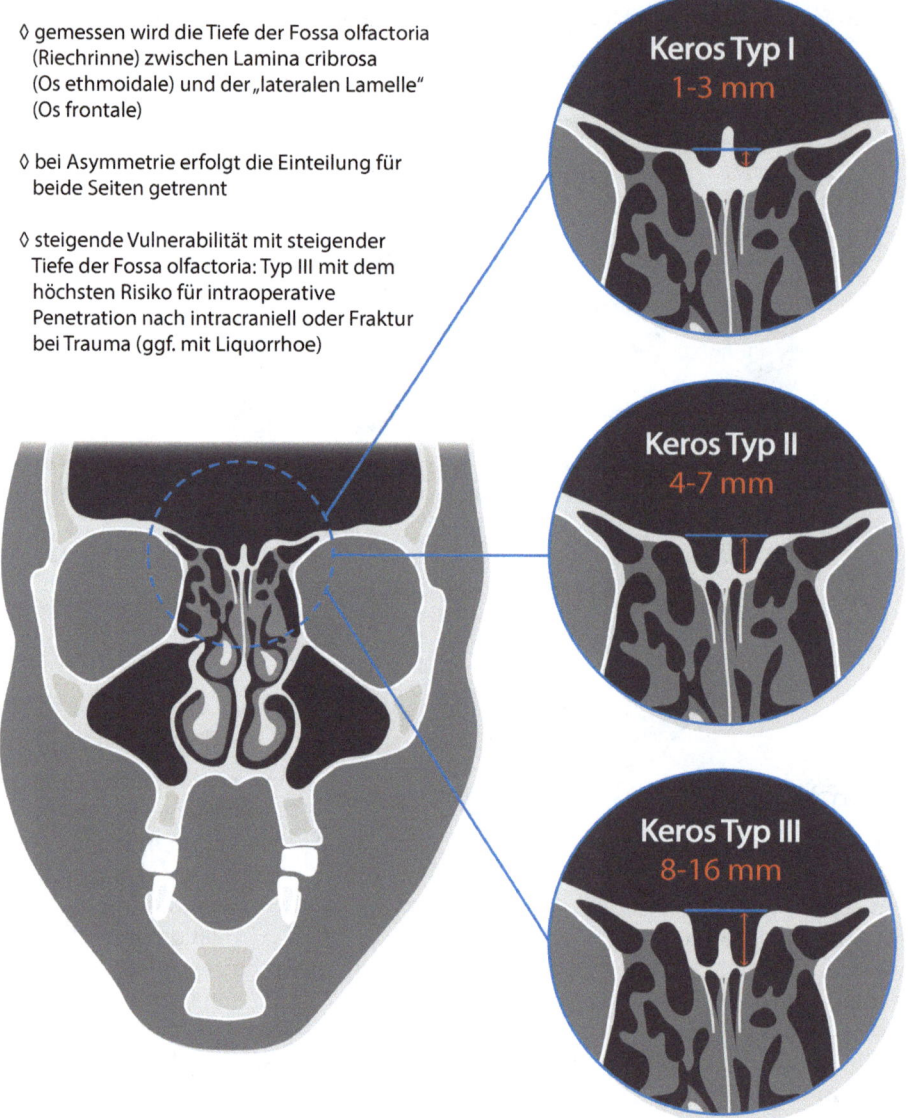

◊ gemessen wird die Tiefe der Fossa olfactoria
(Riechrinne) zwischen Lamina cribrosa
(Os ethmoidale) und der „lateralen Lamelle"
(Os frontale)

◊ bei Asymmetrie erfolgt die Einteilung für
beide Seiten getrennt

◊ steigende Vulnerabilität mit steigender
Tiefe der Fossa olfactoria: Typ III mit dem
höchsten Risiko für intraoperative
Penetration nach intracraniell oder Fraktur
bei Trauma (ggf. mit Liquorrhoe)

Keros Typ I
1-3 mm

Keros Typ II
4-7 mm

Keros Typ III
8-16 mm

Abb. 1.25 Klassifikation der Anatomie der Fossa olfactoria nach Keros, Beschriftungen nach
Gauba et al. 2006, Gupta und Ramesh 2017

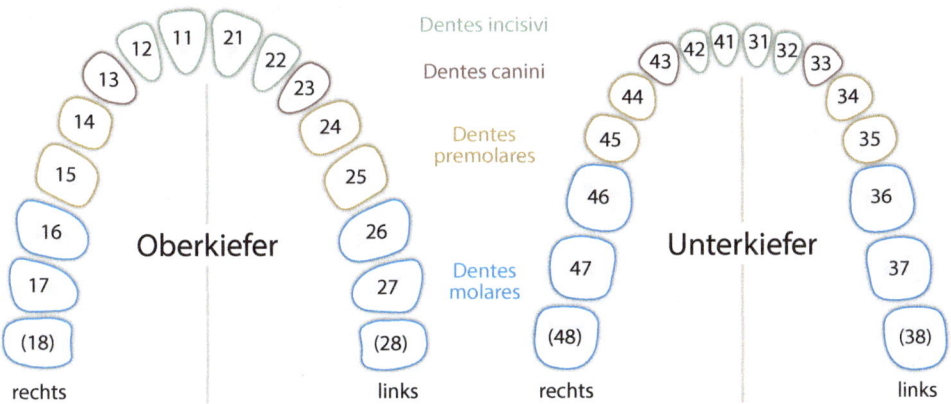

Abb. 1.26 Einteilung der Zähne bei Erwachsenen

1.3.3 Zähne

Die Zähne im Erwachsenengebiss lassen sich anhand ihrer Funktion in Mahlzähne (Dentes molares), Backenzähne (Dentes premolares), Eckzähne (Dentes canini) und Schneidezähne (Dentes incisivi) einteilen (Abb. 1.26). Noch präziser ist die Einteilung nach seitenspezifischen Zahlenwerten für Ober- und Unterkiefer, mit der sich zum Beispiel traumatische, entzündliche oder maligne Pathologien in der Schnittbildgebung des Gesichtsschädels beschreiben lassen (Abb. 1.26).

Literatur

Allen L, Hasso A, Handwerker J et al (2012) Sequence-specific MR imaging findings that are useful in dating ischemic stroke. RadioGraphics 32:1285–1297. https://doi.org/10.1148/rg.325115760

Arning C, Widder B, Von Reutern G et al. (2010) Ultraschallkriterien zur Graduierung von Stenosen der A. carotis interna – Revision der DEGUM-Kriterien und Transfer in NASCET-Stenosierungsgrade. Ultraschall Med. – Eur. J. Ultrasound 31, 251–257. https://doi.org/10.1055/s-0029-1245336

Barber P, Demchuk A, Zhang J et al (2000) Validity and reliability of a quantitative computed tomography score in predicting outcome of hyperacute stroke before thrombolytic therapy. The Lancet 355:1670–1674. https://doi.org/10.1016/S0140-6736(00)02237-6

Becker H, Desch H, Hacker H et al (1979) CT fogging effect with ischemic cerebral infarcts. Neuroradiology 18:185–192. https://doi.org/10.1007/BF00345723

Brott T, Adams H, Olinger C et al (1989) Measurements of acute cerebral infarction: a clinical examination scale. Stroke 20:864–870. https://doi.org/10.1161/01.STR.20.7.864

Buitrago-Téllez C, Kunz C (2001) Bildgebende Diagnostik bei Gesichtsschädelfrakturen und Traumafolgen. Radiol. Up2date. 1, 371–397. https://doi.org/10.1055/s-2001-19279

Bundesärztekammer (2022) Richtlinie gemäß § 16 Abs. 1 S. 1 Nr. 1 TPG für die Regeln zur Feststellung des Todes nach § 3 Abs. 1 S. 1 Nr. 2 TPG und die Verfahrensregeln zur Feststellung des endgültigen, nicht behebbaren Ausfalls der Gesamtfunktion des Großhirns, des Kleinhirns und des

Hirnstamms nach § 3 Abs. 2 Nr. 2 TPG, Fünfte Fortschreibung. In: Deutsches Ärzteblatt vom 08.07.2023. Online: https://www.bundesaerztekammer.de/fileadmin/user_upload/BAEK/Themen/Medizin_und_Ethik/RichtlinieIHA_FuenfteFortschreibung.pdf. Zugegriffen am 31.03.2023

Claus J, Staekenborg S, Holl D et al (2017) Practical use of visual medial temporal lobe atrophy cutoff scores in Alzheimer's disease: validation in a large memory clinic population. Eur Radiol 27:3147–3155. https://doi.org/10.1007/s00330-016-4726-3

Eckstein H, Kühnl A, Berkefeld J et al. (Steuergruppe) und Czerny M, Engelhard K, Fraedrich G et al. (Leitliniengruppe) (2020) S3-Leitlinie zur Diagnostik, Therapie und Nachsorge der extracraniellen Carotisstenose, Kurzfassung, 2. Auflage. Online: https://register.awmf.org/assets/guidelines/004-028k_extracranielle-Carotisstenose-Diagnostik-Therapie-Nachsorge_2020-02_1.pdf. Zugegriffen am 14.04.2023

Fazekas F, Chawluk J, Alavi A et al (1987) MR signal abnormalities at 1.5 T in Alzheimer's dementia and normal aging. Am J Roentgenol 149:351-6. https://doi.org/10.2214/ajr.149.2.351

Gauba V, Saleh G, Dua G et al (2006) Radiological classification of anterior skull base anatomy prior to performing medial orbital wall decompression. Orbit 25:93–96. https://doi.org/10.1080/01676830600674627

Grehl H, Reinhardt F, Neuberger J (2021) Bilateraler Gesichtsfelddefekt. In: Grehl H, Reinhardt F (Eds.) Checkliste Neurologie: 7. überarbeitete Auflage. Thieme, Stuttgart

Gupta P, Ramesh P (2017) Radiological observation of ethmoid roof on basis of keros classification and its application in endonasal surgery. Int J Anat Res 5:4204–4207. https://doi.org/10.16965/ijar.2017.284

Hacke W, Kaste M, Fieschi C et al (1998) Randomised double-blind placebo-controlled trial of thrombolytic therapy with intravenous alteplase in acute ischaemic stroke (ECASS II). The Lancet 352:1245–1251. https://doi.org/10.1016/S0140-6736(98)08020-9

Hähnel S (2006) Primär intrazerebrale Blutung In: Sartor K, Hähnel S, Kress B (Eds.) Pareto-Reihe Radiologie Gehirn. 1. Auflage. Thieme, Stuttgart

Higashida R, Furlan A (2003) Trial design and reporting standards for intra-arterial cerebral thrombolysis for acute ischemic stroke. Stroke 34. https://doi.org/10.1161/01.STR.0000082721.62796.09

Ishii K, Kanda T, Harada A et al (2008) Clinical impact of the callosal angle in the diagnosis of idiopathic normal pressure hydrocephalus. Eur Radiol 18:2678–2683. https://doi.org/10.1007/s00330-008-1044-4

Kang B, Na D, Ryoo J et al (2001) Diffusion-weighted MR imaging of intracerebral hemorrhage. Korean J Radiol 2:183. https://doi.org/10.3348/kjr.2001.2.4.183

Kehler U, Hattingen E (2017) Normaldruckhydrozephalus. Radiol. Up2date 17, 119–136. https://doi.org/10.1055/s-0043-105737

Le Fort R (1901) Étude expérimentale sur les fractures de la machoire supérieure (Part 1). Rev Chir

Liebeskind D, Bracard S, Guillemin F et al (2019) eTICI reperfusion: defining success in endovascular stroke therapy. J NeuroInterventional Surg 11:433–438. https://doi.org/10.1136/neurintsurg-2018-014127

Linn J (2023) Intrakranielle Blutungen: Intrazerebrale Blutungen. In: Forsting M, Jansen O (Eds.) (2022) Referenz Radiologie – Gehirn, 1. Auflage. Thieme, Stuttgart

Mariß J, Maurer C (2018) Mittelgesichtsfrakturen. In: Mariß J, Maurer C (Eds.) Neuroradiologische Messverfahren, Klassifikationen und Zeichen. 1. Auflage. Thieme, Stuttgart

McDonald W, Compston A, Edan G et al (2001) Recommended diagnostic criteria for multiple sclerosis: guidelines from the international panel on the diagnosis of multiple sclerosis. Ann Neurol 50:121–127. https://doi.org/10.1002/ana.1032

Menon B, d'Esterre C, Qazi E et al (2015) Multiphase CT angiography: a new tool for the imaging triage of patients with acute ischemic stroke. Radiology 275:510–520. https://doi.org/10.1148/radiol.15142256

Meyer B, Lyden P (2009) The modified National Institutes of Health Stroke Scale: its time has come. Int J Stroke 4:267–273. https://doi.org/10.1111/j.1747-4949.2009.00294.x

Nair S, Tan L, Mohd Ramli N et al (2013) A decision tree for differentiating multiple system atrophy from Parkinson's disease using 3-T MR imaging. Eur Radiol 23:1459–1466. https://doi.org/10.1007/s00330-012-2759-9

Nakano S, Iseda T, Kawano H et al (2001) Correlation of early CT signs in the deep middle cerebral artery territories with angiographically confirmed site of arterial occlusion. PMID: 11290473

Oba H, Yagishita A, Terada H et al (2005) New and reliable MRI diagnosis for progressive supranuclear palsy. Neurology 64:2050–2055. https://doi.org/10.1212/01.WNL.0000165960.04422.D0

Polman C, Reingold S, Edan G et al (2005) Diagnostic criteria for multiple sclerosis: 2005 revisions to the "McDonald Criteria". Ann Neurol 58:840–846. https://doi.org/10.1002/ana.20703

Polman C, Reingold S, Banwell B et al (2011) Diagnostic criteria for multiple sclerosis: 2010 revisions to the McDonald criteria. Ann Neurol 69:292–302. https://doi.org/10.1002/ana.22366

Pressman B, Tourje E, Thompson J (1987) An early CT sign of ischemic infarction: increased density in a cerebral artery. Am J Roentgenol 149:583–586. https://doi.org/10.2214/ajr.149.3.583

Renou P, Sibon I, Tourdias T et al (2010) Reliability of the ECASS radiological classification of postthrombolysis brain haemorrhage: a comparison of CT and three MRI sequences. Cerebrovasc Dis 29:597–604. https://doi.org/10.1159/000312867

Ringleb P, Köhrmann M, Jansen O et al. (2022) Akuttherapie des ischämischen Schlaganfalls, S2e-Leitlinie, Version 1.1, in: Deutsche Gesellschaft für Neurologie (Hrsg.), Leitlinien für Diagnostik und Therapie in der Neurologie. Online: www.dgn.org/leitlinien. Zugegriffen am 06.05.2023

Sarbu N, Shih R, Jones R et al. (2018) Erkrankungen der weißen Substanz in der Bildgebung – White matter diseases with radiologic-pathologic correlation. Neuroradiol. Scan. 08, 129–158. https://doi.org/10.1055/a-0578-3683

Scheltens P, Leys D, Barkhof F et al (1992) Atrophy of medial temporal lobes on MRI in "probable" Alzheimer's disease and normal ageing: diagnostic value and neuropsychological correlates. J Neurol Neurosurg Psychiatry 55:967–972. https://doi.org/10.1136/jnnp.55.10.967

Schmidt F, Baierlein S (2011) Gesichtsschädelfrakturen. In: Baierlein S (Ed.) Frakturklassifikationen. 1. Auflage. Thieme, Stuttgart

Schünke M, Schulte E, Schumacher U et al. (2022) Funktionelle Kortexareale. In: Schünke M, Schulte E, Schumacher U et al. (Eds.) Prometheus LernAtlas – Kopf, Hals und Neuroanatomie. 6. vollständig überarbeitete Auflage. Thieme, Stuttgart

Stäbler A, Ertl-Wagner B, Hartmann M (Eds.) (2019) Radiologie-Trainer. Band 2: Kopf und Hals, 3. unveränderte Auflage. Thieme, Stuttgart

Thompson A, Banwell B, Barkhof F et al (2018) Diagnosis of multiple sclerosis: 2017 revisions of the McDonald criteria. Lancet Neurol 17:162–173. https://doi.org/10.1016/S1474-4422(17)30470-2

Trouillas P, Von Kummer R (2006) Classification and pathogenesis of cerebral hemorrhages after thrombolysis in ischemic stroke. Stroke 37:556–561. https://doi.org/10.1161/01.STR.0000196942.84707.71

Urbach H, Egger K (2019) MRT bei neurodegenerativen Erkrankungen. Radiol. Up2date. 19, 147–164. https://doi.org/10.1055/a-0866-4741

Van Swieten J, Koudstaal P, Visser M et al (1988) Interobserver agreement for the assessment of handicap in stroke patients. Stroke 19:604–607. https://doi.org/10.1161/01.str.19.5.604

Weidauer S (2018) „Ich schau Dir in die Augen, Kleines" – neuroradiologische Befunde bei okulomotorischen Störungen. Radiol. Up2date. 18, 251–267. https://doi.org/10.1055/a-0631-6209

Weidauer S (2020) Diagnosekriterien bei Multipler Sklerose: ein Update. Radiol. Up2date. 20,
343–359. https://doi.org/10.1055/a-1133-9290

Yuan Y, Gu Z, Wei W (2009) Fluorodeoxyglucose–positron-emission tomography, single-photon
emission tomography and Structural MR imaging for prediction of rapid conversion to Alzheimer disease in patients with mild cognitive impairment: a meta-analysis. Am J Neuroradiol
30:404–410. https://doi.org/10.3174/ajnr.A1357

Zaidat O, Yoo A, Khatri P et al (2013) Recommendations on angiographic revascularization grading
standards for acute ischemic stroke: a consensus statement. Stroke 44:2650–2663. https://doi.
org/10.1161/STROKEAHA.113.001972

Hals

Inhaltsverzeichnis

2.1 Schilddrüsenknoten

Schilddrüsenknoten sind sehr häufige Befunde bei der sonografischen Untersuchung der Schilddrüse. Die meisten Knoten sind benigne und nicht therapiebedürftig. Die TI-RADS-Klassifikation (Thyroid Imaging – Reporting and Data System) ermöglicht eine Risikoabschätzung für Schilddrüsenknoten anhand sonografischer Befunde, aus der sich dann Handlungsempfehlungen ableiten lassen (Abb. 2.1, Tessler et al. 2017).

H. Borgers, C. Vockelmann, *Handbuch der Radiologie*,
https://doi.org/10.1007/978-3-662-67660-8_2

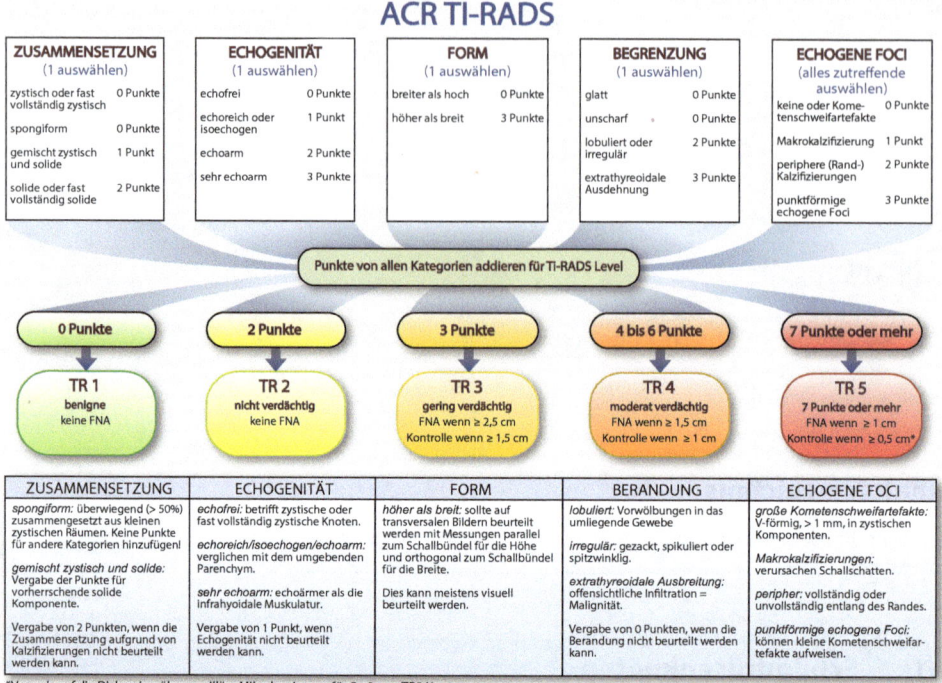

Abb. 2.1 ACR TI-RADS, mit freundlicher Genehmigung modifiziert nach Tessler et al. 2017. FNA = Feinnadelaspiration

Literatur

Tessler F, Middleton W, Grant E et al (2017) ACR Thyroid Imaging, Reporting and Data System (TI-RADS): white paper of the ACR TI-RADS Committee. J Am Coll Radiol 14:587–595. https://doi.org/10.1016/j.jacr.2017.01.046

Thorax

3

Inhaltsverzeichnis

© Der/die Autor(en), exklusiv lizenziert an Springer-Verlag GmbH, DE, ein Teil
von Springer Nature 2023
H. Borgers, C. Vockelmann, *Handbuch der Radiologie*,
https://doi.org/10.1007/978-3-662-67660-8_3

3.1   Ösophagus und Pharynx

3.1.1   Dysphagie

Der Begriff Dysphagie stellt eine Sammelbezeichnung für eine Reihe verschiedener Störungen des Schluckaktes unterschiedlichster Ätiologie dar, bezeichnet dabei ein klinisches Symptom und ist nicht als eigenständige Diagnose anzusehen. Diese Schlückstörungen können anhand ihres zeitlichen und räumlichen Auftretens sowie möglicher Ursachen unterschieden werden (nach Scharitzer und Pokieser 2015):

Orale Dysphagie:
- selten isoliert
- Ursache: neurogene Störungen oder verminderte Speichelproduktion (z. T. medikamentös verursacht bei Therapie mit Anticholinergika, Antihistaminika, Antidepressiva, Antihypertensiva oder Diuretika)

Pharyngeale Dysphagie:
- gestörte Passage des Bolus, subjektiv oberhalb des Jugulums
- Ursache: neuromuskuläre Erkrankungen der quergestreiften pharyngealen Muskulatur oder (seltener) morphologische Ursachen (Zenker-Divertikel, postoperative Defekte, Tumoren oder Webs)

Ösophageale Dysphagie:
- Symptome im gesamten Schluckakt möglich
- oft subjektiv proximale Verlagerung der Symptomatik (z. B. Symptome am Hals bei Schatzki-Ring am ösophagogastralen Übergang oder Achalasie)

Intermittierende Festkörperdysphagie:
- intermittierend auftretend für Festkörper
- Ursache: distal lokalisierte ösophageale Ringe oder Strikturen (Restlumen < 2 cm)
- ein rascher Fortschritt der Dysphagie (innerhalb von 3 Monaten) ist malignomsuspekt

Globus pharyngis:
- Fremdkörpergefühl und/oder zervikale Missempfindung beim Leerschlucken und Speichelschlucken
- keine Beeinträchtigung des Bolustransports
- in der Videokinematografie oft morphologische oder funktionelle Auffälligkeiten (Bewegungsstörungen der Speiseröhre, Dysfunktion des oberen ösophagealen Sphinkters oder pharyngeale Retentionen)
- Ursache: nicht vollständig geklärt (laryngopharyngeale Irritation wahrscheinlich relevant)

Nicht kardial bedingter Brustschmerz:
- thorakales Druckgefühl oder Schmerz mit/ohne Bezug zur Nahrungsaufnahme
- Ursache: oft durch gastroösophageale Refluxerkrankung (keine kardiale Ursache nachweisbar)

Bei der Diagnostik des Schluckaktes kann der Kontrastmittelübertritt in die Luftwege anhand der Penetrations-Aspirations-Skala klassifiziert werden (Abb. 3.1, Rosenbek et al. 1996; Scharitzer und Pokieser 2015). Eine Penetration bezeichnet dabei den Kontrastmittelübertritt in die Luftwege oberhalb der Stimmlippen, unterhalb der Stimmlippen wird dies als Aspiration bezeichnet. Die Penetration bzw. Aspiration kann darüber hinaus verschiedenen Phasen des Schluckaktes zugeordnet und entsprechend als prä-, intra- und postdeglutitiv bezeichnet werden (nach Friedrich-Marwitz et al. 2018):

Prädeglutitiv Hierbei kommt es noch vor Auslösung des Schluckreflexes zu einem Herablaufen von Kontrastmittel in den Pharynx (insbesondere in die Valeculae epiglotticae und die Sinus piriformes) und bei noch geöffnetem Larynx zu einer Aspiration bzw. Penetration. Ursache ist eine insuffiziente Abdichtung im Bereich des weichen Gaumens mit unterschiedlicher Genese.

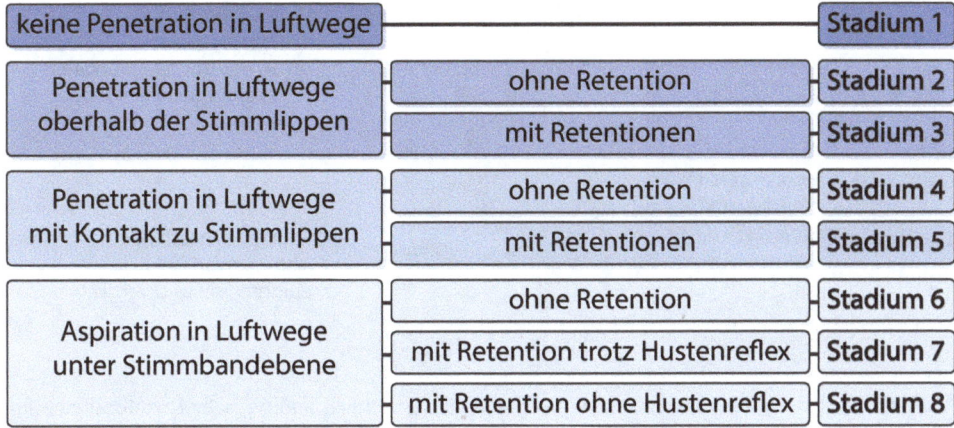

Abb. 3.1 Penetrations-Aspirations-Skala, nach Rosenbek et al. 1996, Scharitzer und Pokieser 2015

Intradeglutitiv Die Aspiration in den Larynx erfolgt während der Auslösung des Schluckreflexes. Ursache ist oft eine Stauung von Kontrastmittel im Pharynx aufgrund einer schwachen Pharynxkontraktion und einer Spastik des oberen Ösophagussphinkters sowie ein verzögerter oder insuffizienter Epiglottisschluss (physiologische Verlagerung des Larynx nach ventrokranial gestört).

Postdeglutitiv Hierbei handelt es sich um eine Aspiration bzw. Penetration nach der Triggerung des Schluckreflexes. Ursache sind Kontrastmittelretentionen im Pharynx bzw. den Valleculae epigloticae und Sinus piriformes durch z. B. eine insuffiziente Pharynxkontraktion oder die Ausbildung von Pharyngozelen mit unzureichender Entleerung. Nach dem Schluckreflex kommt es dann zu einem sekundären Übertritt des gestauten Kontrastmittels in den Larynx.

3.1.2   Ösophaguspathologien

Der Ösophagus weist in seinem Verlauf physiologische Engen auf und neigt an typischen Lokalisationen zur Bildung von falschen und echten Divertikeln (Abb. 3.2). Dabei lässt

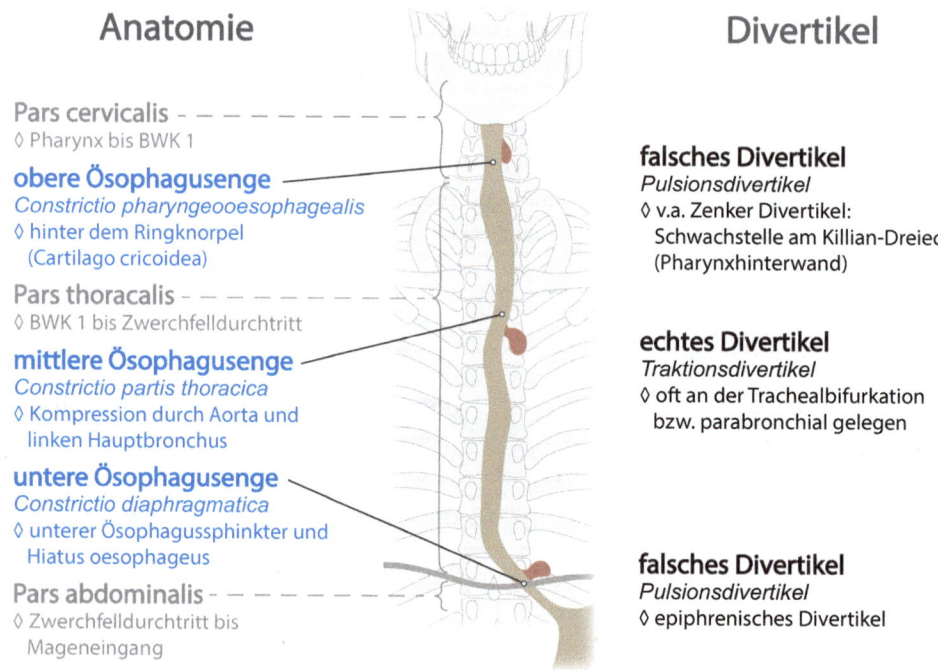

Abb. 3.2 Anatomie des Oesophagus mit physiologischen Engen und typische Lokalisationen falscher bzw. echter Divertikel

sich das Zenker-Divertikel, das sich im Hypopharynx durch das muskelschwache Killian-Dreieck nach dorsal vorwölbt, nach Brombart in verschiedene Stadien einteilen (Abb. 3.3). Es wird hier trotz seiner Lage im Pharynx aus didaktischen Gründen bei den Ösophagusdivertikeln besprochen.

Neben Divertikeln existiert eine Vielzahl weiterer Pathologien, die den Ösophagus betreffen und v. a. zu einer gestörten Passage mit damit einhergehenden klinischen Symptomen wie Schmerzen, Übelkeit oder Gewichtsverlust führen können (Abb. 3.4).

3.2   Zwerchfell

3.2.1   Zwerchfellhernien

Das Zwerchfell weist mehrere Lücken und Schwachstellen auf, die ein Risiko für den Durchtritt von abdominellem Fettgewebe oder Bauchorganen (insbesondere Darmanteilen) darstellen (Abb. 3.5).

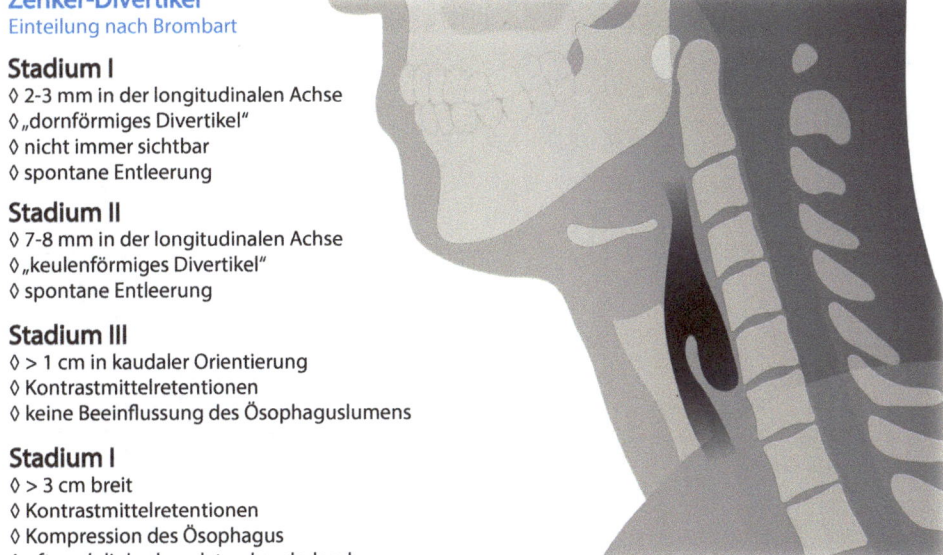

Zenker-Divertikel
Einteilung nach Brombart

Stadium I
◊ 2-3 mm in der longitudinalen Achse
◊ „dornförmiges Divertikel"
◊ nicht immer sichtbar
◊ spontane Entleerung

Stadium II
◊ 7-8 mm in der longitudinalen Achse
◊ „keulenförmiges Divertikel"
◊ spontane Entleerung

Stadium III
◊ > 1 cm in kaudaler Orientierung
◊ Kontrastmittelretentionen
◊ keine Beeinflussung des Ösophaguslumens

Stadium I
◊ > 3 cm breit
◊ Kontrastmittelretentionen
◊ Kompression des Ösophagus
◊ oft nach links dorsolateral ausladend

Abb. 3.3 Stadieneinteilung des Zenker-Divertikels nach Brombart, Beschriftungen nach Mantsopoulos et al. 2014, Rohde und Cohnen 2019

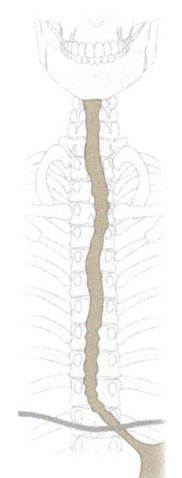 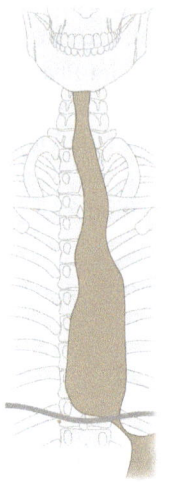 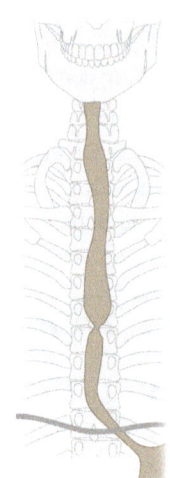

Achalasie (Stadium I)
hypermotile Phase

Achalasie (Stadium II)
hypomotile Phase

Achalasie (Stadium III)
amotile Phase

Stenosen allgemein
◊ angeboren o. erworben
◊ äußere Kompression
◊ narbig (z.B. Reflux)
◊ Webs (Membranen aus
   Mukosa u. Submukosa)
◊ etc.

Achalasie
◊ Degeneration des Plexus myentericus führt zu fehlender reflektori-
   scher Erschlaffung des unteren Ösophagussphinkters (UÖS)
◊ Dilatation des Ösophagus und Verengung am UÖS (Sektglasform)

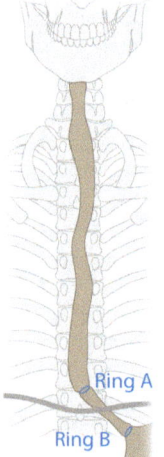 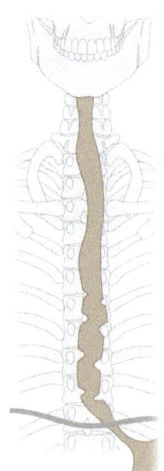 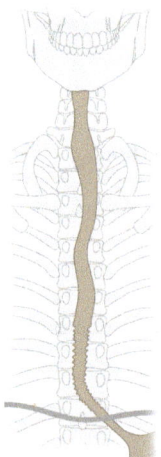 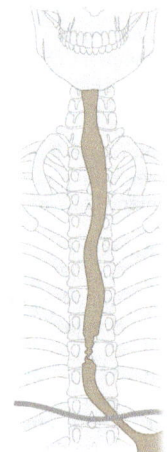

Schatzki-Ringe
◊ zirkuläre Schleimhaut-
   ringe
◊ Ring A oberhalb des
   gastroösophagealen
   Übergangs
◊ Ring B im Übergang
   Ösophagus-Magen

**diffuser
Ösophagospasmus**
◊ selten korkenzieherartig
◊ nicht-propulsive
   Kontraktionen
◊ DD Nussknacker-Öso-
   phagus (propulsiv,
   deutlich erhöhter Druck)

tertiäre Kontraktionen
◊ diffuse, simultane Spas-
   men der (insbesondere)
   zirkulären Ösophagus-
   muskulatur, v.a. distal
◊ Zufallsbefund im Alter
◊ Boluspassage nicht
   beeinträchtigt

Ösophaguskarzinom
◊ irreguläre Lumenein-
   engung („Apfelbiss")
◊ ggf. prästenotische
   Dilatation
◊ ggf. Ulzerationen
◊ DD bei V.a. Achalasie

Abb. 3.4 Auswahl verschiedener Ösophaguspathologien. Beschriftungen nach Lauenstein und Umutlu 2015, Friedrich-Marwitz et al. 2018, Allescher 2019. Die Hiatushernie wird im Kapitel Zwerchfellhernien besprochen (Abschn. 3.2.1)

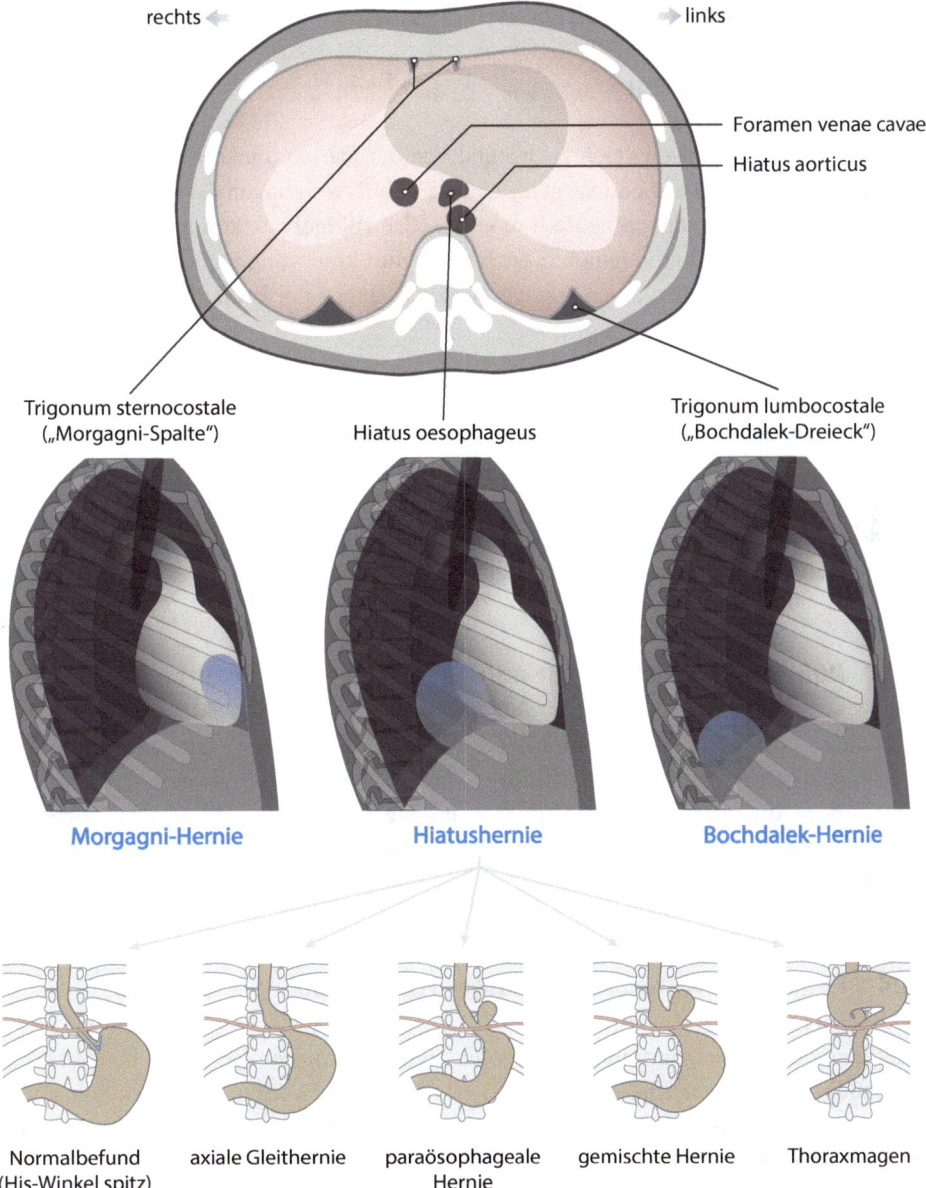

Abb. 3.5 Prädilektionsstellen von Zwerchfellhernien und Einteilung der Hiatushernie nach Schweregrad. Stadieneinteilung der Hiatushernie nach Hahn 2023

3.3   Lunge und Tracheobronchialsystem

3.3.1   Bronchialsystem

Das Bronchialsystem zweigt sich ausgehend von der Carina tracheae dichotom in Bronchien und Bronchiolen auf und sorgt an deren Endaufzweigungen für die Ventilation der Alveolen (Abb. 3.6). In der computertomografischen Bildgebung kommt insbesondere der Einteilung in Lappen- und Segmentbronchen für die Zuordnung pathologischer Prozesse eine große Bedeutung zu, während distale Aufzweigungen der Bronchioli in der gesunden Lunge nicht abgrenzbar sind.

3.3.2   Lungensegmente

Die Einteilung des Lungenparenchyms in Segmente folgt der Nummerierung der zuführenden Segmentbronchien (Abschn. 3.3.1) und bietet die Möglichkeit einer exakten anatomischen Zuordnung pulmonaler Pathologien (Abb. 3.7 und 3.8).

3.3.3   Pulmonale und mediastinale Lymphknotenstationen

Pulmonale und mediastinale Lymphknoten werden anhand der Kriterien der International Association for the Study of Lung Cancer (IASLC) in Stationen aufgeteilt, um insbesondere die Diagnostik maligner Lungenerkrankungen zu objektivieren und hieraus eine prognostische Einordnung sowie mögliche Therapieoptionen abzuleiten (Abb. 3.9).

3.3.4   Fleischner-Kriterien für Lungenrundherde

Zufällig entdeckte Lungenrundherde gehören zu den häufigsten Befunden in der Thoraxbildgebung und können eine unterschiedliche Genese aufweisen, bisweilen sogar frühe Malignom-Stadien darstellen. Die Fleischner-Gesellschaft hat ihre Handlungsempfehlungen zum differenzierten Umgang mit diesen Rundherden, die sich nach Struktur, Anzahl, Größe und Risikokonstellation richten, zuletzt 2017 aktualisiert (Tab. 3.1 und 3.2, MacMahon et al. 2017, Schaefer-Prokop 2017).

3.3.5   Idiopathische interstitielle Pneumonien

Idiopathische interstitielle Pneumonien sind eine Gruppe von Lungenparenchymerkrankungen unklarer Ätiologie, die sich vor allem durch entzündliche und fibrosierende Pro-

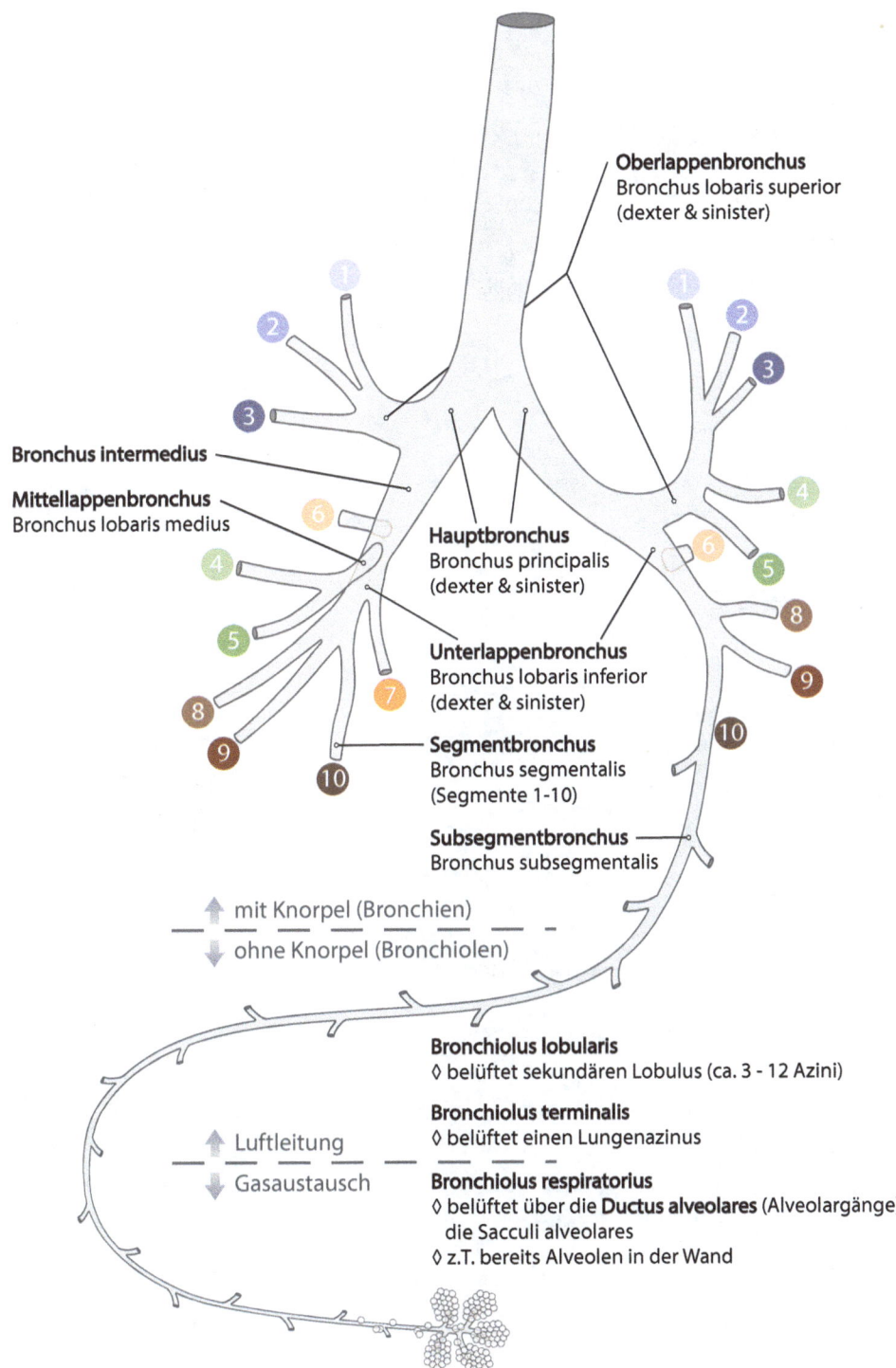

Oberlappenbronchus
Bronchus lobaris superior
(dexter & sinister)

Bronchus intermedius

Mittellappenbronchus
Bronchus lobaris medius

Hauptbronchus
Bronchus principalis
(dexter & sinister)

Unterlappenbronchus
Bronchus lobaris inferior
(dexter & sinister)

Segmentbronchus
Bronchus segmentalis
(Segmente 1-10)

Subsegmentbronchus
Bronchus subsegmentalis

⬆ mit Knorpel (Bronchien)

⬇ ohne Knorpel (Bronchiolen)

Bronchiolus lobularis
◊ belüftet sekundären Lobulus (ca. 3 - 12 Azini)

Bronchiolus terminalis
◊ belüftet einen Lungenazinus

⬆ Luftleitung

⬇ Gasaustausch

Bronchiolus respiratorius
◊ belüftet über die **Ductus alveolares** (Alveolargänge)
  die Sacculi alveolares
◊ z.T. bereits Alveolen in der Wand

Abb. 3.6 Anatomie des Tracheobronchialsystems

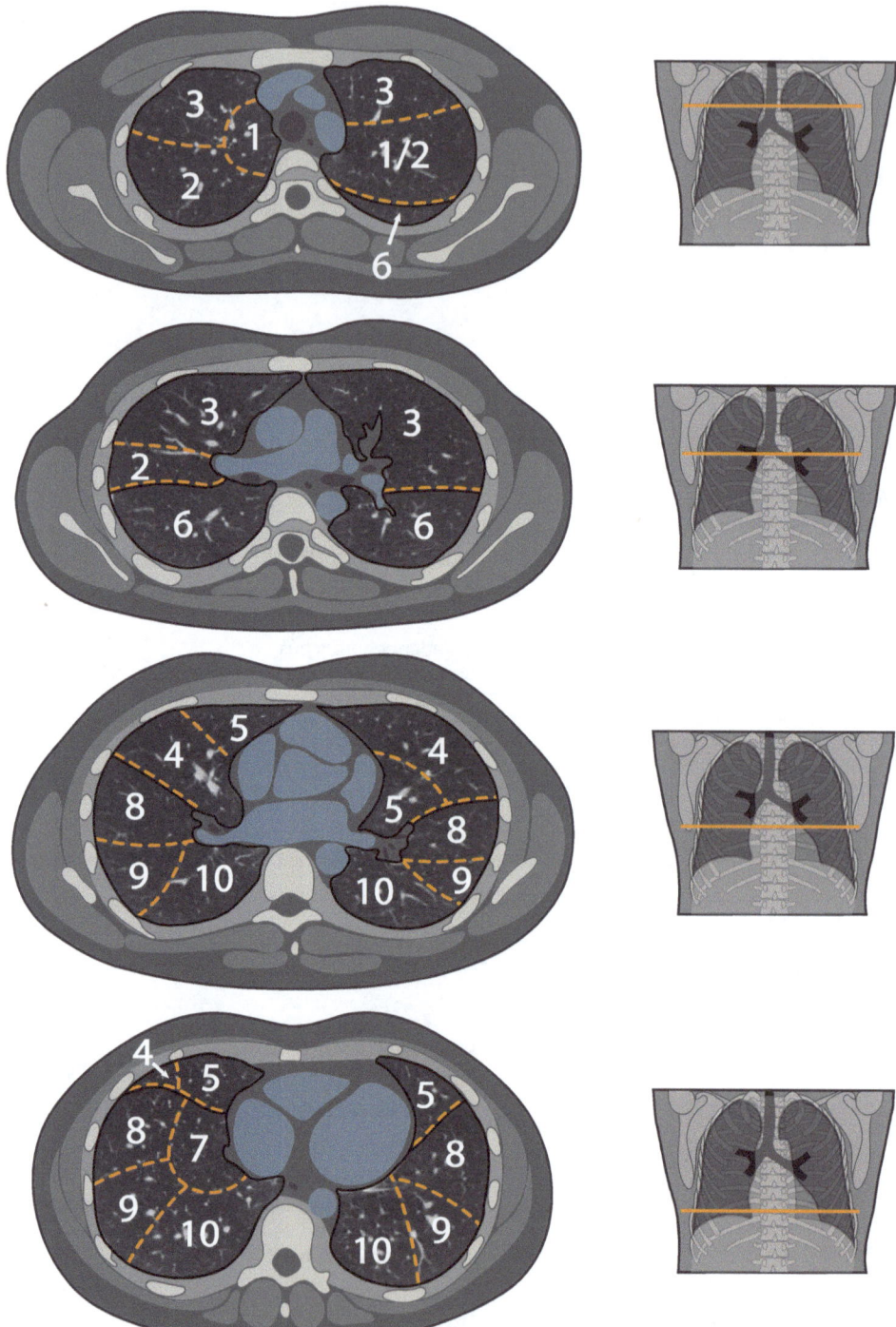

Abb. 3.7 Anatomie der Lungensegmente – Schnittbild

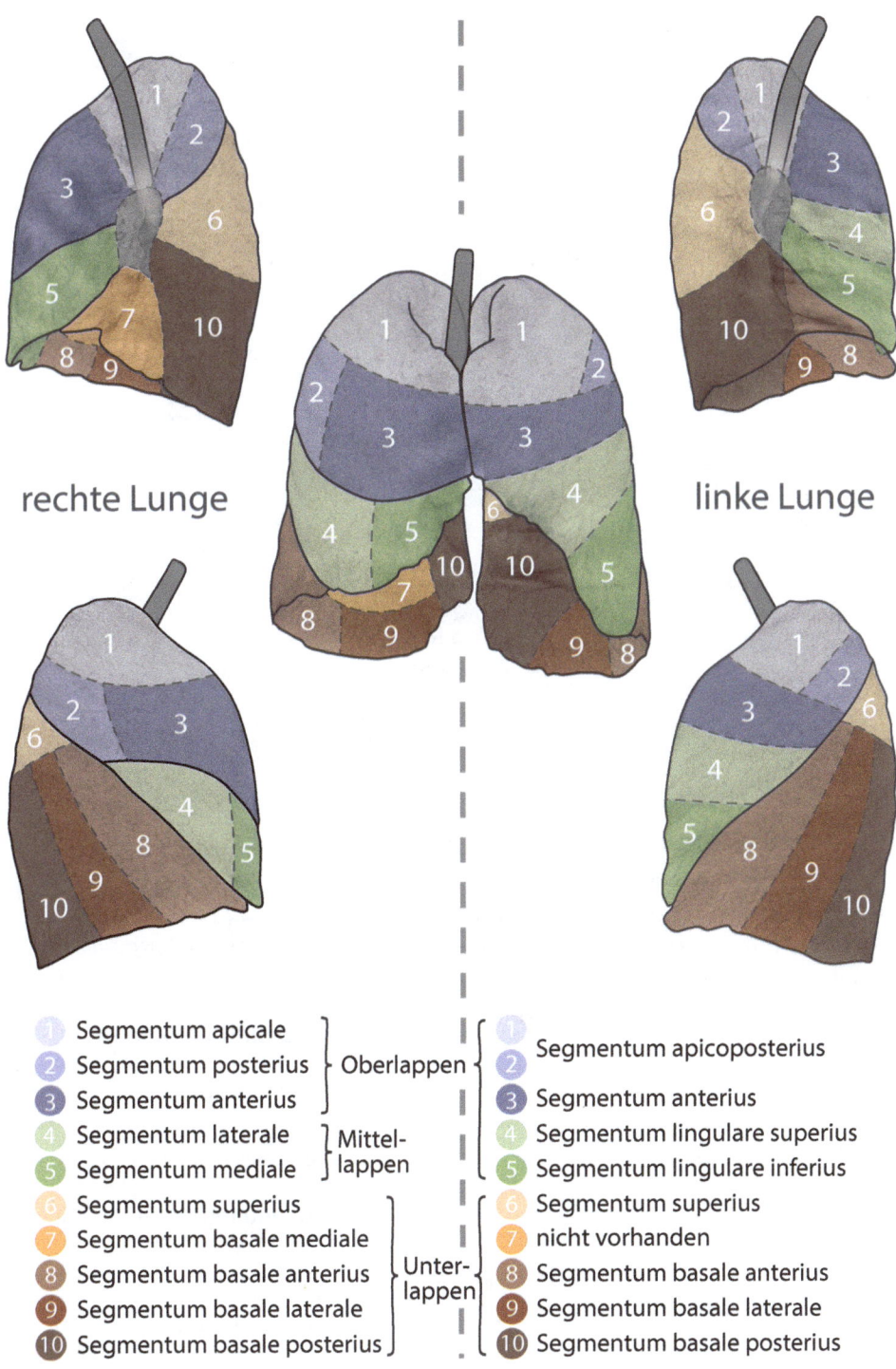

rechte Lunge

linke Lunge

① Segmentum apicale   ⎱
② Segmentum posterius   ⎬ Oberlappen
③ Segmentum anterius   ⎰
④ Segmentum laterale   ⎱ Mittel-
⑤ Segmentum mediale   ⎰ lappen
⑥ Segmentum superius   ⎱
⑦ Segmentum basale mediale   ⎮
⑧ Segmentum basale anterius   ⎬ Unter-
⑨ Segmentum basale laterale   ⎮ lappen
⑩ Segmentum basale posterius ⎰

① Segmentum apicoposterius
② Segmentum anterius
③ Segmentum lingulare superius
⑤ Segmentum lingulare inferius
⑥ Segmentum superius
⑦ nicht vorhanden
⑧ Segmentum basale anterius
⑨ Segmentum basale laterale
⑩ Segmentum basale posterius

Abb. 3.8 Anatomie der Lungensegmente – Oberfläche

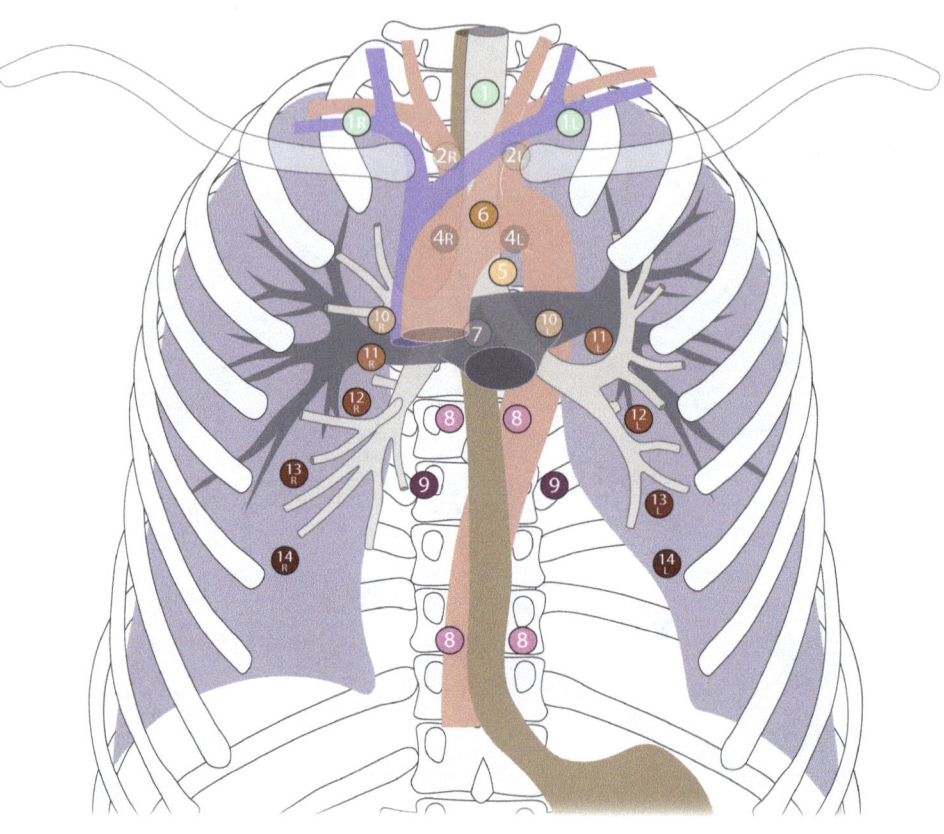

Abb. 3.9 Pulmonale und mediastinale Lymphknotenstationen entsprechend der IASLC-Einteilung, Beschriftungen nach Rusch et al. 2009, El-Sherief et al. 2014

Tab. 3.1 Strategie der Fleischner-Gesellschaft für solide Rundherde, mit freundlicher Genehmigung aus Schaefer-Prokop 2017, Thieme

Typ	Risiko	< 6 mm bzw. < 100 mm³	6–8 mm bzw. 100–250 mm³	> 8 mm bzw. > 250 mm³	Kommentar
solitärer solider Rundherd	niedrig	keine Kontrolle*	CT nach 6–12 Monaten, optional erneut nach 18–24 Monaten	diagnostische CT nach 3 Monaten, PET oder Biopsie***	Rundherde < 6 mm erfordern keine Kontrolle, außer bei Hochrisikopatienten oder bei besonders suspekter Morphologie
solitärer solider Rundherd	hoch	optional CT-Kontrolle nach 1 Jahr	CT nach 6–12 Monaten, dann nach 18–24 Monaten**	diagnostische CT nach 3 Monaten, PET oder Biopsie***	Herde mit *sehr* suspekter Morphologie sollten in kürzeren Intervallen kontrolliert werden (z. B. 6 und 12 Monate statt 6–12 und 18–24 Monate)
multiple solide Rundherde	niedrig	keine Kontrolle	CT nach 3–6 Monaten, dann optional CT nach 18–24 Monaten	CT nach 3–6 Monaten, dann CT nach 18–24 Monaten	Management wird durch den meist suspekten Herd bestimmt, Intervalle sollten an Risiko angepasst werden
multiple solide Rundherde	hoch	optional Kontrolle nach 1 Jahr	CT nach 3–6 Monaten****, dann CT nach 18–24 Monaten**	CT nach 3–6 Monaten, dann CT nach 18–24 Monaten	Follow-up-Intervalle sollten an Risiko und Größe der Herde angepasst werden

*Rundherde bis zu 5,4 mm (gerundet < 6 mm) brauchen nicht mehr kontrolliert zu werden (nur in Ausnahmefällen nach 1 Jahr). **Rundherde von 5,5–8,4 mm werden grundsätzlich zweimal verteilt über 2 Jahre kontrolliert, die 1. Kontrolle kann nach 6–12 Monaten erfolgen; sollte die 1. Kontrolle kein Wachstum zeigen, die Morphologie aber sehr suspekt sein, sollte das Intervall der 2. Kontrolle etwas verkürzt werden (< 12 Monate). ***Weiterführende Diagnostik in Herden > 8,5 mm mittels diagnostischer CT, PET-CT oder Biopsie sollte je nach Morphologie sofort oder nach kurzfristigem Intervall erfolgen. ****Bei multiplen soliden Herden folgt die 1. Kontrolle früher (z. B. nach 3 Monaten), um Metastasen auszuschließen bzw. nachzuweisen

zesse manifestierten. Sie werden nach der 2013 zuletzt revidierten Klassifikation der American Thoracic Society und der European Respiratory Society in vier Subgruppen mit jeweils zwei (insgesamt acht) diagnostische Entitäten eingeteilt (Abb. 3.10, Travis et al. 2013, Sverzellati et al. 2015). Die Wahrscheinlichkeit für das Vorliegen eines UIP-Musters als charakteristisches Muster einer idiopatischen pulmonalen Fibrose (IPF) kann in vier Kategorien eingeteilt werden und eine Biopsie als weiterführende Diagnostik erforderlich machen (Tab. 3.3, Vogel und Heußel 2021).

Tab. 3.2 Strategie der Fleischner-Gesellschaft für subsolide Rundherde, mit freundlicher Genehmigung aus Schaefer-Prokop 2017, Thieme

Typ	< 6 mm bzw. < 100mm³	> 6 mm bzw. > 100mm³	Kommentar
solitärer Milchglasherd	keine Routinekontrolle*	CT nach 6–12 Monaten, für persistierende Herde 2 weitere CT-Kontrollen nach jeweils 2 Jahren**	• Rundherde < 6 mm – wenn suspekt – sollten nach 2 und 4 Jahren kontrolliert werden* • bei Wachstum und neuer solider Komponente, erwäge kurzfristige Kontrolle oder Resektion***
solitärer partiell solider Rundherd (mit solider Komponente)	keine Routinekontrolle*	CT nach 3–6 Monaten, für persistierende Herde mit solider Komponente < 5 mm weitere jährliche Kontrollen über weitere 4 Jahre**	• persistierende partiell solide Herde mit solider Komponente > 5 mm sind sehr suspekt und erfordern ein weiteres invasives Management*** • in subsoliden Herden < 6 mm ist keine zuverlässige Unterteilung zwischen partiell solide und nicht solide möglich
multiple subsolide Rundherde	CT nach 3–6 Monaten, wenn persistierend, dann Kontrolle nach 2 und 4 Jahren	CT nach 3–6 Monaten, wenn persistierend, dann bestimmt der am meisten suspekte Herd das weitere Vorgehen****, in jedem Fall weitere Kontrollen nach 2 und 4 Jahren**	multiple Milchglasherde < 6 mm sind gewöhnlich benigne, eine langfristige Kontrolle nach 2 und 4 Jahren kann erwogen werden*

*Rundherde bis zu 5,4 mm (gerundet < 6 mm) brauchen nicht mehr kontrolliert zu werden, in Ausnahmefällen kann eine Kontrolle nach 2 und 4 Jahren erwogen werden. **Rundherde > 5,5 mm werden über ca. 5 Jahre kontrolliert, wobei partiell solide Herde jährlich und nicht solide Herde 2-jährlich kontrolliert werden sollten. ***Zunahme des Durchmessers, neue und/oder wachsende solide Komponente oder Zunahme der Dichte des Rundherdes sind Kriterien, die an eine Malignität denken lassen sollten; ein negativer PET-Befund schließt eine Malignität nicht aus; je größer die solide Komponente, umso wahrscheinlicher ist ein pathologisches FDG-Uptake. ****Bei multiplen subsoliden Rundherden bestimmt der „dominierende" Herd mit dem höchsten Malignitätsrisiko das weitere Management

3.3.6   Lungenemphysem

Das Lungenemphysem wird durch eine pathologische Erweiterung der Luftwege distal der Bronchioli terminales hervorgerufen, die zu einer irreversiblen Schädigung der Architektur des Lungenparenchyms führt. Es lässt sich in drei Typen unterteilen, die sich insbesondere im Hinblick auf Genese und Verteilungsmuster unterscheiden

IPF – idiopathische pulmonale Fibrose

Verteilung:
◊ peripher
◊ subpleural
◊ basal

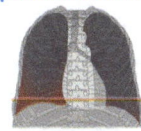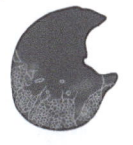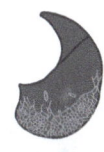

CT: UIP-Muster mit
◊ retikulären Verdichtungen
◊ Honigwaben
◊ Traktionsbronchi(-ol)ektasen
◊ Architekturstörungen
◊ fokalen Milchglastrübungen

INSIP – idiopathische nicht spezifische interstitielle Pneumonie

Verteilung:
◊ peripher
◊ basal
◊ symmetrisch

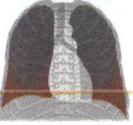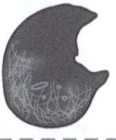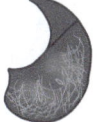

CT: NSIP-Muster mit
◊ Milchglastrübungen
◊ irregulären Linien
◊ Traktionsbronchiektasen
◊ Konsolidierungen

chronisch fibrosierende IIPs

DIP – desquamative interstitielle Pneumonie

Verteilung:
◊ untere Zone
◊ meistens
  periphere
  Prädominanz

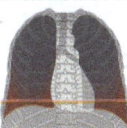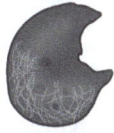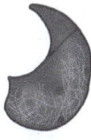

CT:
◊ Milchglastrübungen
◊ retikuläre Linien
◊ Zysten

RB-ILD – respiratorische bronchiolitisassoziierte interstitielle Lungenerkrankung

Verteilung:
◊ oft prädominant
  in oberen Lungen-
  anteilen
◊ zentrilobulär

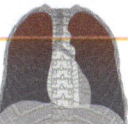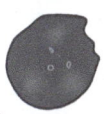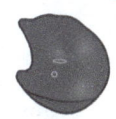

CT:
◊ wandverdickte Bronchien
◊ zentrilobuläre Noduli
◊ fleckige Milchglastrübungen

raucherassoziierte IIPs

COP – kryptogene organisierende Pneumonie

Verteilung:
◊ subpleural oder
  peribronchial

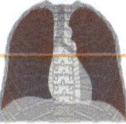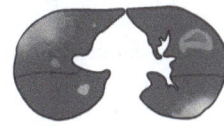

CT:
◊ fleckige Konsolidierungen oder
  Noduli
◊ perilobuläres Muster
◊ „reverse halo-sign"

AIP – akute interstitielle Pneumonie

Verteilung:
◊ diffus oder fleckig

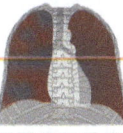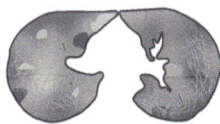

CT: diffuser Alveolarschaden mit
◊ Konsolidierungen und
  Milchglastrübungen (oft mit
  lobulären Aussparungen)
◊ später Traktionsbronchiektasen

akute oder subakute IIPs

ILIP – idiopathische lymphoide interstitielle Pneumonie

Verteilung:
◊ häufiger
◊ prädominant in
  unteren Lungen-
  anteilen

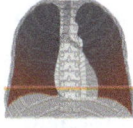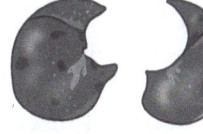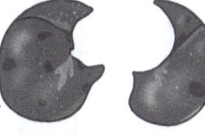

CT:
◊ zentrilobuläre Noduli
◊ Milchglastrübungen
◊ septale und bronchovaskuläre
  Verdickungen
◊ dünnwandige Zysten

IPPFE – idiopathische pleuroparenchymale Fibroelastose

Verteilung:
◊ peripher
◊ prädominant in
  oberen Lungen-
  anteilen

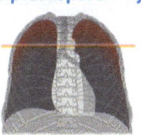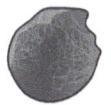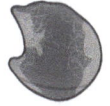

CT:
◊ pleurale Verdickungen und
  subpleurale fibrotische
  Veränderungen

seltene IIPs

Abb. 3.10 Einteilung der idiopathischen interstitiellen Pneumonien (IIP) in Untergruppen nach der American Thoracic Society und der European Respiratory Society, Beschriftungen nach Sverzellati et al. 2015. Die gezeigten Abbildungen sind als schematische Beispiele anzusehen, die genannten Entitäten können sich sehr unterschiedlich und von den gezeigten Bildbeispielen abweichend manifestieren. UIP = usual interstitial pneumonia

Tab. 3.3 Neue und alte Kriterien für die Diagnose eines UIP-Musters in der HRCT, mit freundlicher Genehmigung aus Vogel und Heußel 2021, Thieme

neue Kategorien seit 2018	alte Kategorien 2011–2018	Kriterien	Konsequenz bei klinisch typischem Bild für IPF
typisches UIP-Muster **Kategorie 1**	typisches UIP-Muster	• subpleurale und basale Betonung, oft heterogene Verteilung • Honigwabenmuster mit oder ohne periphere Traktionsbronchiektasen oder Bronchiolektasen	keine Biopsie
wahrscheinliches UIP-Muster **Kategorie 2**	mögliches UIP-Muster	• subpleurale und basale Betonung, oft heterogene Verteilung • periphere Traktionsbronchiektasen oder Bronchiolektasen	keine Biopsie
nicht richtungsweisendes oder unbestimmtes Muster **Kategorie 3**	unvereinbar mit UIP-Muster	• Verteilung variabel oder diffus • eindeutige Hinweise auf Fibrose • Hinweise auf ein Nicht-UIP-Muster sind diskret	Biopsie bei klinisch fehlendem richtungsweisendem Befund
Hinweise auf andere Diagnosen **Kategorie 4**		z. B. Aussparung der subpleuralen Peripherie, deutliches Mosaikmuster, erhebliche milchglasartige Dichteanhebungen, reichlich Mikronoduli etc.	Biopsie bei klinisch fehlendem richtungsweisendem Befund

UIP = usual interstitial pneumonia, IPF = idiopathische Lungenfibrose

(Abb. 3.11). Ein bullöses Emphysem wird nicht als eigene Entität aufgeführt und bezeichnet eine Lungendestruktion mit größeren Bullae, die meistens auf dem Boden eines paraseptalen oder panlobulären Emphysems entsteht (Wormanns und Hamer 2015). Im thorakalen Röntgen kommt es zu den typischen Zeichen der Überblähung (Verbreiterung des Retrosternalraumes und des sagittalen Thoraxdurchmessers, Zwerchfelltiefstand, horizontal verlaufende Rippen, verbreiterte Interkostalräume, Fassthorax) sowie zu peripherer Gefäßrarefizierung mit Kalibersprüngen und hypertransparentem Lungenparenchym.

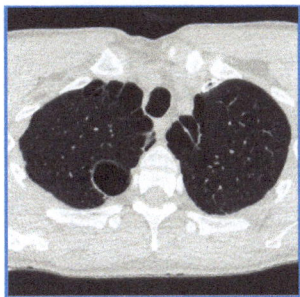 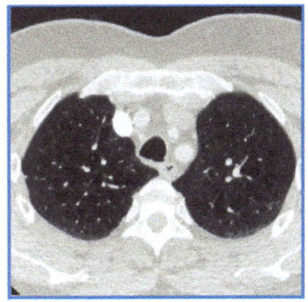 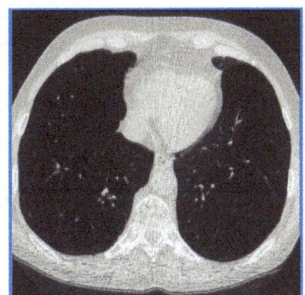

paraseptales Emphysem

◊ eigenständig oder in Kombination mit zentrilobulärem oder panlobulärem Emphysem
◊ subpleurale Lokalisation
◊ kann Spontanpneumothorax verursachen

zentrilobuläres Emphysem

◊ betrifft vorwiegend zentrale Azinusanteile in der Nähe der zentrilobulären Strukturen
◊ Aufweitung der respiratorischen Bronchioli und angrenzender Alveolarräume
◊ betont apikal (Oberlappen)
◊ häufigste Emphysemform bei Nikotinabusus bzw. COPD
◊ bei Progredienz Übergang in „konfluierendes Emphysem", dann weiter in „fortgeschrittenes destruierendes Emphysem"

panlobuläres Emphysem

◊ alle Anteile des Lobulus bzw. Azinus etwa gleichmäßig betroffen
◊ betont in den Unterlappen
◊ nur bei α1-Antitrypsinmangel (Bezeichnung nicht verwenden für Endzustand eines zentrilobulären Emphysems)

Abb. 3.11 Typen des Lungenemphysems, Beschriftungen nach Wormanns und Hamer 2015

3.3.7 Atelektase

Eine Atelektase bezeichnet einen nicht belüfteten Lungenabschnitts oder einen nicht belüfteten Lungenflügel. Je nach Ursache lassen sich Atelektasen weiter unterteilen in z. B. Resorptions-, Kompressions-, und Entspannungsatelektasen. Atelektasen üben aufgrund ihrer Volumenminderung eine Zugwirkung auf das umliegende Gewebe aus. In der thorakalen Röntgenaufnahme können hierdurch neben allgemeinen Zeichen wie ipsilateralem Zwerchfellhochstand, Mediastinalverlagerung nach ipsilateral und kompensatorischer Überblähung der angrenzenden Lungenanteile auch das atelektatische Lungengewebe selbst und die sekundäre Verschiebung der Fissuren abgegrenzt werden (Abb. 3.12).

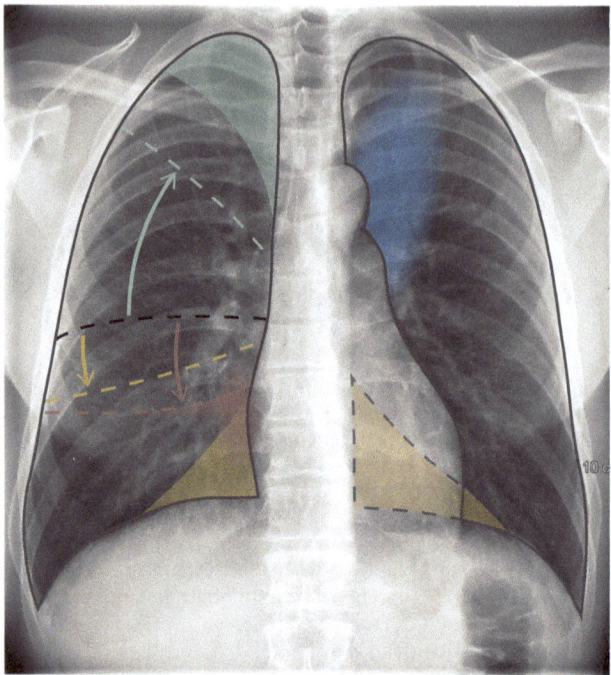

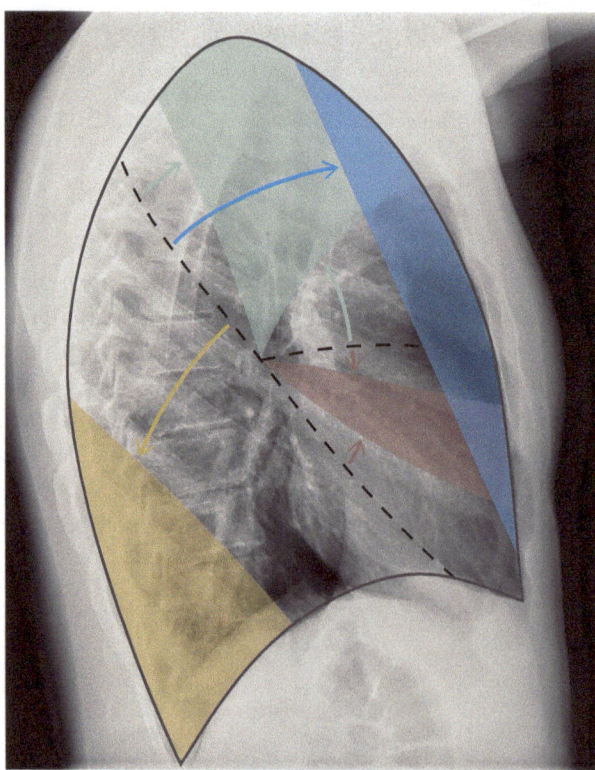

 Allgemein

◊ ipsilateral:
  Zwerchfellhochstand
  und ggf. Mediastinalshift
◊ Hypertransparenz der
  angrenzenden Lappen

 Rechter
Oberlappen

◊ Fissura horizontalis
  kranialisiert
◊ ggf. geringe Deviation
  der Trachea nach rechts

 Linker
Oberlappen

◊ unscharf berandet in a.p.
◊ ggf. geringe Deviation
  der Trachea nach links

 Mittellappen

◊ Fissura horizontalis
  kaudalisiert
◊ unscharf berandet in a.p.
  (z.T. mit horizontalem
  Streifenschatten)
◊ unscharfe rechte
  Herzkontur

 Unterlappen
(beidseits)

◊ rechts: Fissura
  horizontalis kaudalisiert
◊ rechts: scharfe rechte
  Herzkontur
◊ links: mediales
  Zwerchfell unscharf

Abb. 3.12 Atelektasen im Röntgen

3.4   Mediastinum

3.4.1   Mediastinale Kompartimente

Die Einteilung des Mediastinums in Kompartimente wird in der Literatur nicht ein-
heitlich gehandhabt. Die Klassifikation der International Thymic Malignancy Interest
Group (ITMIG) ist ein interdisziplinärer Versuch, die bis dahin bestehenden Modelle
zu vereinen. Sie unterteilt das Mediastinum (in der Computertomografie) in drei Kompartimente mit entsprechender Zuordnung der darin enthaltenen anatomischen Struk-

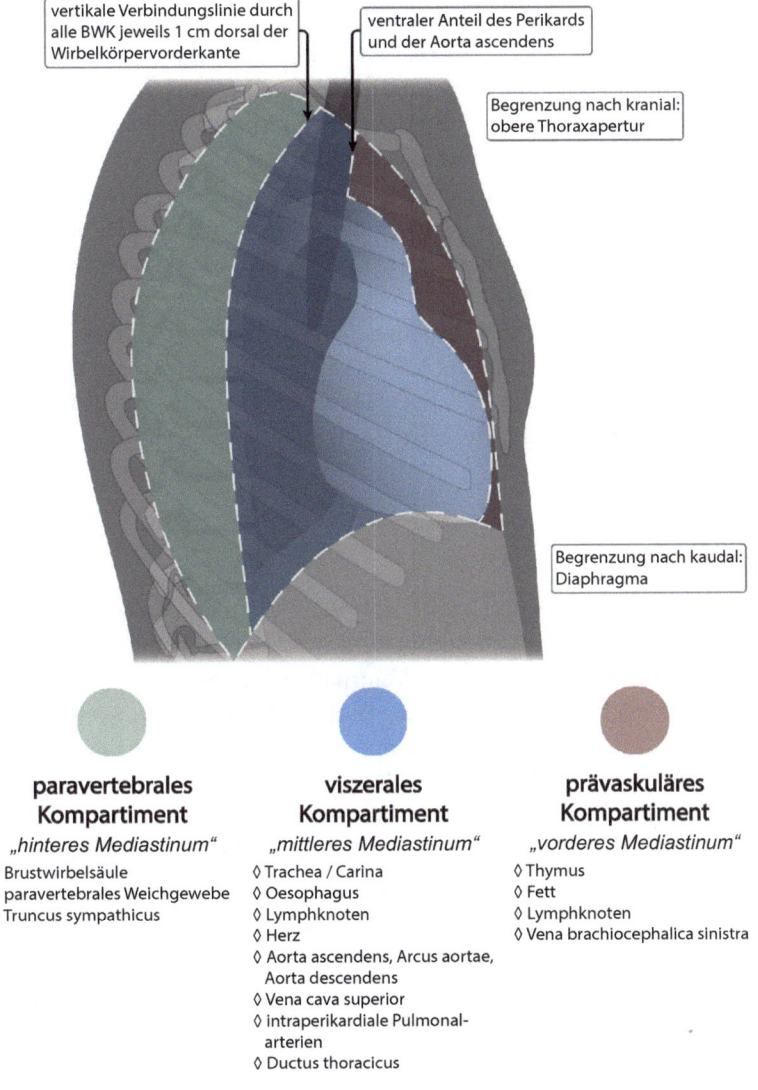

Abb. 3.13 ITMIG-Klassifikation der mediastinalen Kompartimente, Beschriftungen nach Carter
et al. 2017

turen (Abb. 3.13, Carter et al. 2017). Daneben existieren auch 4-Kompartiment-Modelle mit einem zusätzlichen superioren Kompartiment. Ein Beispiel hierfür ist die JART-Klassifikation, bei der die Grenze zwischen oberem und unterem Mediastinum auf Höhe der Überkreuzung der Trachea und dem Unterrand der V. brachiocephalica sinistra verläuft (Fujimoto et al. 2014).

3.5   Herz

3.5.1   Herzklappen / -grenzen und Klappenvitien

Die Grenzen des Herzschattens sind im Thorax-Röntgen in der Regel gut zu erkennen. Die Kenntnis der sie verursachenden Herzanteile ist für die Diagnostik von hohem Wert (Abb. 3.14). Herzklappen sind beim gesunden Herzen in der Regel nicht abgrenzbar, können aber bei Verkalkungen oder nach Einbringen von Klappenprothesen anhand ihrer Projektion meistens richtig zugeordnet werden (Abb. 3.14).

Pathologien der Herzklappen treten insbesondere mit zunehmendem Alter häufig auf und verursachen in geringer Ausprägung in der Regel keinerlei klinische Symptomatik. Mit zunehmendem Schweregrad können sich jedoch kardiale Funktionsstörungen bis hin zu einer ausgeprägten Herzinsuffizienz entwickeln, was mit Veränderungen der Herzmorphologie einhergeht. Diese ist im konventionellen Röntgen als charakteristische Konfiguration der Herzsilhouette zu erkennen (Abb. 3.15 und 3.16). Neben den isolierten valvulären Pathologien sind kombinierte Klappenvitien häufig anzutreffen. Außerdem sind andere Ursachen für die veränderte Herzform in Betracht zu ziehen.

3.5.2   Herzschrittmacher

Mithilfe von Herzschrittmachern lässt sich die Herzaktion bzw. der Herzrhythmus überwachen und bei Bedarf durch Stimulation anpassen. Neben herkömmlichen Systemen im rechten Vorhof bzw. im rechten Ventrikel existieren auch solche, die durch Stimulation oder Defibrillation einen pathologischen Herzrhythmus konvertieren können (implantierbare Cardioverter-Defibrillatoren = ICD). Außerdem ist durch eine zusätzliche, über den Sinus coronarius bis zum linken Ventrikel vorgeführte Sonde eine Synchronisation der Herzkontraktion zwischen rechtem und linkem Ventrikel möglich (kardiale Resynchronisationstherapie = CRT) (Abb. 3.17). Das Schrittmacheraggregat wird in der Regel präpektoral platziert und die Elektroden über die V. subclavia oder V. brachiocephalica zum Herzen geleitet. Die Elektroden dienen dabei sowohl der Detektion der myokardialen Erregung als auch der Abgabe von elektrischen Impulsen an das Myokard.

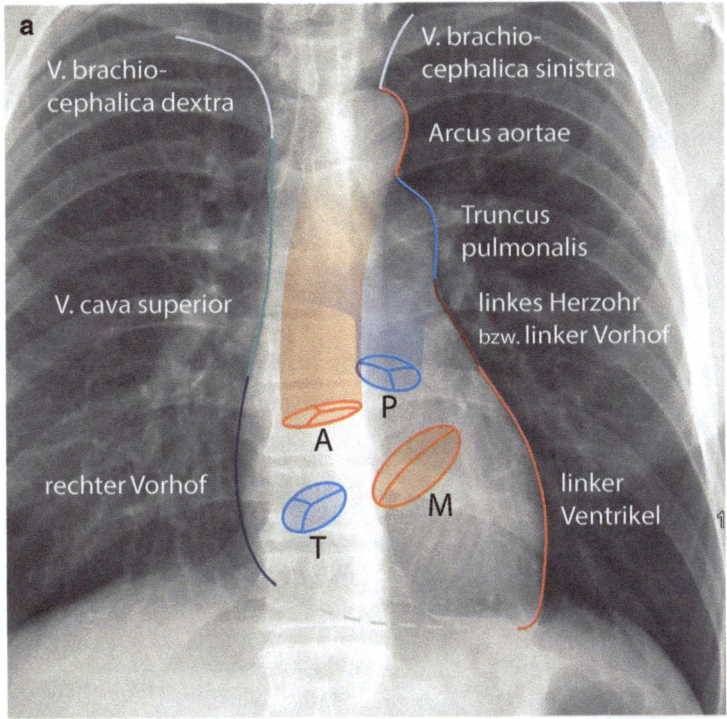

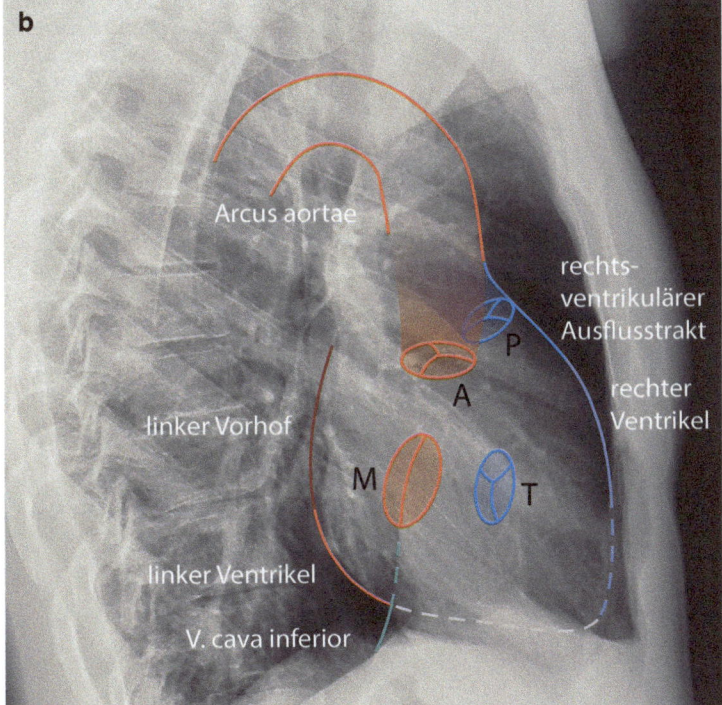

Abb. 3.14 Herzklappen und -grenzen im p.a.-Strahlengang (a) sowie im lateralen Strahlengang (b). A = Aortenklappe, P = Pulmonalklappe, T = Trikuspidalklappe, M = Mitralklappe

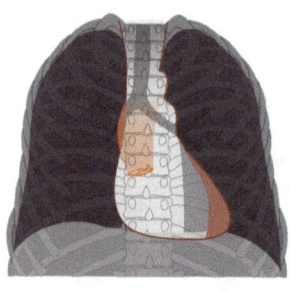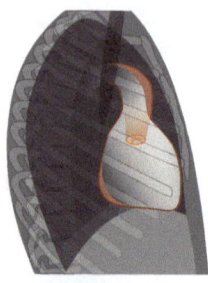

Aortenklappenstenose

◊ früh allenfalls leicht entrundete Herzspitze
◊ später bei fortschreitender linksventrikulärer
  Hypertrophie (Druckbelastung) linksseitige
  Verbreiterung des Herzschattens
◊ poststenotische Dilatation der Aorta
  ascendens (prominenter Aortenbogen)
◊ oft Klappenverkalkungen
◊ ggf. sekundäre Mitraklplappeninsuffizienz

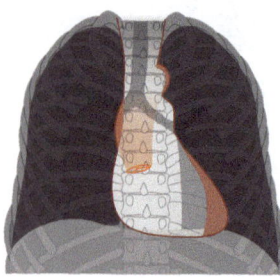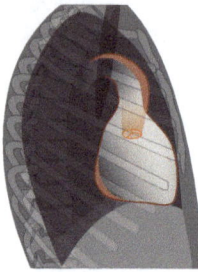

Aortenklappeninsuffizienz

◊ linksventrikuläre Dilatation (Volumenbelas-
  tung) mit linksseitig verbreitertem Herzschat-
  ten und verkleinertem Retrokardialraum
◊ Dilatation der Aorta ascendens (Volumenbe-
  lastung)
◊ Klappenverkalkungen möglich
◊ ggf. sekundäre Mitraklplappeninsuffizienz

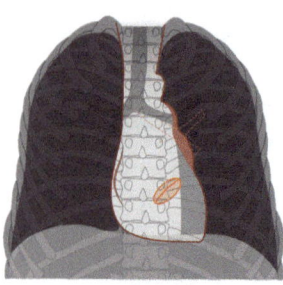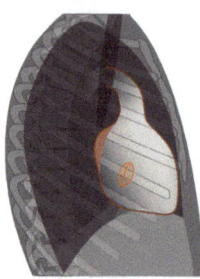

Mitralklappenstenose

◊ Vergrößerung des linken Vorhofs
  (Doppelkontur des rechten Herzrandes oder
  sogar randbildend), Anhebung des linken
  Hauptbronchus und vergrößerter Karinawinkel
◊ aufgeweitete Pulmonalvenen (und -arterien)
◊ später Vergrößerung des rechten Ventrikels
◊ bei isolierter Mitralklappenstenose linker
  Ventrikel unauffällig
◊ Klappenverkalkungen möglich

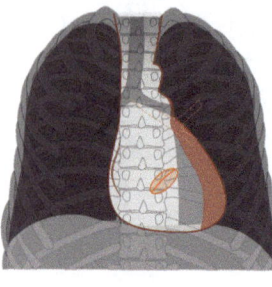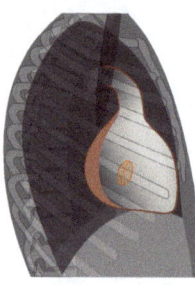

Mitralklappeninsuffizienz

◊ Vergrößerung des linken Vorhofs (Doppelkontur des rechten Herzrandes oder sogar rechtsseitig randbildend), Anhebung des linken
  Hauptbronchus und vergrößerter Karinawinkel
◊ Vergrößerung des linken Ventrikels mit
  abgerundeter Herzspitze
◊ Verkleinerung des Retrokardialraumes
◊ ggf. aufgeweitete Pulmonalgefäße
◊ später Vergrößerung des rechten Ventrikels
◊ Klappenverkalkungen möglich

Abb. 3.15 Linksseitige Klappenvitien (Aorten- und Mitralklappe) – Veränderungen der mediastinalen bzw. kardialen Konturen im Röntgen-Thorax

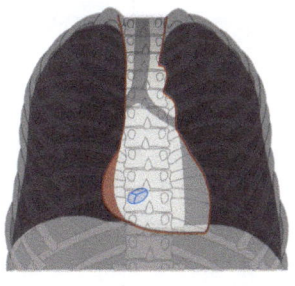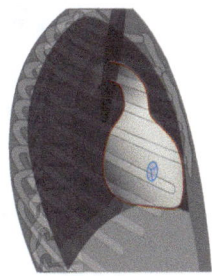

Trikuspidalklappenstenose

◊ vergrößerter rechter Vorhof mit Vorwölbung der rechten Herzkontur
◊ Aufweitung der V. cava und der V. azygos
◊ oft in Kombination mit Mitral- oder Aorten- klappenvitien

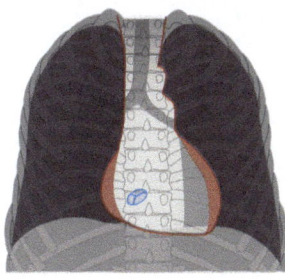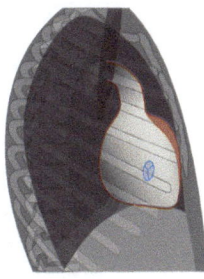

Trikuspidalklappeninsuffizienz

◊ vergrößerter rechter Ventrikel mit verkleiner- tem Retrosternalraum, bei ausgeprägter Vergrößerung wird der rechte Ventrikel linksseitig randbildend
◊ vergrößerter rechter Vorhof mit Vorwölbung der rechten Herzkontur
◊ Aufweitung der V. cava und der V. azygos

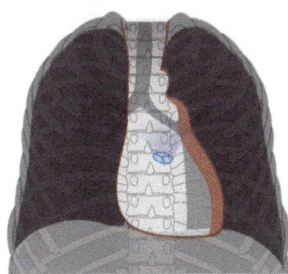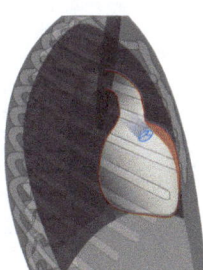

Pulmonalklappenstenose

◊ poststenotische Dilatation des Truncus pulmonalis und ggf. der linken Pulmonalarterie
◊ vergrößerter rechter Ventrikel mit verkleiner- tem Retrosternalraum, bei ausgeprägter Vergrößerung wird der rechte Ventrikel linksseitig randbildend

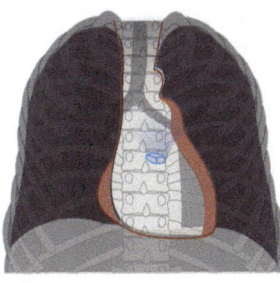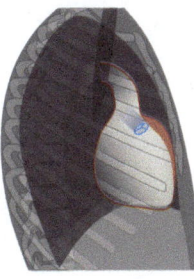

Pulmonalklappeninsuffizienz

◊ Dilatation des Truncus pulmonalis und der Pulmonalarterien (oft relative Klappeninsuffi- zienz bei pulmonaler Hypertonie)
◊ vergrößerter rechter Ventrikel mit verkleiner- tem Retrosternalraum, bei ausgeprägter Vergrößerung wird der rechte Ventrikel linksseitig randbildend
◊ vergrößerter rechter Vorhof mit Vorwölbung der rechten Herzkontur
◊ Aufweitung der V. cava und der V. azygos

Abb. 3.16 Rechtsseitige Klappenvitien (Trikuspidal- und Pulmonalklappe) – Veränderungen der mediastinalen bzw. kardialen Konturen im Röntgen-Thorax

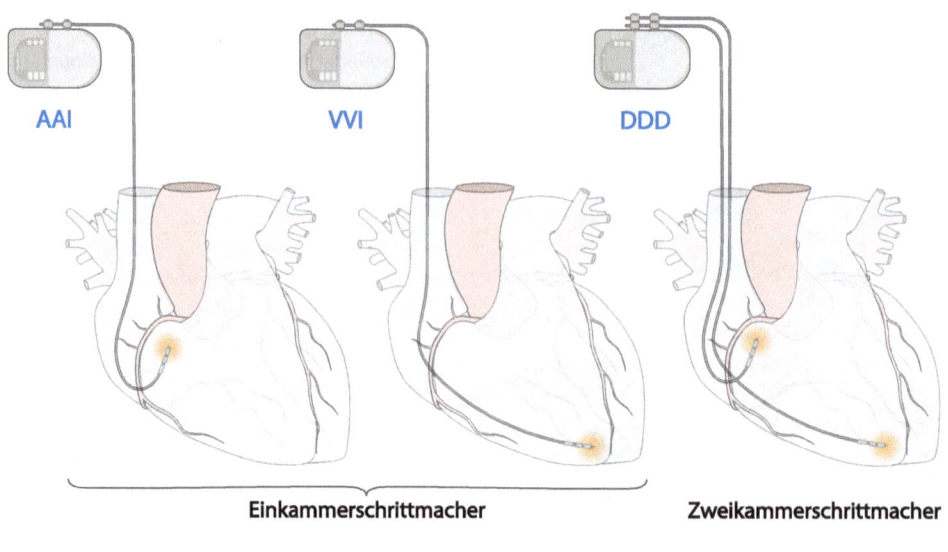

Einkammerschrittmacher

Zweikammerschrittmacher

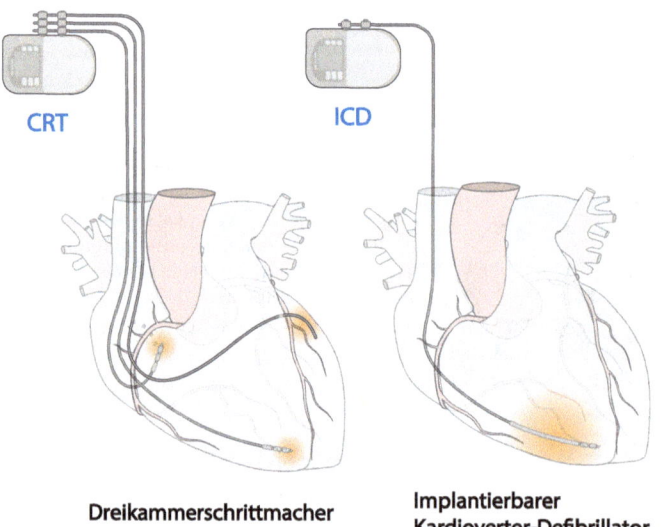

Dreikammerschrittmacher

Implantierbarer
Kardioverter-Defibrillator

Abb. 3.17 Gängige Typen von Herzschrittmachern bzw. ICD-Systemen

Herzschrittmacher können zum einen anhand der Elektrodenanzahl unterschieden werden, zum anderen anhand eines Buchstabencodes, der die Funktion des Schrittmachers wiedergibt (Abb. 3.17). Dabei beschreibt

- der 1. Buchstabe den Ort der Stimulation (A = Atrium; V = Ventrikel; D = Dual: Vorhof und Ventrikel),
- der 2. Buchstabe den Ort der Signaldetektion (A = Atrium; V = Ventrikel; D = Dual: Vorhof und Ventrikel),

- der 3. Buchstabe die Art der Reaktion auf die gemessene Herzaktivität (I = Inhibierung: keine Impulsabgabe bei Detektion einer myokardialen Eigenaktivität; T = Triggerung: Impulsabgabe bei Detektion einer myokardialen Eigenaktivität; D = Dual: Inhibierung und Triggerung),
- der Zusatz „R", dass es sich um einen frequenzadaptierten Schrittmacher handelt.

3.5.3   Pulmonalvenen

Die Pulmonalvenen weisen interindividuell eine ausgeprägte anatomische Varianz auf. Vor interventionellen Eingriffen wie einer Katheterablation kann die kardiale Bildgebung wichtige Informationen über die Pulmonalvenenanatomie mit möglichen Normvarianten liefern und so den geplanten Eingriff deutlich vereinfachen (Abb. 3.18).

Abb. 3.18 Anatomie und häufige Varianten der Pulmonalvenen

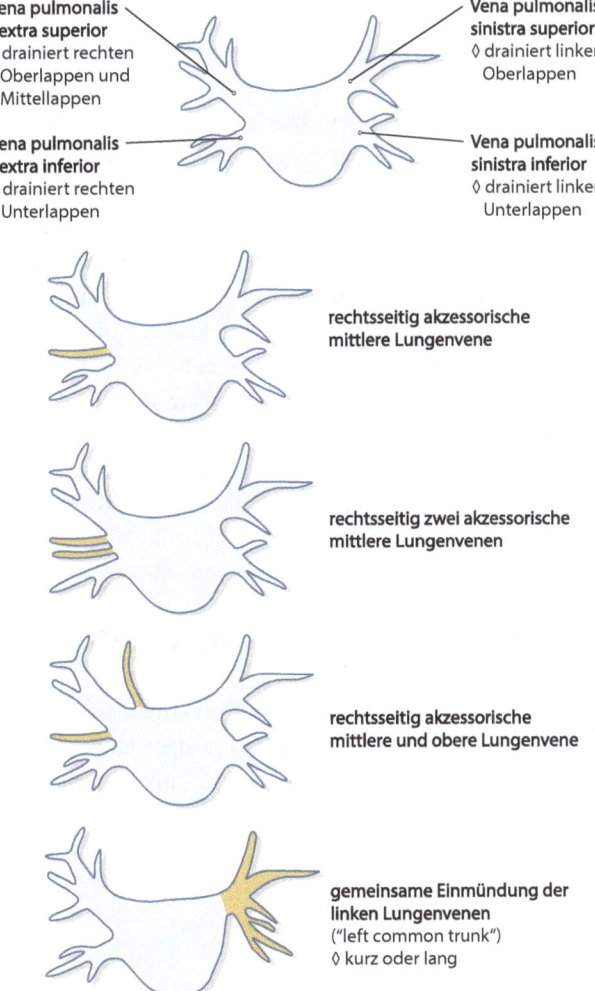

Vena pulmonalis dextra superior
◊ drainiert rechten Oberlappen und Mittellappen

Vena pulmonalis dextra inferior
◊ drainiert rechten Unterlappen

Vena pulmonalis sinistra superior
◊ drainiert linken Oberlappen

Vena pulmonalis sinistra inferior
◊ drainiert linken Unterlappen

rechtsseitig akzessorische mittlere Lungenvene

rechtsseitig zwei akzessorische mittlere Lungenvenen

rechtsseitig akzessorische mittlere und obere Lungenvene

gemeinsame Einmündung der linken Lungenvenen ("left common trunk")
◊ kurz oder lang

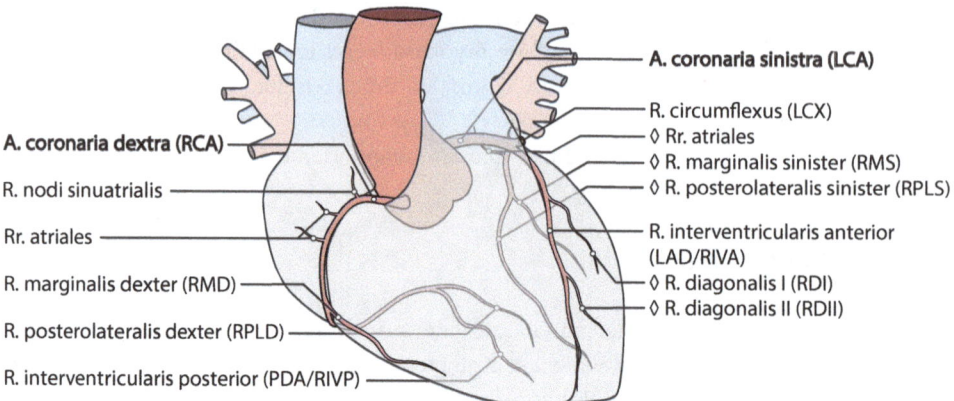

A. coronaria sinistra (LCA)

R. circumflexus (LCX)

◊ Rr. atriales

◊ R. marginalis sinister (RMS)

◊ R. posterolateralis sinister (RPLS)

R. interventricularis anterior
(LAD/RIVA)

◊ R. diagonalis I (RDI)

◊ R. diagonalis II (RDII)

A. coronaria dextra (RCA)

R. nodi sinuatrialis

Rr. atriales

R. marginalis dexter (RMD)

R. posterolateralis dexter (RPLD)

R. interventricularis posterior (PDA/RIVP)

Abb. 3.19 Anatomie der Koronararterien (beim ausgeglichenen Versorgungstyp). Zur besseren Übersicht wurde in der Schemazeichnung auf die Darstellung vieler kleinerer Äste verzichtet

3.5.4   Koronararterien und Koronaranomalien

Die Anatomie der Koronararterien beim Menschen ist sehr variabel. Das betrifft zum einen die myokardialen Versorgungsgebiete der rechten und linken Koronararterie: Neben dem ausgeglichenen Versorgungstyp (Abb. 3.19) existieren Links- und Rechtsversorgungstypen unterschiedlicher Ausprägung, was bei einer koronaren Herzkrankheit (KHK) oder einem akuten Myokardinfarkt eine hohe klinische Relevanz hat. Zum anderen können Ursprung und Verlauf der Koronararterien große interindividuelle Unterschiede aufweisen: Neben Normvarianten ohne klinischen Wert sind hier insbesondere sogenannte maligne Koronaranomalien zu beachten, die belastungsabhängige Symptome bis hin zu lebensbedrohlichen Komplikationen wie dem plötzlichen Herztod hervorrufen können (Abb. 3.20). Hierbei ist vor allem der Verlauf einer Koronararterie zwischen der Aorta ascendens und dem rechtsventrikulären Ausflusstrakt bzw. dem Truncus pulmonalis als problematisch einzustufen, da es hier zu einer Kompression oder Einklemmung der Arterie kommen kann.

3.5.5   Kardio-CT – Kalziumscore und CAD-RADS

Für die Diagnostik der koronaren Herzkrankheit (KHK) hat die Computertomografie inzwischen einen wichtigen Stellenwert, der unter anderem durch die aktuelle Leitlinie der European Society of Cardiology (ESC) unterstrichen wird (Knuuti et al. 2020). Vor der Kontrastmittelapplikation zur Darstellung der Koronararterien wird bei der Abklärung einer KHK ein nativer Scan in *low dose*-Technik zur Bewertung von etwaigen Koronarkal-

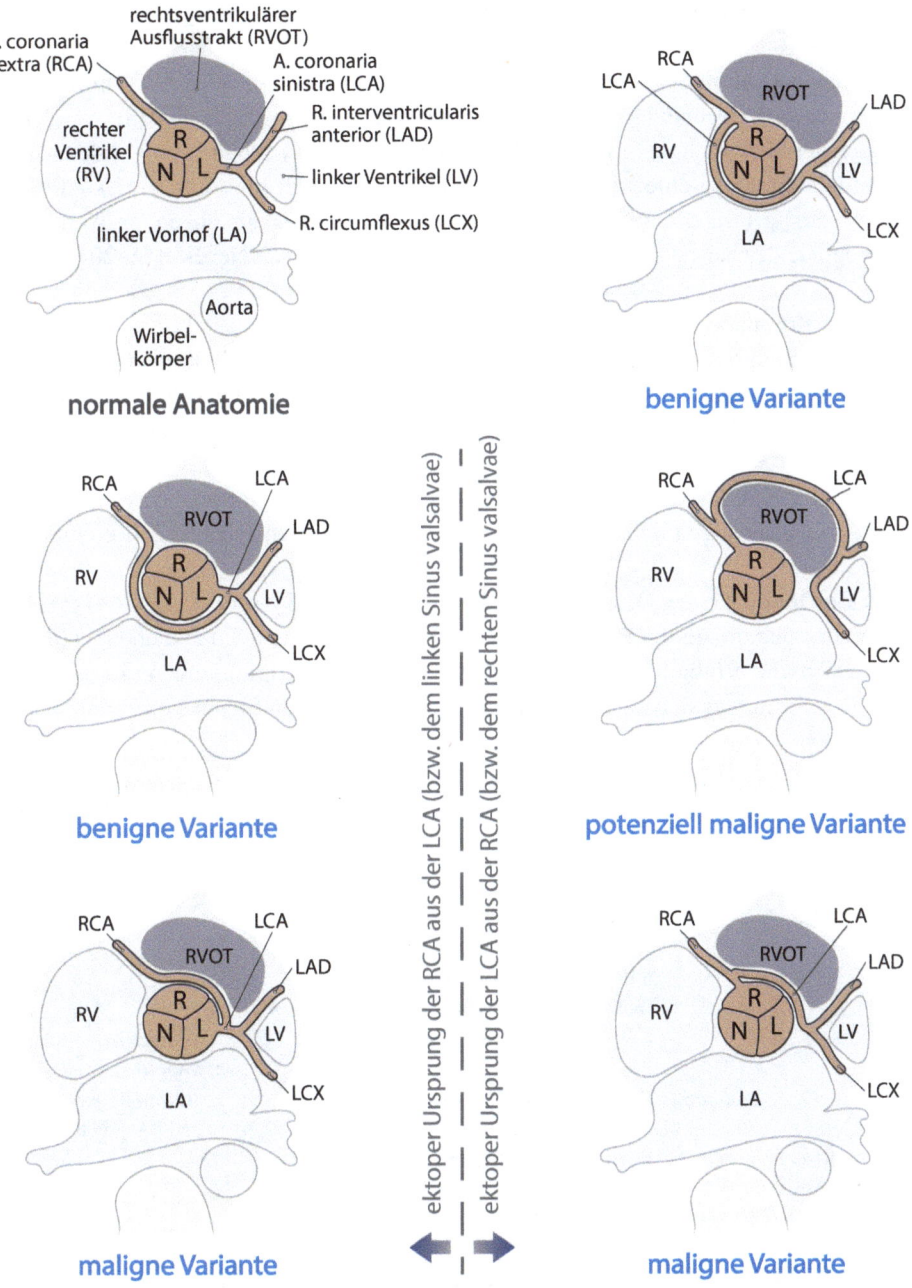

Abb. 3.20 Koronaranomalien (Auswahl), Beschriftungen nach Miller 2006, Heermann et al. 2017

zifikationen durchgeführt. Hierbei wird durch Multiplikation eines gewichteten Dichte-Scores (1: 130–199 HE; 2: 200–299 HE; 3: 300–399 HE; 4: ≥ 400 HE) mit der von Kalzifikationen betroffenen Fläche in jeder Schicht sowie anschließendes Aufsummieren der Agatston-Score berechnet (Agatston et al. 1990). Das Ergebnis kann mithilfe von Perzentilen nach der Multi-Ethnic Study of Atherosclerosis (MESA) anhand von Vergleichsdaten hinsichtlich Alter, Geschlecht und ethnischer Zugehörigkeit eine kardiovaskuläre Risikostratifizierung ermöglichen (McClelland et al. 2006), oder als absoluter Wert in vier Schweregrade der Koronarkalzifikation eingeteilt werden (nach Neves et al. 2017):

- 0: keine Koronarkalzifikation (sehr geringes kardiovaskuläres Risiko)
- 1–100: geringgradige Koronarkalzifikation (geringes kardiovaskuläres Risiko)
- 101–400: mittelgradige Koronarkalzifikation (erhöhtes kardiovaskuläres Risiko)
- > 400: hochgradige Koronarkalzifikation (hohes kardiovaskuläres Risiko)

Bei steigender Kalklast der Koronararterien sinkt die CT-angiografische Aussagekraft. Die Durchführung der eigentlichen Untersuchung sollte in diesen Fällen noch einmal überprüft werden.

Das **Coronary Artery Disease – Reporting And Data System (CAD-RADS)** ist ein System zur standardisierten Befundung von CT-angiografischen Untersuchungen der Koronararterien und ermöglicht die Ableitung von Handlungsempfehlungen (Tab. 3.4, Cury et al. 2016). Er richtet sich nach der am stärksten ausgeprägten Stenose und kann mit Mo-

Tab. 3.4 CAD-RADS-Klassifikation mit Stenosegrad, Interpretation, empfohlenem Prozedere und CAD-RADS-Modifikatoren, mit freundlicher Genehmigung aus Langenbach et al. 2022, Thieme

Score	Stenosegrad	Interpretation	Prozedere
0	0 %	keine KHK	-
1	1–24 %	minimale nicht obstruktive KHK (Koronarsklerose ohne Ischämienachweis)	-
2	25–49 %	milde nicht obstruktive KHK (Koronarsklerose ohne Ischämienachweis)	-
3	50–69 %	KHK, moderate Stenose	funktionelle Abklärung erwägen
4A	70–99 % (1 oder 2 Gefäße)	KHK, schwere Stenose	funktionelle Abklärung oder ICA erwägen
4B	> 50 % (Hauptstamm) 70–99 % (3 Gefäße)	KHK, schwere Stenose	ICA
5	100 %	Vollständige Okklusion	ICA
N	nicht diagnostisch	obstruktive KHK nicht ausgeschlossen	weitere Evaluation notwendig

CAD-RADS-Modifikatoren: N = nicht diagnostisch; S = Stent; G = Graft; V = vulnerable Plaque

KHK = koronare Herzkrankheit, ICA = invasive Koronarangiografie

difikatoren (angehängten Buchstaben) versehen werden. Dabei wird der Buchstabe V für vulnerable Plaques bei Vorliegen von mindestens zwei der folgenden Eigenschaften angefügt (Langenbach et al. 2022):

- positives Remodeling (expansives Wachstum nach außen)
- niedrige Plaquedichte (Areale mit < 30 HE)
- Mikrokalzifikationen (< 3 mm und > 130 HE)
- Servietten-Ring-Zeichen (hypodenser Kern innerhalb hyperdenser Areale)

3.5.6 Herzsegmente

Das linksventrikuläre Myokard lässt sich nach dem Modell der American Heart Association (AHA) anatomisch in insgesamt 17 Segmente unterteilen. Damit wird die korrekte Zuordnung von Pathologien anhand einer einheitlichen Nomenklatur ermöglicht (Abb. 3.21, Cerqueira et al. 2002).

3.5.7 Normwerte in der MRT-Herzbildgebung

In der kardialen MRT-Bildgebung ermöglichen Cine-Sequenzen (SSFP) eine Beurteilung der Herzaktion und der myokardialen Kontraktilität sowie der Klappenfunktion und vieler weiterer diagnostischer Aspekte. Volumina und Myokarddicke lassen sich in diesen Sequenzen mit verschiedenen Verfahren relativ genau bestimmten und der jeweiligen Phase der Herzaktion (Systole oder Diastole) zuordnen. Die Einordnung der gemessenen Werte anhand von Normbereichen liefert wichtige diagnostische Informationen, beispielsweise über das Vorliegen einer hypertrophen oder dilatativen Kardiomyopathie (Abb. 3.22).

3.5.8 Late-Enhancement

In der MRT-Bildgebung des Herzens deutet eine späte myokardiale Kontrastmittelaufnahme (*late enhancement*) mit zum Teil charakteristischem Verteilungsmuster auf eine Schädigung des Myokards im Sinne fibrotischer Veränderungen (z. B. Infarktnarben) oder im Rahmen von Entzündungen, Kardiomyopathien oder Systemerkrankungen hin (Abb. 3.23).

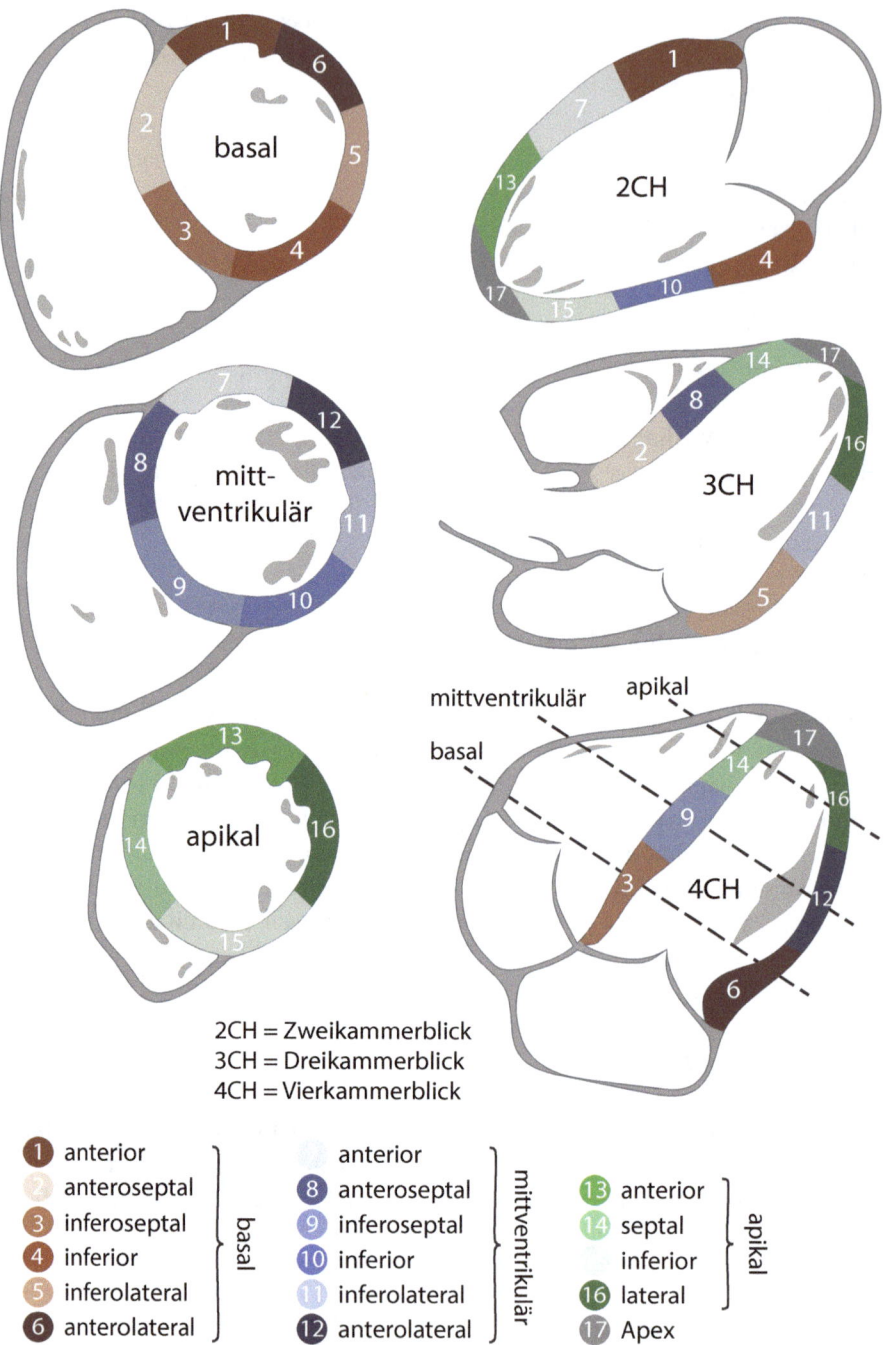

Abb. 3.21 Segmenteinteilung des linken Ventrikels nach dem AHA-Modell, Beschriftungen nach Cerqueira et al. 2002

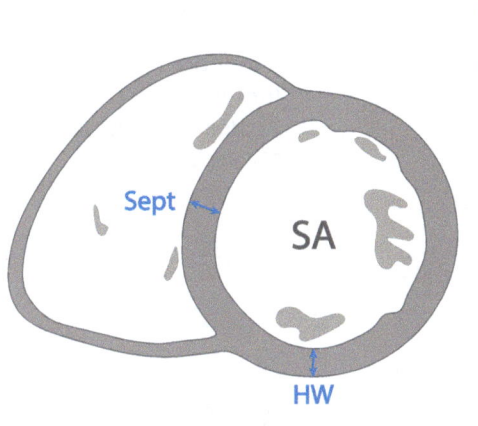
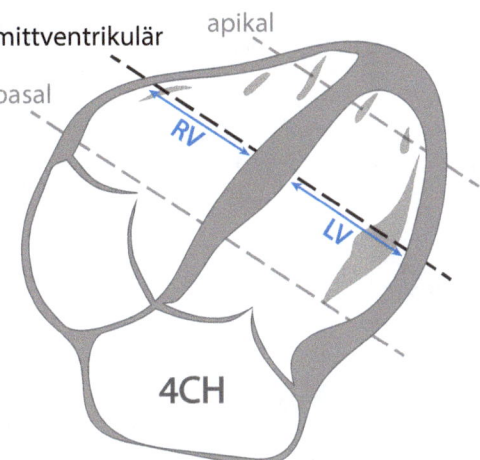

Kurze Achse (SA) - mittventrikulär

◊ Durchmesser Septum (Sept):
- **(w)** Sept$_{dia}$ 6,0 - 10,0   Sept$_{sys}$ 8,1 -13,7
- **(m)** Sept$_{dia}$ 7,5 - 12,3   Sept$_{sys}$ 9,8 - 17,4

◊ Durchmesser Hinterwand (HW):
- **(w)** HW$_{dia}$ 4,4 - 8,0   HW$_{sys}$ 6,2 - 15,0
- **(m)** HW$_{dia}$ 5,9 - 10,7   HW$_{sys}$ 9,1 - 18,7

Vierkammerblick (4CH)

◊ Durchmesser rechter Ventrikel (RV)
- **(w)** RV$_{dia}$ 23,1 - 38,3   RV$_{sys}$ 14,7 - 29,9
- **(m)** RV$_{dia}$ 25,3 - 48,9   RV$_{sys}$ 19,3 - 36,9

◊ Durchmesser linker Ventrikel (LV)
- **(w)** LV$_{dia}$ 38,4 - 52,0   LV$_{sys}$ 23,5 - 37,5
- **(m)** LV$_{dia}$ 42,4 - 60,8   LV$_{sys}$ 26,6 - 41,0

Linker Ventrikel

◊ Myokardmasse:
- **(w)** 66 - 114g   **(m)** 85 - 181g

◊ enddiastolisches Volumen:
- **(w)** 96 - 174ml   **(m)** 102 - 253ml

◊ endsystolisches Volumen:
- **(w)** 27 - 71ml   **(m)** 29 - 93ml

◊ Ejektionsfraktion (EF):
- **(w)** 54 - 74%   **(m)** 55 - 73%

Rechter Ventrikel

◊ enddiastolisches Volumen:
- **(w)** 83 - 178ml   **(m)** 111 - 243ml

◊ endsystolisches Volumen:
- **(w)** 32 - 72ml   **(m)** 47 - 111ml

◊ Ejektionsfraktion (EF):
- **(w)** 50 - 70%   **(m)** 48 - 63%

Abb. 3.22 Normwerte in der kardialen MRT, Normbereiche entsprechen den Mittelwerten ± 2xSD (SD = Standardabweichung). Abmessungen (kurze Achse und Vierkammerblick) aus Hergan et al. 2004; Volumina und Ejektionsfraktion von linkem und rechtem Ventrikel aus Lotz et al. 2009. w = weiblich, m = männlich

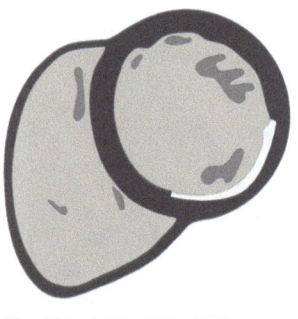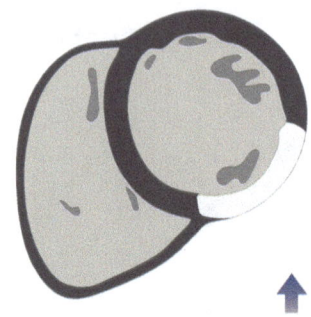

Infarkt
◊ subendokardial
  (unterschiedliche
  Ausdehnung in das
  Myokard, z.B. 50%)
◊ transmural

↑ ischämisch

↓ nicht ischämisch

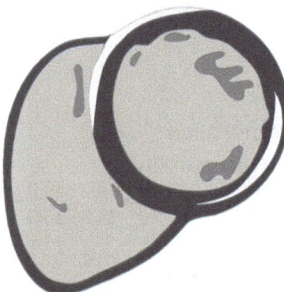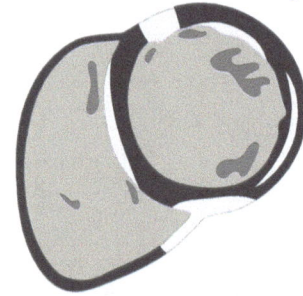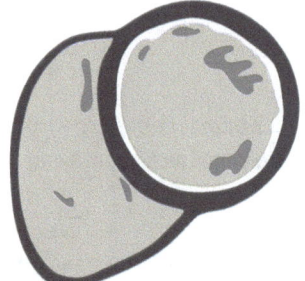

(Peri-) Myokarditis
◊ intramural
◊ subepikardial

Sarkoidose
◊ intramural
◊ subepikardial
◊ subendokardial
◊ transmural
◊ RV-Beteiligung

**Amyolidose /
systemische Sklerose**
◊ zirkulär subendo-
  kardial

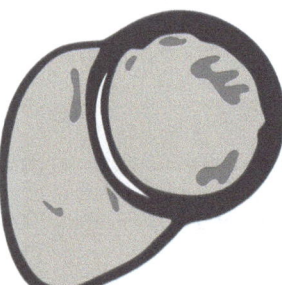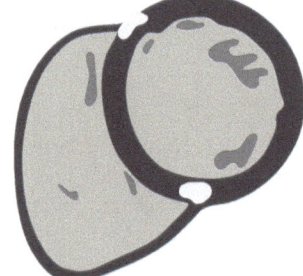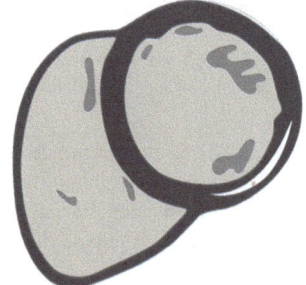

**DCM = Dilatative
Kardiomyopathie**
◊ intramural

**HOCM = hypertroph
obstruktive
Kardiomyopathie
DD RV-Überlastung**
◊ intramural

**Anderson-Fabry /
Chagas**
◊ intramural
◊ subepikardial

Abb. 3.23 Late-Enhancement im Herz-MRT bei verschiedenen Krankheitsbildern

3.6   Aorta

3.6.1   Aortenbogen

Die Anatomie des Aortenbogens (Arcus aortae) mit seinen Abgängen variiert interindividuell zum Teil deutlich, was im Allgemeinen keinen Krankheitswert besitzt. Die Kenntnis dieser Unterschiede ist für neuroradiologische Interventionen und das Einbringen von Aortenprothesen jedoch durchaus relevant. Die Einteilung des Aortenbogens basiert auf dem Abstand zwischen einer horizontalen Linie am Abgang des Truncus brachiocephalicus von einer hierzu parallelen Linie durch den cranialen Rand des Aortenbogens, der dann mit dem Durchmesser der linken A. carotis communis (ACC) ins Verhältnis gesetzt wird (Abb. 3.24).

3.6.2   Aortenaneurysma

Aneurysmen der Aorta werden zum einen in thorakale und abdominelle Aortenaneurysmen eingeteilt, im Thorax darüber hinaus je nach Lokalisation der Aorta ascendens, dem Aortenbogen oder der Aorta descendens zugeordnet. Sie sind oft teilweise thrombosiert und sollten ab einer gewissen Größe verlaufskontrolliert bzw. einer offen chirurgischen oder endovaskulären Therapie zugeführt werden (Abb. 3.25).

3.6.3   Aortendissektion

Die Aortendissektion bezeichnet das Eindringen von Blut in die Wandschichten der Aorta. Als Eintrittspforte dient hierbei eine Schädigung Tunica intima, beispielsweise durch einen Riss oder ein penetrierendes Aortenulkus (PAU). Anhand der Lokalisation dieser

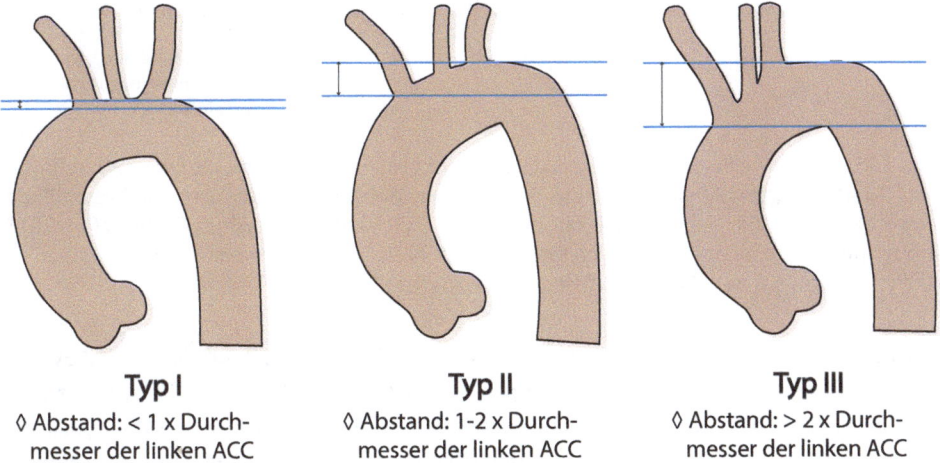

Typ I
◊ Abstand: < 1 x Durchmesser der linken ACC

Typ II
◊ Abstand: 1-2 x Durchmesser der linken ACC

Typ III
◊ Abstand: > 2 x Durchmesser der linken ACC

Abb. 3.24 Anatomie des Aortenbogens (Typen I – III), Beschriftungen nach Marrocco-Trischitta und Glauber 2021, Hakimi et al. 2016

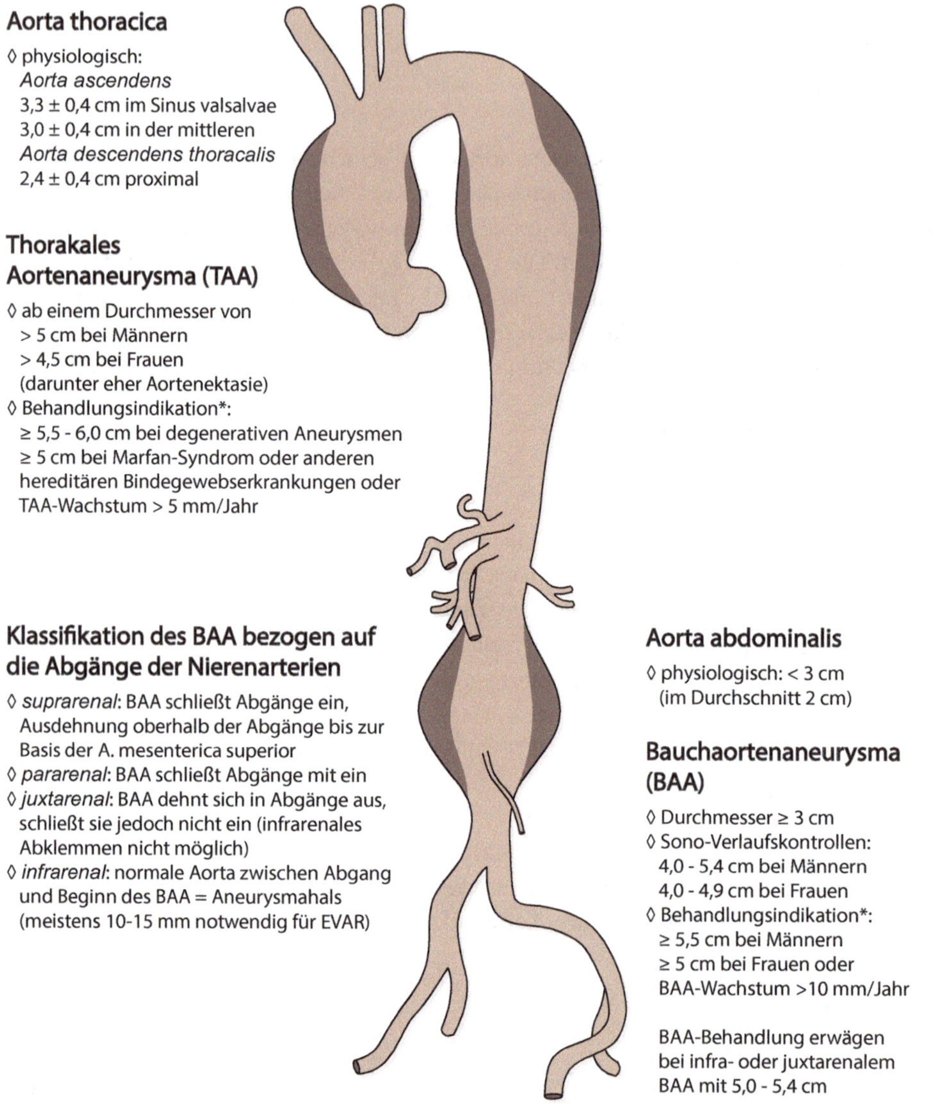

Aorta thoracica

◊ physiologisch:
Aorta ascendens
3,3 ± 0,4 cm im Sinus valsalvae
3,0 ± 0,4 cm in der mittleren
Aorta descendens thoracalis
2,4 ± 0,4 cm proximal

Thorakales
Aortenaneurysma (TAA)

◊ ab einem Durchmesser von
> 5 cm bei Männern
> 4,5 cm bei Frauen
(darunter eher Aortenektasie)
◊ Behandlungsindikation*:
≥ 5,5 - 6,0 cm bei degenerativen Aneurysmen
≥ 5 cm bei Marfan-Syndrom oder anderen
hereditären Bindegewebserkrankungen oder
TAA-Wachstum > 5 mm/Jahr

Klassifikation des BAA bezogen auf
die Abgänge der Nierenarterien

◊ *suprarenal*: BAA schließt Abgänge ein,
Ausdehnung oberhalb der Abgänge bis zur
Basis der A. mesenterica superior
◊ *pararenal*: BAA schließt Abgänge mit ein
◊ *juxtarenal*: BAA dehnt sich in Abgänge aus,
schließt sie jedoch nicht ein (infrarenales
Abklemmen nicht möglich)
◊ *infrarenal*: normale Aorta zwischen Abgang
und Beginn des BAA = Aneurysmahals
(meistens 10-15 mm notwendig für EVAR)

Aorta abdominalis

◊ physiologisch: < 3 cm
(im Durchschnitt 2 cm)

Bauchaortenaneurysma
(BAA)

◊ Durchmesser ≥ 3 cm
◊ Sono-Verlaufskontrollen:
4,0 - 5,4 cm bei Männern
4,0 - 4,9 cm bei Frauen
◊ Behandlungsindikation*:
≥ 5,5 cm bei Männern
≥ 5 cm bei Frauen oder
BAA-Wachstum >10 mm/Jahr

BAA-Behandlung erwägen
bei infra- oder juxtarenalem
BAA mit 5,0 - 5,4 cm

Abb. 3.25 Aortenaneurysma. *bezieht sich auf asymptomatische Aortenaneurysmen. Beschriftungen: Klassifikation und Abmessungen des BAA bzw. der Aorta abdominalis nach der S3-Leitlinie zu Screening, Diagnostik, Therapie und Nachsorge des Bauchaortenaneurysmas (Debus et al. 2018). Normwerte der thorakalen Aorta nach Grozdanovic 2021. TAA-Aneurysmadurchmesser und Behandlungsindikation nach Wilhelm 2019

Eintrittspforte und der Ausdehnung der Dissektion lassen sich nach der DeBakey- und Stanford-Klassifikation verschiedene Typen unterscheiden (Abb. 3.26). In beiden Klassifikationen nicht enthalten sind Aortendissektionen mit einem Intimaeinriss im Aortenbogen bzw. retrograder Ausdehnung bis in den Bereich des Aortenbogens (zwischen Truncus brachiocephalicus und A. subclavia sinistra). Diese Dissektionen werden als „non-A-non-B" bezeichnet (Lempel et al. 2014; Czerny et al. 2019).

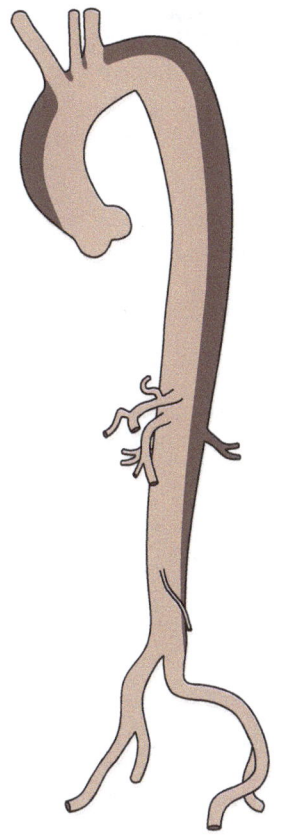
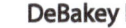
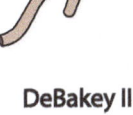
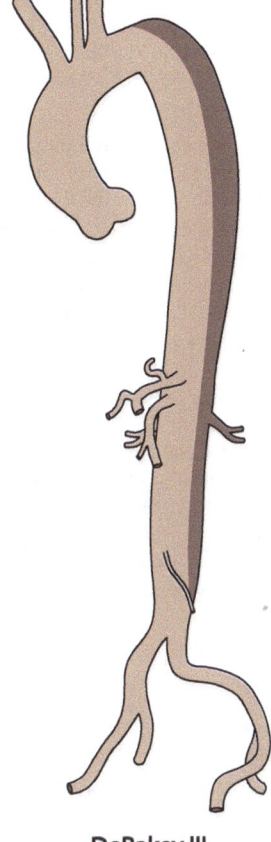

DeBakey I

Aorta ascendens & descendens

◊ Intimaeinriss in der Aorta ascendens
◊ Ausdehnung der Dissektion nach distal variabel (gesamte Aorta möglich mit ggf. Beteiligung großer Abgänge)
◊ oft mit resultierender Aortenklappeninsuffizienz

DeBakey II

Aorta ascendens

◊ Intimaeinriss in der Aorta ascendens
◊ Ausdehnung der Dissektion beschränkt auf Aorta ascendens (proximal des Truncus brachiocephalicus)
◊ oft mit resultierender Aortenklappeninsuffizienz

DeBakey III

Aorta descendens

◊ Intimaeinriss in der Aorta descendens (am bzw. distal vom Abgang der A. subclavia sinistra)
◊ Ausdehnung der Dissektion nach distal variabel (gesamte Aorta möglich mit ggf. Beteiligung großer Abgänge)

Stanford A

Aorta ascendens

◊ Intimaeinriss in der Aorta ascendens
◊ Ausdehnung der Dissektion nach distal variabel
◊ ggf. mit Okklusion von Koronararterien, Perikarderguss oder Aortenklappeninsuffizienz

Stanford B

Aorta descendens

◊ Intimaeinriss in der Aorta descendens (am bzw. distal vom Abgang der A. subclavia sinistra)
◊ Ausdehnung der Dissektion nach distal variabel

Abb. 3.26 Klassifikation der Aortendissektionen nach De Bakey und Stanford, Beschriftungen nach De Bakey et al. 1965, Daily et al. 1970, Lempel et al. 2014). Die dargestellte Beteiligung der linken Nierenarterie (Typ I und III nach DeBakey) steht beispielhaft für eine Beteiligung großer arterieller Abgänge

Tab. 3.5 Empfehlungen zur Verlaufsbetreuung und Management chronischer Aortenerkrankungen, mit freundlicher Genehmigung aus den ESC Pocket Guidelines – Aortenerkrankungen 2015, Deutsche Gesellschaft für Kardiologie – Herz-und Kreislaufforschung e.V.

	Empf.-grad	Evidenz-grad
Chronische Aortenerkrankungen		
Kontrast-CT oder MRT wird empfohlen, um die Diagnose der chronischen Aortendissektion zu verifizieren.	I	C
Initial ist eine enge Verlaufskontrolle bei Patienten mit chronischer Aortendissektion notwendig, um das Auftreten von frühen Komplikationen zu erkennen.	I	C
Bei asymptomatischen Patienten mit chronischer Dissektion der aszendierenden Aorta sollte eine elektive OP erwogen werden.[a]	IIa	C
Bei Patienten mit chronischer Aortendissektion ist eine enge Blutdruckkontrolle (RR < 130/80 mmHg) notwendig.	I	C
Eine chirurgische Behandlung oder TEVAR wird empfohlen bei komplizierter Typ B-Dissektion (Aortendurchmesser > 60 mm, > 10 mm Wachstum pro Jahr, Malperfusion und wiederholten Schmerzen).	I	C
Langzeitverlauf nach endovaskulärer Therapie für Aortenerkrankungen		
Nach TEVAR oder EVAR ist nach 1 Monat, 6 Monaten, 12 Monaten und dann jährlich eine Verlaufsuntersuchung notwendig. Kürzere Intervalle werden eingesetzt, wenn auffällige Befunde erhoben werden.	I	C
CT wird als Methode der Wahl für die Verlaufsbeobachtung von TEVAR oder EVAR empfohlen.	I	C
Wenn weder ein Endoleak noch eine AAA-Sackerweiterung innerhalb des ersten Jahres nach EVAR nachweisbar ist, sollte eine Verlaufsuntersuchung mittels Farbdoppler-Ultraschall mit oder ohne Kontrastmittel jährlich und ein CT alle 5 Jahre erfolgen.	IIa	C
Für Patienten mit TAA < 45 mm wird eine jährliche Verlaufsuntersuchung empfohlen, während bei Patienten mit einem TAA ≥ 45 mm und< 55 mm eine Bildgebung alle 6 Monate empfohlen ist, bis die Stabilität der Läsion nachweisbar ist.	I	C
Für die Verlaufsbeobachtung nach (T)EVAR bei jungen Patienten wird das MRT bevorzugt vor dem CT, wenn magnetresonanzkompatible Stentgrafts verwendet wurden, um die Strahlenbelastung zu reduzieren.	IIa	C
Die Langzeitbeobachtung von offenen abdominellen Aortenrupturen kann in loser Folge alle 5 Jahre mittels Farbdopplerultraschall und CT-Bildgebung erfolgen.	IIb	C

AAA = abdominelles Aortenaneurysma, CT = Computertomografie, EVAR = endovaskuläre Aortenbehandlung, MRT = Magnetresonanztherapie, TAA = transthorakales Aortenaneurysma, TEVAR = thorakale endovaskuläre Aortenbehandlung. [a]Abhängig von Komorbidität und perioperativem Risiko

3.6.4 Verlaufsbetreuung von Aortenerkrankungen und Endoleaks

Chronische Aortenerkrankungen wie Dissektionen oder (ausgeschaltete) Aneurysmen sollten eine gewissenhafte Verlaufsbetreuung bzw. Nachsorge erhalten, da die frühe Entdeckung komplikativer Verläufe lebensrettend sein kann. Die Deutsche Gesellschaft für Kardiologie – Herz und Kreislaufforschung e.V. (DGK) und die European Society of Cardiology (ESC) haben hierzu Richtlinien erarbeitet, die ein standardisiertes Vorgehen ermöglichen (Tab. 3.5). Bei einem Auftreten von Endoleaks nach endovaskulärer Versorgung von Aortenaneurysmen ist für die Nachsorge und Risikostratifizierung die exakte Beschreibung und Einteilung entscheidend (Abb. 3.27).

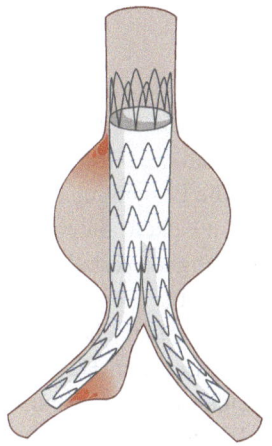

Typ I
**unvollständige zirkuläre
Abdichtung am Prothesenende**

◊ Ia: proximal
◊ Ib: distal
◊ Ic: A. iliaca communis

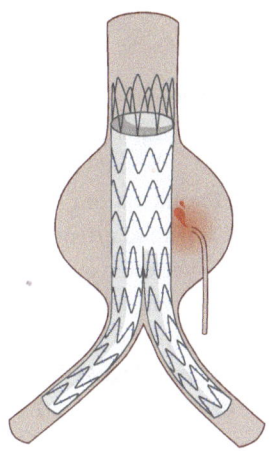

Typ II
**Rückfluss von Blut in den
Aneurysmasack über Kollateralen**

◊ hier über die A. mesenterica
   interna, häufig auch über
   Lumbalarterien

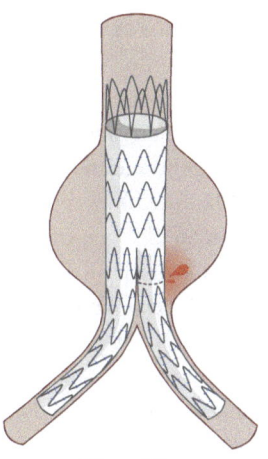

Typ III
**Blutaustritt durch strukturelle
Schäden am Endograft**

◊ IIIa: Diskonnektion der
   Komponenten
◊ IIIb: fehlerhaftes Stentgewebe

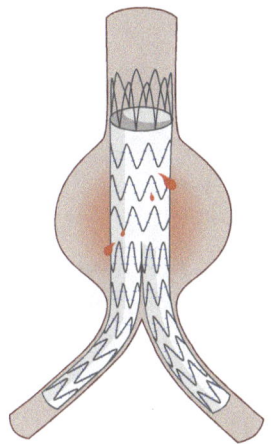

Typ IV
**Blutaustritt durch Porosität des
Stentgewebes**

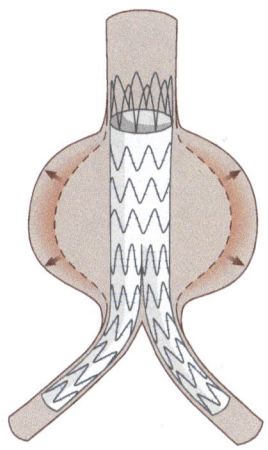

Typ V
**Größenzunahme ohne Hinweis
auf eine aktive Perfusion**

◊ persistierend hoher Druck im
   Aneurysmasack (Endotension)

Abb. 3.27 Klassifikation von Endoleaks, Beschriftungen nach Brown et al. 2016

3.7 Brust

Die anatomische Zuordnung von Befunden in der Mammografie erfolgt für jede Brust getrennt anhand eines auf die jeweilige Mamille ausgerichteten Ziffernblattes und zugehörigen Lagebezeichnungen sowie in der MLO- und CC-Projektion anhand des Abstands von der Mamille bzw. vom Musculus pectoralis major (Abb. 3.28). Für die Befundung hat das American College of Radiology (ACR) standardisierte Kriterien entwickelt, unter anderem für typische Konfigurationen bzw. Verteilungen benigner und maligner Verkalkungen (Abb. 3.29). Weitere Kriterien existieren für die Beschreibung von Herdbefunden (Abb. 3.30). Diese Kriterien fließen zusammen mit weiteren bildmorphologischen Merkmalen in die Gesamtbeurteilung nach dem **Breast Imaging – Reporting and Data System (BI-RADS)** ein, das aktuell in der 5. Auflage (2013) eine standardisierte Befundeinteilung in insgesamt sieben Gruppen erlaubt, aus der dann eine Risikoeinschätzung und Handlungsempfehlungen abgeleitet werden können (Abb. 3.31, American College of Ra-

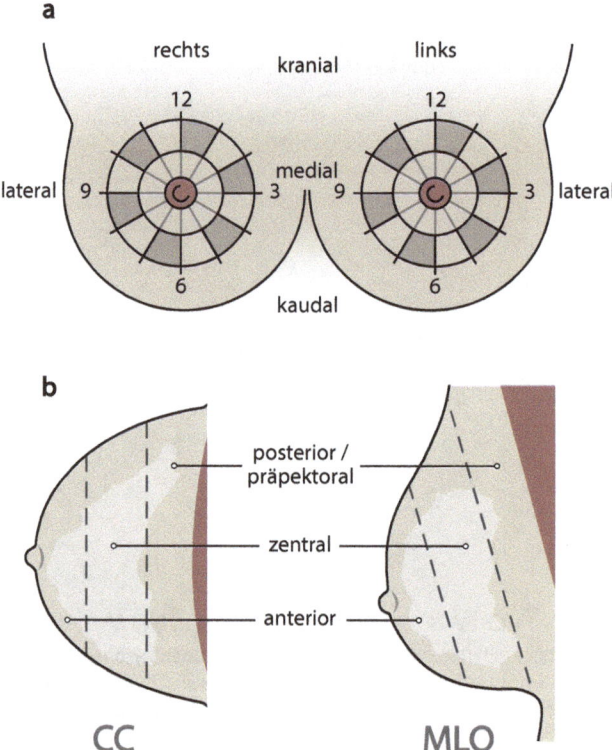

Abb. 3.28 Anatomische Orientierung in der Mammografie. (**a**) Einteilung der Mamma anhand eines Ziffernblattes. (**b**) Lokalisation je nach Abstand von der Mamille bzw. vom M. pectoralis major. Beschriftungen angelehnt an Stamm et al. 2015. CC = kraniokaudal. MLO = mediolateral oblique

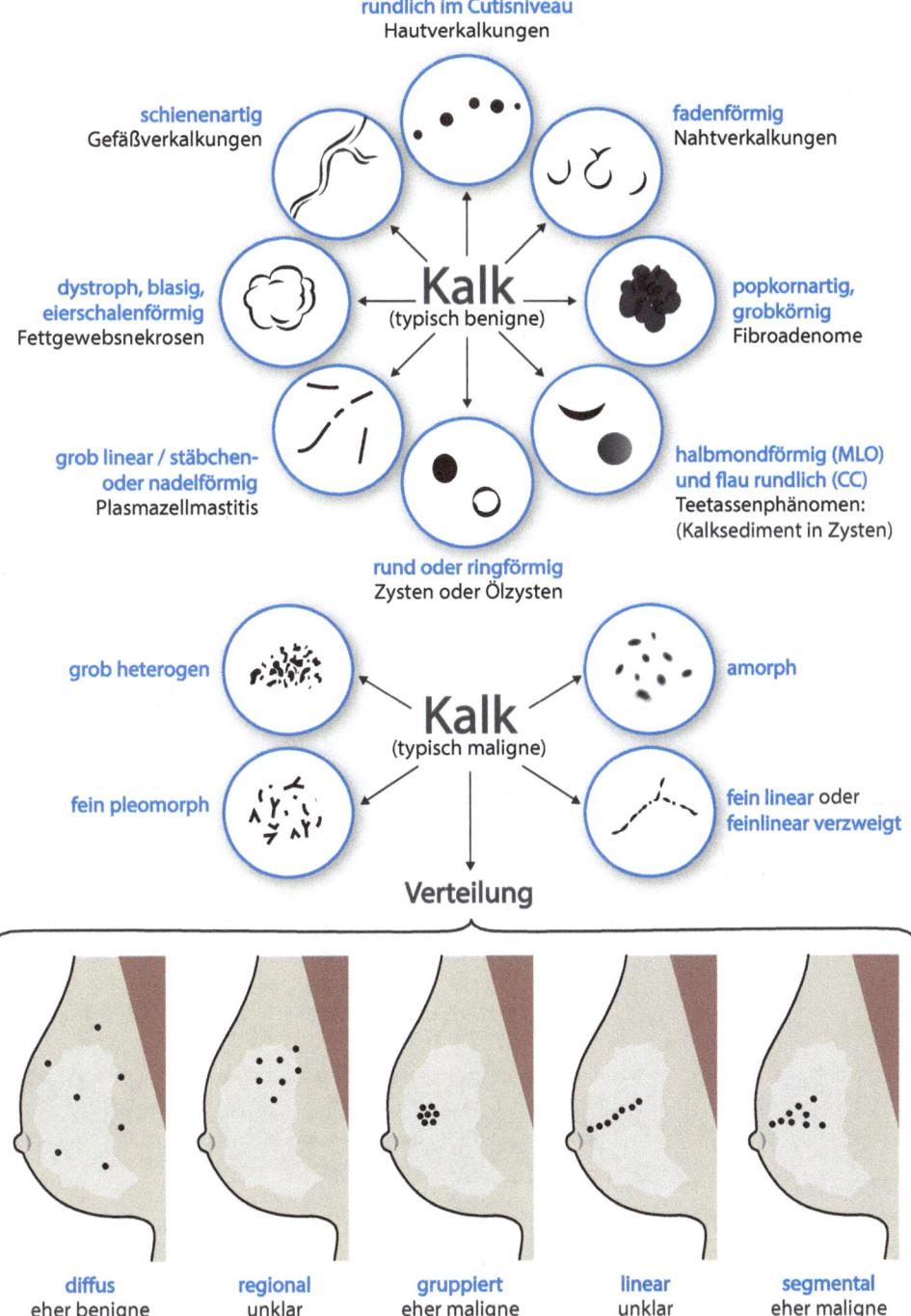

rundlich im Cutisniveau
Hautverkalkungen

schienenartig
Gefäßverkalkungen

fadenförmig
Nahtverkalkungen

dystroph, blasig,
eierschalenförmig
Fettgewebsnekrosen

Kalk
(typisch benigne)

popkornartig,
grobkörnig
Fibroadenome

grob linear / stäbchen-
oder nadelförmig
Plasmazellmastitis

halbmondförmig (MLO)
und flau rundlich (CC)
Teetassenphänomen:
(Kalksediment in Zysten)

rund oder ringförmig
Zysten oder Ölzysten

grob heterogen

amorph

Kalk
(typisch maligne)

fein pleomorph

fein linear oder
feinlinear verzweigt

Verteilung

diffus
eher benigne

regional
unklar

gruppiert
eher maligne

linear
unklar

segmental
eher maligne

Abb. 3.29 Typisch benigne und maligne Verkalkungsmuster sowie Verteilungstypen, Beschriftungen nach ACR BI-RADS® Atlas 5th Edition, American College of Radiology 2013b

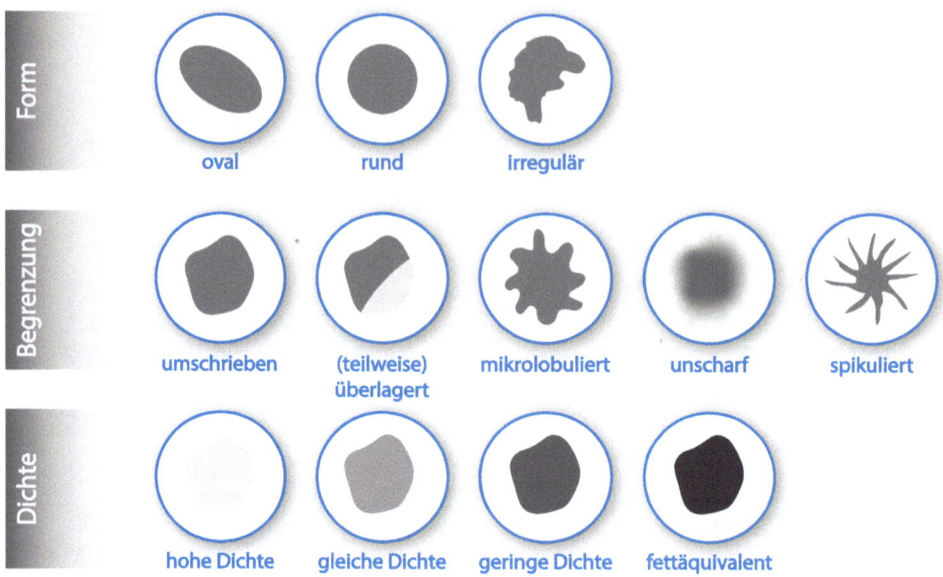

Abb. 3.30 Einteilung von Herdbefunden in der Mammografie anhand bildmorphologischer Kriterien, nach ACR BI-RADS® Atlas 5th Edition, American College of Radiology 2013b

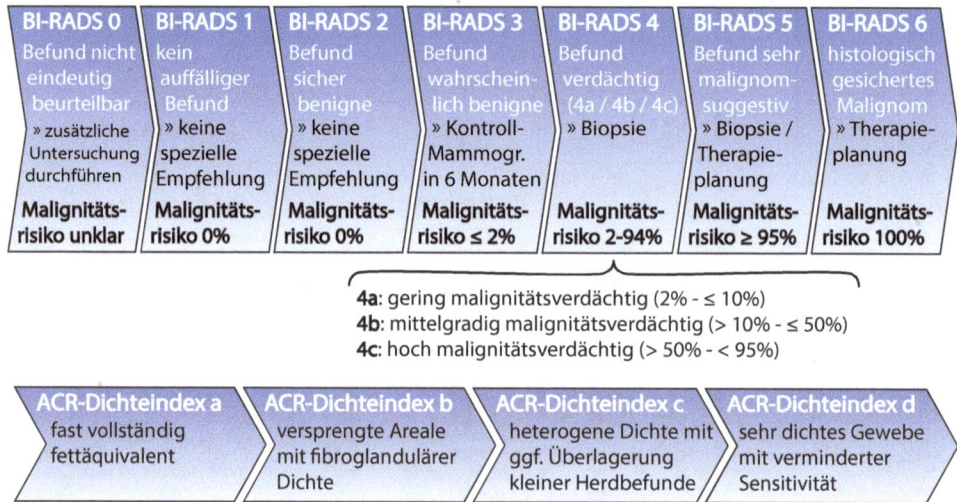

Abb. 3.31 Gradeinteilung nach dem Breast Imaging – Reporting and Data System (BI-RADS) und Differenzierung des Drüsengewebes anhand von Dichteindices, nach ACR BI-RADS® Atlas 5th Edition, American College of Radiology 2013b

diology 2013a). Dabei ist zu beachten, dass die Aussagekraft des mammografisch erhobenen Befundes je nach Dichteindex der Brust unterschiedlich zu bewerten ist (Abb. 3.31): Mit steigender Dichte sinkt die Detektionsschwelle für Herdbefunde und damit die Sensitivität der Mammografie. In diesen Fällen sind alternative diagnostische Methoden (z. B. die Sonografie) von großem Stellenwert und Kontrollintervalle sollten ggf. entsprechend angepasst werden.

Literatur

Agatston A, Janowitz W, Hildner F et al (1990) Quantification of coronary artery calcium using ultrafast computed tomography. J Am Coll Cardiol 15:827–832. https://doi.org/10.1016/0735-109 7(90)90282-T

Allescher H (2019) Diffuser Ösophagospasmus. In: Riemann J, Fischbach W, Galle P, Mössner J (Eds.) Referenz Gastroenterologie. 1. Auflage. Stuttgart: Thieme.

American College of Radiology (2013a) ACR BI-RADS® Atlas – reporting system. Online: https://www.acr.org/-/media/ACR/Files/RADS/BI-RADS/Mammography-Reporting.pdf. Zugegriffen am 24.05.2023

American College of Radiology (2013b) ACR BI-RADS® Atlas fifth edition quick reference. Online: https://www.acr.org/-/media/ACR/Files/RADS/BI-RADS/BIRADS-Reference-Card.pdf. Zugegriffen am 24.05.2023

Brown A, Saggu G, Bown M (2016) Type II endoleaks: challenges and solutions. Vasc Health Risk Manag 12:53–63. https://doi.org/10.2147/VHRM.S81275

Carter B, Benveniste M, Madan R (2017) ITMIG classification of mediastinal compartments and multidisciplinary approach to mediastinal masses. RadioGraphics 37:413–436. https://doi.org/10.1148/rg.2017160095

Cerqueira M, Weissman N, Dilsizian V et al (2002) Standardized myocardial segmentation and nomenclature for tomographic imaging of the heart: a statement for healthcare professionals from the Cardiac Imaging Committee of the Council on Clinical Cardiology of the American Heart Association. Circulation 105:539–542. https://doi.org/10.1161/hc0402.102975

Cury R, Abbara S, Achenbach S et al (2016) CAD-RADS coronary artery disease – reporting and data system. An expert consensus document of the Society of Cardiovascular Computed Tomography (SCCT), the American College of Radiology (ACR) and the North American Society for Cardiovascular Imaging (NASCI). Endorsed by the American College of Cardiology. J Cardiovasc Comput Tomogr 10:269–281. https://doi.org/10.1016/j.jcct.2016.04.005

Czerny M, Schmidli J, Adler S et al (2019) Editor's choice – current options and recommendations for the treatment of thoracic aortic pathologies involving the aortic arch: an expert consensus document of the European Association for Cardio-Thoracic Surgery (EACTS) & the European Society for Vascular Surgery (ESVS). Eur J Vasc Endovasc Surg 57:165–198. https://doi.org/10.1016/j.ejvs.2018.09.016

Daily P, Trueblood H, Stinson E et al (1970) Management of acute aortic dissections. Ann Thorac Surg 10:237–247. https://doi.org/10.1016/S0003-4975(10)65594-4

De Bakey M, Henly W, Cooley D et al (1965) Surgical management of dissecting aneurysms of the aorta. J Thorac Cardiovasc Surg 49:130–149. https://doi.org/10.1016/S0022-5223(19)33323-9

Debus E, Gross-Fengels W, Mahlmann A et al. (2018) S3-Leitlinie zu Screening, Diagnostik, Therapie und Nachsorge des Bauchaortenaneurysmas. AWMF-Registernummer 004-14. Online: https://register.awmf.org/assets/guidelines/004-014l__S3_Bauchaortenaneurysma_2018-08.pdf. Zugegriffen am 07.02.2023

Deutsche Gesellschaft für Kardiologie – Herz-und Kreislaufforschung e.V. (2015) ESC Pocket Guidelines. Aortenerkrankungen, Version 2014. Börm Bruckmeier Verlag GmbH, Grünwald. Kurzfassung der „ESC Guidelines on the Diagnosis and Treatment of Aortic Diseases", European Heart Journal. https://doi.org/10.1093/eurheartj/ehu281

El-Sherief A, Lau C, Wu C et al (2014) International Association for the Study of Lung Cancer (IASLC) lymph node map: radiologic review with ct illustration. RadioGraphics 34:1680–1691. https://doi.org/10.1148/rg.346130097

Friedrich-Marwitz M, Wagner C, Lewentat G et al. (2018) "Von Schluck bis Druck" – Funktionelle Durchleuchtungsuntersuchungen. Radiopraxis. 11, 133–154. https://doi.org/10.1055/a-0620-1772

Fujimoto K, Hara M, Tomiyama N et al (2014) Proposal for a new mediastinal compartment classification of transverse plane images according to the Japanese Association for Research on the Thymus (JART) General Rules for the Study of Mediastinal Tumors. Oncol Rep 31:565–572. https://doi.org/10.3892/or.2013.2904

Grozdanovic Z (2021) Thorakales Aortenaneurysma. In: Grozdanovic Z (Ed). Referenz Radiologie – Gefäße. 1. Auflage. Stuttgart: Thieme.

Hahn J (2023) Hiatushernien. In: Hahn J (Ed.) Checkliste Innere Medizin. 9. vollständig überarbeitete Auflage. Stuttgart: Thieme.

Hakimi M, Bischoff M, Meisenbacher K et al. (2016) Der Aortenbogen – was ist bei der endovaskulären Versorgung zu beachten? Gefässchirurgie. 21, 224–231. https://doi.org/10.1007/s00772-016-0164-4

Heermann P, Heindel W, Schülke C (2017) Koronararterienanomalien: Diagnostik und Klassifikation auf Basis der CT und MRT des Herzens – von ALCAPA bis Terminationsanomalie. RöFo. 189, 29-38. https://doi.org/10.1055/s-0042-119452

Hergan K, Schuster A, Mair M et al. (2004) Normalwerte der Herzdurchmesser in der Cine-MRT. Röfo. 176, 1599–1606. https://doi.org/10.1055/s-2004-813627

Knuuti J, Wijns W, Saraste A (2020) 2019 ESC guidelines for the diagnosis and management of chronic coronary syndromes. Eur Heart J 41:407–477. https://doi.org/10.1093/eurheartj/ehz425

Langenbach M, Foldyna B, Maintz D et al. (2022) Koronare CT in der klinischen Praxis: Indikation, Patientenmanagement, Befundung. Radiol. Up2date. 22, 105–119. https://doi.org/10.1055/a-1718-8916

Lauenstein T, Umutlu L (2015) Erkrankungen des Ösophagus. In: Krombach G, Mahnken A (Eds.) Radiologische Diagnostik Abdomen und Thorax. 1. Auflage. Thieme, Stuttgart.

Lempel J, Frazier A, Jeudy J et al (2014) Aortic arch dissection: a controversy of classification. Radiology 271:848–855. https://doi.org/10.1148/radiol.14131457

Lotz J, Kivelitz D, Fischbach R et al. (2009) Empfehlungen für den Einsatz der Computertomografie und Magnetresonanztomografie in der Herzdiagnostik. Teil 2 – Magnetresonanztomografie. Röfo. 181, 800–814. https://doi.org/10.1055/s-0028-1109542

MacMahon H, Naidich D, Goo J et al (2017) Guidelines for management of incidental pulmonary nodules detected on CT images: From the Fleischner Society 2017. Radiology 284:228–243. https://doi.org/10.1148/radiol.2017161659

Mantsopoulos K, Psychogios G, Karatzanis A et al (2014) Clinical relevance and prognostic value of radiographic findings in Zenker's diverticulum. Eur Arch Otorhinolaryngol 271:583–588. https://doi.org/10.1007/s00405-013-2562-5

Marrocco-Trischitta M, Glauber M (2021) Implications of different definitions for aortic arch classification provided by contemporary guidelines on thoracic aortic repair. Interact Cardiovasc Thorac Surg 32:950–952. https://doi.org/10.1093/icvts/ivab029

McClelland R, Chung H, Detrano R et al (2006) Distribution of coronary artery calcium by race, gender, and age: results from the Multi-Ethnic Study of Atherosclerosis (MESA). Circulation 113:30–37. https://doi.org/10.1161/CIRCULATIONAHA.105.580696

Miller S (2006) Einteilung der Koronaranomalien. In: Claussen C, Miller S, Fenchel M et al. (Eds.) Pareto-Reihe Radiologie Herz. 1. Auflage. Stuttgart: Thieme.

Neves P, Andrade J, Monção H (2017) Coronary artery calcium score: current status. Radiol Bras 50:182–189. https://doi.org/10.1590/0100-3984.2015.0235

Rohde S, Cohnen M (2019) Zenker-Divertikel. In: Cohnen M, Dammann F, Rohde S (Eds.) Referenz Radiologie – Kopf/Hals. 1. Auflage. Stuttgart: Thieme.

Rosenbek J, Robbins J, Roecker E (1996) A penetration-aspiration scale. Dysphagia 11:93–98. https://doi.org/10.1007/BF00417897

Rusch V, Asamura H, Watanabe H (2009) The IASLC lung cancer staging project: a proposal for a new international lymph node map in the forthcoming seventh edition of the TNM classification for lung cancer. J Thorac Oncol 4:568–577. https://doi.org/10.1097/JTO.0b013e3181a0d82e

Schaefer-Prokop C (2017) Management des pulmonalen Rundherdes. Radiol. Up2date. 17, 363–375. https://doi.org/10.1055/s-0043-119187

Scharitzer M, Pokieser P (2015) Schluckstörungen. Radiol. Up2date. 15, 39–56. https://doi.org/10.1055/s-0034-1391328

Stamm A, Sycha A, Piechowiak E et al. (2015) Mammographie. In: Krombach G, Mahnken A (Eds.) Radiologische Diagnostik Abdomen und Thorax. 1. Auflage. Stuttgart: Thieme.

Sverzellati N, Lynch D, Hansell D et al (2015) American Thoracic Society–European Respiratory Society classification of the idiopathic interstitial pneumonias: advances in knowledge since 2002. RadioGraphics 35:1849–1871. https://doi.org/10.1148/rg.2015140334

Travis W, Costabel U, Hansell D et al (2013) An Official American Thoracic Society/European Respiratory Society statement: update of the international multidisciplinary classification of the idiopathic interstitial pneumonias. Am J Respir Crit Care Med 188:733–748. https://doi.org/10.1164/rccm.201308-1483ST

Vogel M, Heußel C (2021) Neues Update zu den idiopathischen interstitiellen Pneumonien. Radiol. Up2date. 21, 179–192. https://doi.org/10.1055/a-1334-8445

Weishaupt D, Köchli V, Marincek B (2014) Wie funktioniert MRI – eine Einführung in Physik und Funktionsweise der Magnetresonanzbildgebung, 7. Überarbeitete und ergänzte Auflage. Berlin/Heidelberg: Springer.

Wilhelm K (2019) Abdominales Aortenaneurysma. In: Mahnken A. Thomas C, Wilhelm K (Eds.) Interventionelle Radiologie. 1. Auflage. Stuttgart: Thieme.

Wormanns D, Hamer O (2015) Glossar thoraxradiologischer Begriffe entsprechend der Terminologie der Fleischner Society. RöFo. 187, 638–661. https://doi.org/10.1055/s-0035-1553216

Abdomen

4

Inhaltsverzeichnis

© Der/die Autor(en), exklusiv lizenziert an Springer-Verlag GmbH, DE, ein Teil
von Springer Nature 2023
H. Borgers, C. Vockelmann, *Handbuch der Radiologie*,
https://doi.org/10.1007/978-3-662-67660-8_4

4.1   Leber

4.1.1   Lebersegmente

Die Leber wird nach Couinaud anhand der großen portalvenösen Äste in acht Segmente eingeteilt. Das Segment 1 entspricht dem Lobus caudatus, die Segmente 2–4 (das 4er Segment wird noch einmal in 4a und 4b unterteilt) werden dem linken Leberlappen zugeordnet und die Segmente 5–8 bilden den rechten Leberlappen (Abb. 4.1).

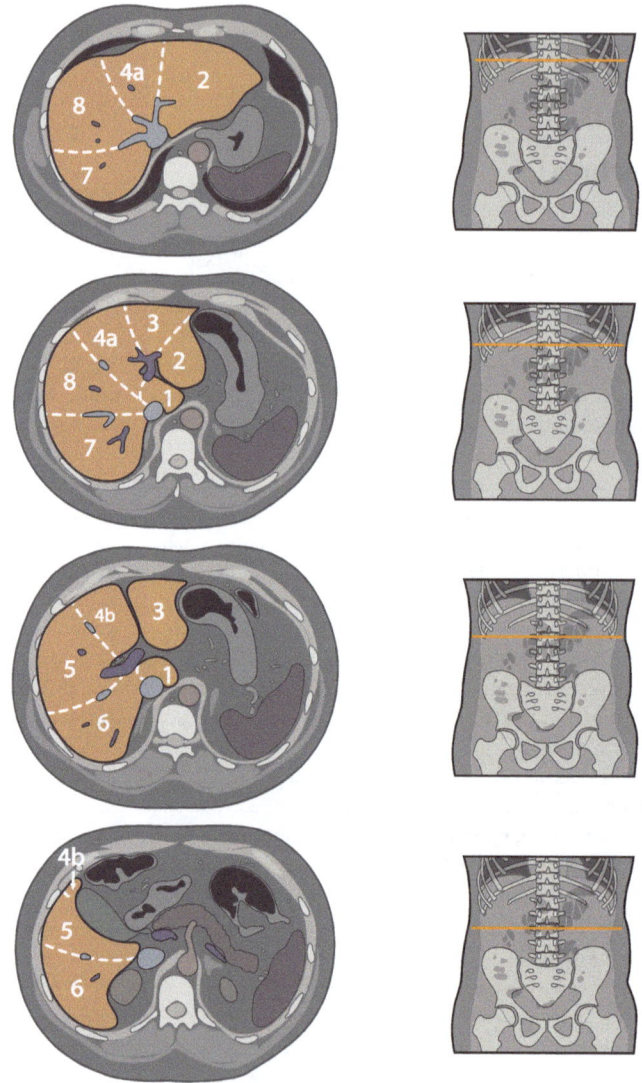

Abb. 4.1   Anatomie der Lebersegmente (nach Couinaud) im Schnittbild

4.1.2 Leberverletzungen

Traumatische Läsionen der Leber sind sonografisch und computertomografisch oft gut zu detektieren, insbesondere bei komplexeren Befunden jedoch schwierig zu beschreiben und einzuordnen. Die American Association for the surgery of trauma (AAST) hat hierfür eine Gradeinteilung erarbeitet, die sich insbesondere nach der Ausdehnung bzw. Eindringtiefe der Läsionen und den Begleitverletzungen der Lebergefäße richtet (Abb. 4.2, Kozar et al. 2018).

4.1.3 Fokale Leberläsionen

Fokale Leberläsionen gehören zu den häufigsten inzidentellen Befunden überhaupt und damit zum klinischen Alltag. Sie sind in der Regel als sicher benigne einzustufen, erfordern allerdings manchmal eine dezidierte Diagnostik zum Ausschluss maligner Prozesse. Viele Läsionen lassen sich anhand typischer morphologischer Eigenschaften in Sonografie und Computertomografie bestimmten Entitäten zuordnen (Tab. 4.1).

Darüber hinaus liefert die Magnetresonanztomografie insbesondere unter Verwendung leberspezifischer Kontrastmittel in der Differenzialdiagnostik wichtige Informationen, da viele Läsionen auch hier charakteristische Signalintensitäten und ein typisches phasenabhängiges Kontrastmittelverhalten aufweisen (Tab. 4.2).

Das **Liver Imaging – Reporting And Data System (LI-RADS)** bietet in der Diagnostik fokaler Leberläsionen die Möglichkeit zur einheitlichen Klassifikation und standardisierten Befundung im Hinblick auf das Risiko für das Vorliegen eines hepatozellulären Karzinoms (HCC). Es bezieht sich explizit auf PatientInnen im Alter von $\geq$ 18 Jahren mit einem erhöhten HCC-Risiko (Leberzirrhose oder chronische Hepatitis B) oder mit bestehendem/behandeltem HCC, nicht jedoch auf PatientInnen, deren Leberzirrhose sich aus einer Gefäßerkrankung herleitet (Schima et al. 2023). LI-RADS ist in der CT- und MRT-Diagnostik anwendbar (auf bestehende LI-RADS-Systeme für die Ultraschalldiagnostik wird hier nicht näher eingegangen) und untersucht Leberläsionen („Observationen") hinsichtlich des Vorliegens von Haupt- und Hilfskriterien, die vom American College of Radiology (2018) spezifiziert wurden (Schima et al. 2023). Dabei ergeben sich nach Anwendung der Hauptkriterien die Kategorien L1 (definitiv benigne) bis L5 (definitiv HCC), die dann durch die Hilfskriterien noch korrigiert werden können (Abb. 4.3 und 4.4, Tab. 4.3). Bei Vorliegen von Hilfskriterien für Benignität *und* Malignität erfolgt keine Anpassung des LR-Grades. Falls die Zuordnung zu den LR-Graden nicht eindeutig ist, wird nach der „Tie-breaking rule" die Kategorie mit der geringeren Gewissheit (LR-2 statt LR-1; LR-3 statt LR-2; LR-3 statt LR-4; LR-4 statt LR-5, LR-M statt LR-4 o. LR-5; keine Kategorisierung als LR-TIV) ausgewählt (Schima et al. 2023).

4.1.4 Chemical Shift Imaging

Die Resonanzfrequenz von Protonen hängt von der molekularen Umgebung ab, was als chemische Verschiebung (engl. *chemical shift*) bezeichnet wird und in der MRT-Bildgebung insbesondere für die Differenzierung zwischen in Wasser und in Fettgewebe gebundenen

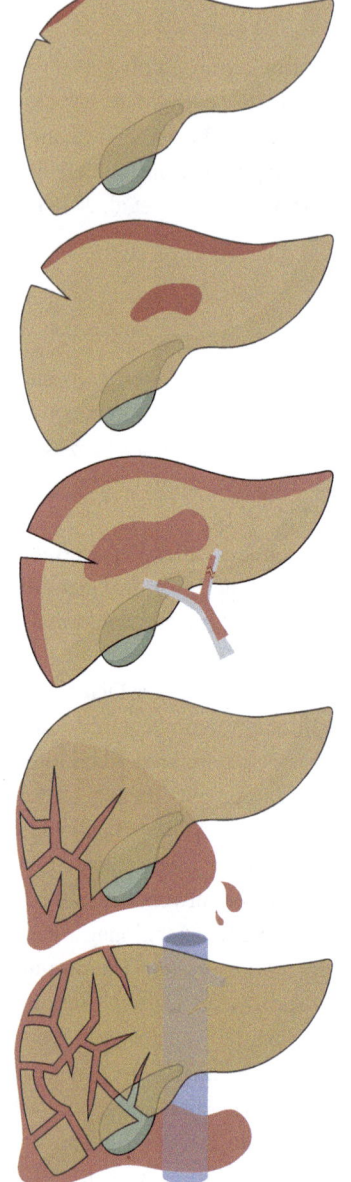

Grad I

◊ subkapsuläres Hämatom, < 10 % der Oberfläche betreffend
◊ Lazeration des Parenchyms mit < 1 cm Tiefe

Grad II

◊ subkapsuläres Hämatom, 10-50 % der Oberfläche betreffend
◊ intraparenchymatöses Hämatom, Durchmesser < 10 cm
◊ Lazeration mit 1-3 cm Tiefe und ≤ 10 cm Länge

Grad III

◊ subkapsuläres Hämatom, > 50 % der Oberfläche betreffend
◊ rupturiertes subkapsuläres oder intraparenchymatöses Hämatom
◊ intraparenchymatöse Lazeration > 10 cm
◊ Lazeration mit > 3 cm Tiefe
◊ jede Verletzung mit Läsion oder aktiver Blutung im Bereich der
  Lebergefäße, auf das Leberparenchym begrenzt

Grad IV

◊ parenchymale Zerreißung mit Beteiligung von 25 - 75 % eines
  Leberlappens
◊ aktive Blutung mit Ausdehnung außerhalb des Leberparenchyms
  nach peritoneal

Grad V

◊ parenchymale Zerreißung mit Beteiligung von > 75 % eines
  Leberlappens
◊ juxtahepatische venöse Läsion mit Beteiligung der retrohepati-
  schen Vena cava inferior und großer zentraler Lebervenen

◊ Eine Gefäßverletzung ist definiert als Pseudoaneurysma oder AV-Fistel und stellt sich als fokale
  Kontrastmittelsammlung mit zunehmender Abblassung in späteren Phasen dar, bei einer aktiven
  Blutung hingegen kommt es in späteren Phasen zu einer verstärkten Anreicherung bzw. Größenprogre-
  dienz (fokal oder diffus). Eine Gefäßthrombose kann zu einer Infarzierung führen.
◊ Die Gradeinteilung ergibt sich aus dem höchsten Grad aus Bildgebung, intraoperativem oder pathologi-
  schem Befund (bei mehreren Verletzungen sollte der höchste Grad gewählt werden).
◊ Bei multiplen Verletzungen wird der nächsthöhere Grad gewählt (bis Grad III).

Abb. 4.2 AAST-Gradeinteilung von Leberverletzungen anhand bildgebender Befunde, Beschriftungen nach Kozar et al. 2018

Tab. 4.1 Differenzialdiagnostik bei fokalen Leberläsionen anhand morphologischer, sonografischer und computertomografischer Kriterien, modifiziert nach Vockelmann 2017

Tumorentität	Morphologie	Ultraschall	CT-Dichte	KM-Verhalten
Zyste	Scharf begrenzt, rund	Echofrei, dorsale Schallverstärkung	Flüssigkeitsisodens	Kein Enhancement
Hämangiom	Scharf, größere Hämangiome oft lobuliert und etwas inhomogen	Echoreich, bei zunehmender Größe variabel	Blutisodens	Girlandenartiges frühes Enhancement im Randbereich, „Zulaufen" in portalvenöser und vor allem in der hilfreichen Spätphase
Adenom	Oft bei größeren Befunden inhomogen mit Einblutungen und Nekrosen	Isoechogen, bei Einblutungen variabel	Iso-/hypodens	Kurzfristiges Enhancement, spät Angleichung zum Parenchym oder Wash-out
FNH	Zentrale Narbe, Radspeichenmuster	Iso-, leicht hyperechogen	Iso-/hypodens	Rasches Enhancement, dann Angleichung an Leber, spät Anreicherung der Narbe
Abszess	Insbesondere am Anfang eher unscharf abgrenzbar mit unscharfem Randsaum	Echofrei bis echoarm mit Randsaum	Hypo- bis flüssigkeitsisodens	Randständiges Enhancement
HCC	Komplexe Bildgebung bei Blutungen und Nekrosen, selten auch Fettnachweis möglich	Echoreich, Leberzirrhose	Leicht hypodens	Irreguläres arterielles Enhancement nicht nur im Tumorrand, portalvenös Wash-out
Metastase	Unscharf abgrenzbar, oft multipel	Häufig echoarm mit unscharfem echoarmem Randsaum (Target-Zeichen)	Iso-/hypodens	Rand-Enhancement abhängig vom Vaskularisierungsgrad

FNH = fokal noduläre Hyperplasie, HCC = hepatozelluläres Karzinom, KM = Kontrastmittel. Bei den genannten Eigenschaften handelt es sich um typische Bildbefunde der jeweiligen Entität, Abweichungen sind möglich

Tab. 4.2 Typisches Erscheinungsbild der häufigsten Lebertumoren in der MRT mit Gd-EOB-DTPA, mit freundlicher Genehmigung aus Ringe 2016, Thieme

Tumor	T2-Bildgebung	Native T1-Bildgebung	Arterielle Phase	Hepatozelluläre Phase
Zyste, einfach	Hyperintens	Hypointens	Kein Enhancement	Hypointens
Zyste, komplex	Variabel	Variabel	Kein Enhancement	Hypointens
Hämangiom, „flashfilling"	Stark hyperintens („Glühbirne")	Hypointens	Vollständiges Enhancement	Hypointens
Hämangiom, kavernös	Stark hyperintens („Glühbirne")	Hypointens	Peripher noduläres Enhancement	Hypointens
FNH	Diskret hyper- oder isointens (Narbe: hyperintens)	Diskret hypo- oder isointens (Narbe: hypointens)	Kräftiges Enhancement (Narbe: hypointens)	Iso- oder hyperintens (Narbe: hypointens)
Adenom	Variabel; meist diskret hyper- oder isointens	Variabel; meist diskret hypo- oder isointens	Kräftiges Enhancement	Hypointens (vor allem β-Catenin-positiv evtl. hyperintens)
FL-HCC	Mäßig hyperintens (Narbe, Septen: hypointens)	Hypo- oder isointens (Narbe, Septen: hypointens)	Inhomogenes Enhancement	Überwiegend hypointens (Narbe: hypointens)
CCA	Mäßig hyperintens	Hypointens	Inkomplettes peripheres Enhancement	Hypointens; evtl. hypointenser Randsaum
Metastase, hypervaskulär	Diskret hyperintens	Hypointens	Ring-Enhancement	Hypointens
Metastase, hypovaskulär	Diskret hyperintens	Hypointens	Kein Enhancement	Hypointens
Regeneratknoten	Iso- oder hypointens	Iso- oder hyperintens	Kein Enhancement	Iso- oder hyperintens
Dysplastischer Knoten, niedriggradig	Iso- oder hypointens	Iso- oder hyperintens	Kein Enhancement	Isointens
Dysplastischer Knoten, hochgradig	Iso- oder hypointens	Iso- oder hyperintens	Evtl. Enhancement	Evtl. hypointens

Tab. 4.2 (Fortsetzung)

Tumor	T2-Bildgebung	Native T1-Bildgebung	Arterielle Phase	Hepatozelluläre Phase
HCC, klassisch	Mäßig hyperintens	Hypointens	Enhancement	Hypointens (gut differenziertes HCC evtl. hyper- oder isointens)
HCC, hypovaskulär	Mäßig hyperintens	Hypointens	Kein Enhancement	Hypointens (gut differenziertes HCC evtl. hyper- oder isointens)

FNH = fokal noduläre Hyperplasie, HCC = hepatozelluläres Karzinom, FL-HCC = fibrolamelläres hepatozelluläres Karzinom, CCA = Cholangiokarzinom

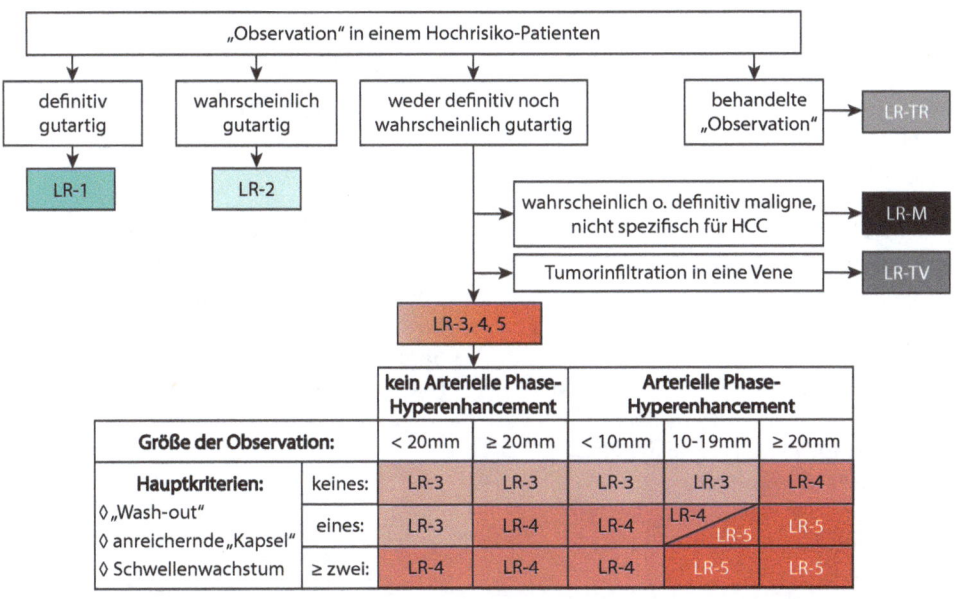

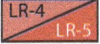
Observationen in diesem Feld werden wie folgt kategorisiert, wenn ein zusätzliches Hauptkriterium vorliegt:
◊ LR-4, wenn Kontrastmittel anreichernde „Kapsel"
◊ LR-5, wenn non-peripherer „Wash-out" oder Schwellenwachstum

Abb. 4.3 Der diagnostische Algorithmus und die Hauptkriterien („Major Criteria") zur Kategorisierung von LR-3- bis LR-5-Herdbefunden, mit freundlicher Genehmigung modifiziert aus Schima et al. 2023, Thieme. CAVE: ein unregelmäßiges Rand-Enhancement wird nicht als „arterielle Phase-Hyperenhancement" gewertet (weil hinweisend auf ein CCC); ein Wash-out tritt in der portalvenösen CT/MRT und/oder in der Spätphase nach extrazellulärem Gadolinium-Kontrastmittel auf; ein Schwellenwachstum liegt bei ≥ 50 % Größenwachstum in ≤ 6 Monaten vor

Abb. 4.4 Anwendung der Hilfskriterien („Ancillary Features") zur Rekategorisierung von Herdbefunden: die Regeln für Upgrading und Downgrading, mit freundlicher Genehmigung modifiziert aus Schima et al. 2023, Thieme

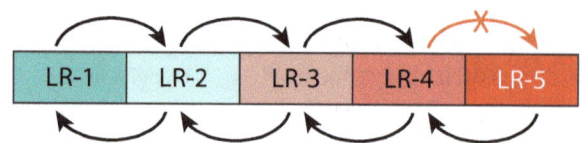

≥ 1 Hilfskriterium favor. Malignität: Upgrade um 1 Kategorie bis LR-4

≥ 1 Hilfskriterium favor. Benignität: Downgrade um 1 Kategorie

≥ 1 Hilfskriterium favor. Malignität
UND
≥ 1 Hilfskriterium favor. Benignität:
Kategorie nicht verändern

Tab. 4.3 Hilfskriterien, die für Malignität oder Benignität sprechen, mit freundlicher Genehmigung aus Schima et al. 2023, Thieme

Für Malignität im Allgemeinen, nicht spezifisch für HCC	Für Benignität
• Darstellbarkeit im US als umschriebener Knoten	• Größenstabilität > 2 Jahre
• Eindeutiges Wachstum (aber geringer als Schwellenwachstum)	• Größenabnahme
• Eingeschränkte Diffusion	• KM-Anreicherung simultan zu Blutgefäßen
• Geringe bis mäßige Hyperintensität in T2	• Gefäße nicht verlagert, deformiert
• Corona-Anreicherung	• Höheres Eisensignal in Knoten als im umgebenden Parenchym
• Fettarmut/-freiheit in solidem Knoten	• Ausgeprägte Hyperintensität in T2
• Fehlender Eisennachweis in solidem Knoten	• Isointensität in hepatobiliärer Phase
• Hypointensität in Transitionalphase	
• Hypointensität in hepatobiliärer Phase	
Für HCC im Besonderen	
• Nicht-anreichernde „Kapsel"	
• Knoten im Knoten	
• Mosaikarchitektur	
• Blutabbauprodukte im Knoten	
• Fettnachweis im Knoten, mehr als im umgebenden Parenchym	

Protonen genutzt wird (zwischen diesen Protonen entsteht eine Phasendifferenz, wenn sie **im selben Voxel** enthalten sind) (Weishaupt et al. 2014). Zu Beginn der transversalen Relaxation befinden sich demnach alle Protonen in Phase (engl. *in-phase*) und dephasieren in der Folge (engl. *out-of-phase*), bis sie sich schließlich um 180° gegenüberstehen (engl. *opposed-phase*), bevor sie wieder rephasieren (Weishaupt et al. 2014). Dieses Phänomen ermöglicht in der MRT-Bildgebung (*chemical shift imaging*) die Unterscheidung verschiedener Gewebearten (Abb. 4.5).

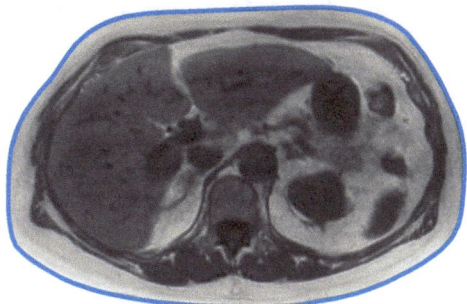
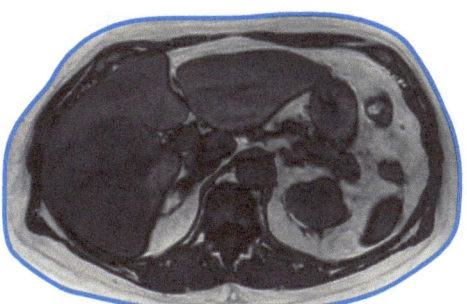

In-Phase

◊ transversale Magnetisierung der Protonen in Fett
   und Wasser addieren sich in einem Voxel zu
   einem starken Signal

Opposed-Phase

◊ transversale Magnetisierung der Protonen in
   Fett und Wasser subtrahieren sich in einem Voxel
◊ bei Vorliegen von Fettgewebe kommt es
   hierdurch zu einem Signalabfall

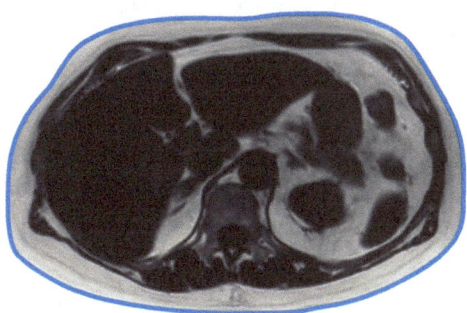
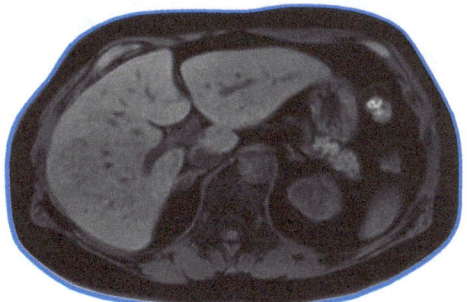

Fettbild

◊ Opposed-Phase-Bild (Wasser minus Fett) wird
   vom In-Phase-Bild (Wasser plus Fett) subtrahiert
◊ Wasser wird unterdrückt (Dixon-Technik)

Wasserbild

◊ Opposed-Phase-Bild (Wasser minus Fett) und
   In-Phase-Bild (Wasser plus Fett) werden addiert
◊ Fett wird unterdrückt (Dixon-Technik)

Abb. 4.5 Chemical shift imaging, Beschriftungen nach Weishaupt et al. 2014

4.1.5 Therapieerfolg: hepatozelluläres Karzinom

Beim Re-Staging von hepatozellulären Karzinomen (HCC) hat sich von mehreren Klassifikationen die mRECIST (*modified Response Evaluation Criteria In Solid Tumors*) inzwischen weitestgehend durchgesetzt. Sie beruht auf einer Beurteilung von Target- (Leberherde > 1 cm mit typischer Kontrastmittelkinetik, Lymphknoten der Leberpforte mit ≥
2 cm Kurzachsendurchmesser sowie Fernmetastasen) und Non-Target-Läsionen (weitere
HCC-typische Leberherde < 1 cm und alle nicht HCC-typischen Leberherde, außerdem
Aszites und Pleuraergüsse) in der 4-Phasen-Computertomografie (Tab. 4.4, Layer et al.
2013, Lencioni und Llovet 2010).

Tab. 4.4 Modifizierte Beurteilung des Ansprechens der Behandlung bei hepatozellulärem Karzinom (mRECIST), mit freundlicher Genehmigung aus Layer et al. 2013, Thieme

Beurteilungskriterien	mRECIST
Target-Läsionen	
CR (= komplette Remission)	Verschwinden aller Target-Läsionen oder ihres typischen arteriellen intratumoralen Anreicherungsverhaltens
PR (= Teilremission)	• Mindestens 30 % Abnahme der arteriell anreichernden Tumorareale der Target-Läsionen • Referenz: Baseline
PD (= fortschreitende Erkrankung)	• Mindestens 20 % Zunahme der arteriell anreichernden Tumorareale der Target-Läsionen • Referenz: Nadir
SD (= stabile Erkrankung)	Fälle, die weder PR noch PD entsprechen
Non-Target-Läsionen	
Maligne Pfortaderthrombose	Sollte als nicht messbare Läsion betrachtet werden
Lymphknoten	Sollten an der Leberpforte nur dann als suspekt betrachtet werden, wenn der Kurzachsendurchmesser $\geq$ 2 cm beträgt
Pleuraergüsse	Zytopathologische Sicherung
Aszites	Zytopathologische Sicherung

4.2   Pankreas

4.2.1   Pankreasanomalien

Das Pankreas entsteht in der Embryonalentwicklung aus der Verschmelzung einer dorsalen und einer ventralen Organanlage. Eine fehlende oder unvollständige Fusion sowie eine fehlerhafte Rotation bzw. Migration kann zu Anlageanomalien des Pankreas und des pankreatischen Gangsystems führen (Abb. 4.6).

4.2.2   Zystische Pankreasläsionen

Zystische Läsionen des Pankreas bilden eine Gruppe häufig auftretender und vielgestaltiger Entitäten unterschiedlicher Ursache, die eine präzise Diagnostik insbesondere im Hinblick auf ein malignes Potenzial (z. B. bei der IPMN) erfordern. Als Bildgebungsmodalität gelten hierbei die MRT mit MRCP und die Endosonografie als Methoden der Wahl. Charakteristische bildmorphologische Befunde und patientenbezogene Kriterien können bei der Zuordnung zystischer Pankreasläsionen zu verschiedenen Krankheitsbildern hilfreich sein (Abb. 4.7). Als klassische Diagnosen gelten hier die intraduktale papillär-muzinöse Neoplasie (IPMN), die seröse zystische Neoplasie (SZN), die muzinös-zystische Neoplasie (MZN) und die solid-pseudopapilläre Neoplasie (SPN), die sich insbesondere hinsichtlich ihrer Morphologie und Epidemiologie unterscheiden (Abb. 4.8 und 4.9).

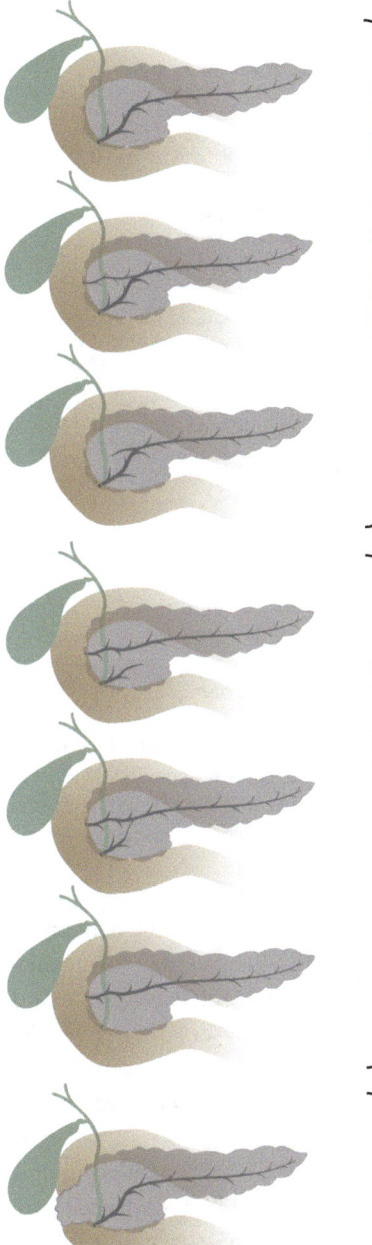

„Normalbefund"

◊ Pankreasgang (Ductus pancreaticus bzw. Wirsungianus) mündet gemeinsam mit dem Ductus choledochus über die Papilla duodeni major (Papilla Vateri) in das Duodenum
◊ Pankreasnebengang (Ductus pancreaticus accessorius bzw. Santorini) kann kaliberschwach erhalten sein und über die etwas weiter cranial gelegene Papilla duodeni minor in das Duodenum drainieren (rudimentäre Residuen möglich)

Pancreas divisum

◊ Ductus Wirsungianus mündet über die Papilla duodeni minor in das Duodenum, der separate ventrale Gang hingegen über die Papilla duodeni major
◊ komplette Trennung der Pankreasgänge und inkomplette, kommunizierende Varianten möglich
◊ ventrale Ganganlage kann vollständig fehlen
◊ meistens asymptomatisch, jedoch etwas erhöhtes Risiko für eine akute Pankreatitis (relative Stenose der Papilla duodeni minor)

Pancreas anulare

◊ Umschnürung des Duodenum durch einen ringförmigen Anteil des Pankreasparenchyms
◊ Meistens asymptomatisch, Passagestörung jedoch möglich (dann ggf. OP)

Abb. 4.6 Anlageanomalien des Pankreas, Beschriftungen nach Schneider et al. 2011, Kandler und Neuhaus 2015. Bei allen gezeigten Anomalien ist auch eine separate Einmündung des Ductus choledochus in das Duodenum möglich

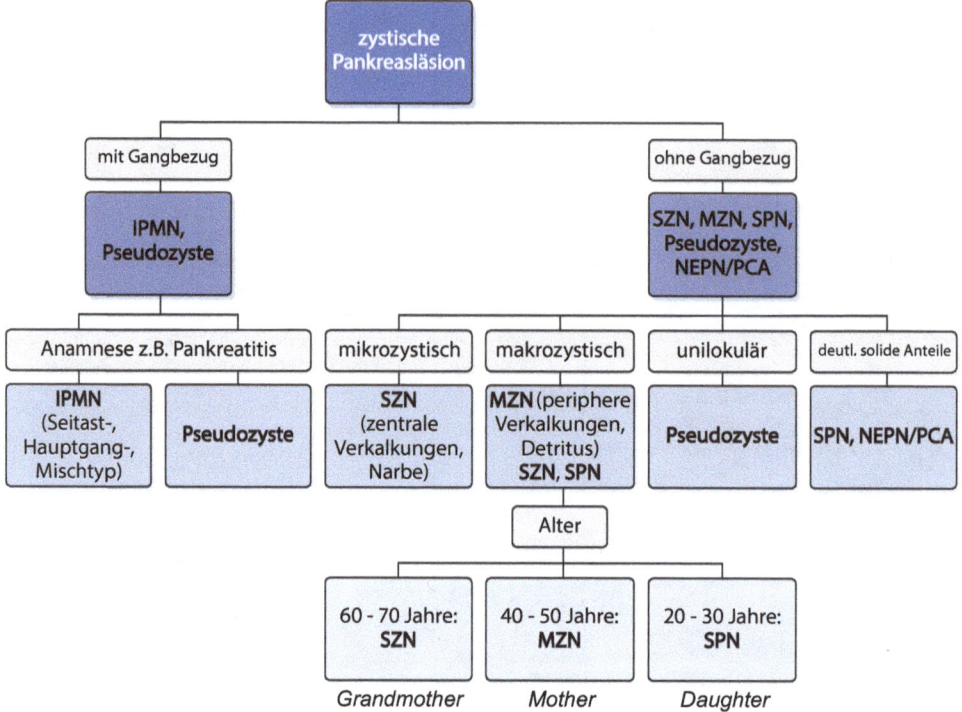

Abb. 4.7 Flussdiagramm zur differenzialdiagnostischen Einordnung einer zystischen Pankreasläsion, mit freundlicher Genehmigung modifiziert nach Mayer et al. 2016, Springer. IPMN = intraduktale papillär-muzinöse Neoplasie, SZN = seröse zystische Neoplasie, MZN = muzinös-zystische Neoplasie, SPN = solid-pseudopapilläre Neoplasie, NEPN = neuroendokrine Pankreasneoplasie, PCA = Pankreaskarzinom

Beim Umgang mit zystischen Pankreasläsionen im klinischen Alltag zeigt sich ein zunehmend standardisiertes Vorgehen. Nach den Fukuoka-Leitlinien wurden sogenannte „worrisome features" und „high-risk-stigmata" definiert, die eine Abschätzung des malignen Potenzials ermöglichen (Tab. 4.5, Tanaka et al. 2017). Anhand dieser Kriterien werden zystische Läsionen entsprechend einem diagnostischen Algorithmus in verschiedene Gruppen unterteilt und weiterer Diagnostik, einer Materialgewinnung oder einer operativen Therapie zugeführt (Abb. 4.10).

Die Diagnose einer **Seitenast-IPMN** erfordert einen eigenen Nachsorgealgorithmus, der im Hinblick auf eine Verlaufskontrolle mittels MRT, CT oder EUS das Vorliegen von Malignitätskriterien (wandständige Knoten mit ≥ 10 mm, Gangweite ≥ 10 mm, zystische Seitenastdilatation > 30 mm, höhergradige Dysplasie in der Zytologie) berücksichtigt (Schaible und Grenacher 2023). Dabei gilt ein größenadaptiertes Vorgehen (Schaible und Grenacher 2023):

IPMN
intraduktale papillär-muzinöse Neoplasie

◊ Männer > Frauen (3:2)
◊ Altersgipfel 60-70 Jahre
◊ 24% der zystischen Pankreastumore
◊ prämaligne

A. Hauptgangtyp
◊ Pankreaskopf bevorzugt
◊ Gangverbindung
◊ makrozystisch
◊ zystisch kolbenartige Hauptgangdilatation
◊ Malignitätsverdacht:
    - Gangerweiterung > 10 mm
    - murale Knoten
    - Verkalkungen
    - Zystengröße > 3 cm

B. Seitengangtyp
◊ Proc. uncinatus bevorzugt, Multifokalität in 30%
◊ Gangverbindung!
◊ makrozystisch oder unilokulär
◊ Zysten bündel- bzw. kleeblattartig, murale Knoten i.d.R. nicht darstellbar

C. Gemischter Typ
◊ Einwachsen aus Seitengängen in Hauptgang, Bildkriterien wie oben

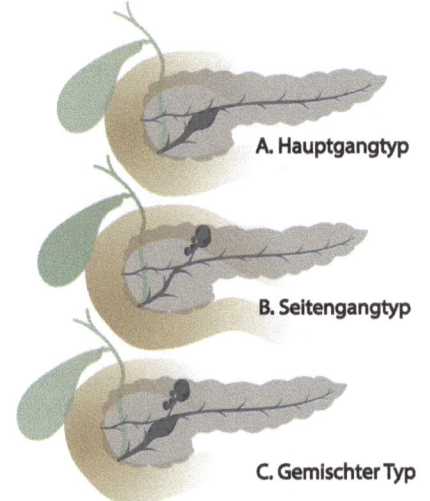

A. Hauptgangtyp

B. Seitengangtyp

C. Gemischter Typ

SZN
seröse zystische Neoplasie

◊ v.a. Frauen
◊ Altersgipfel 65 Jahre
◊ 10% der zystischen Pankreastumore
◊ Malignität < 3%

A. mikrozystisch
◊ Pankreaskorpus, -schwanz, multifokal bei VHL
◊ keine Gangverbindung
◊ mikrozystisch
◊ unzählige traubenartig angeordnete Zysten um zentrale, in 30% verkalkte Narbe, Bild:
    - „Zyste an Zyste"
    - radiäre fibröse Septen (KM-Aufnahme in der Spätphase)
    - lobulierte Außenkontur
◊ **spongelike:** Zysten peripher größer als zentral
◊ **honeycomblike:** Zysten peripher und zentral gleich groß, pseudosolider Aspekt

B. oligozystisch
◊ Pankreaskopf bevorzugt
◊ keine Gangverbindung
◊ **makrozystisch** oder **unilokulär**
◊ wenige Makrozysten, ähnlich zu MZN aber geringere Wanddicke und keine zentrale Narbe oder Verkalkung

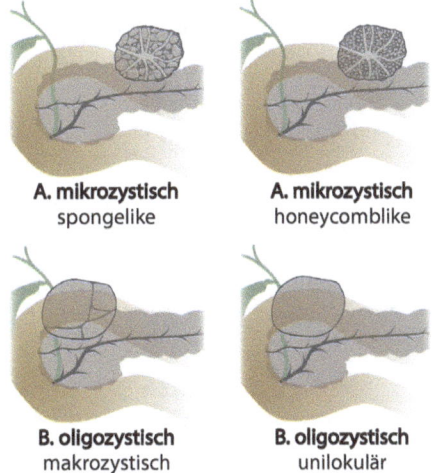

A. mikrozystisch
spongelike

A. mikrozystisch
honeycomblike

B. oligozystisch
makrozystisch

B. oligozystisch
unilokulär

Abb. 4.8 Zystische Pankreasläsionen: IPMN und SZN, Text mit freundlicher Genehmigung aus Buerke et al. 2010, Thieme

MZN
muzinös-zystische Neoplasie

◊ ausschließlich Frauen (ovarielles Stroma!)
◊ prämenopausal, Altersgipfel 47 Jahre
◊ 8% der zystischen Pankreastumore
◊ prämaligne

◊ Pankreaskorpus und -kauda, singulär
◊ keine Gangverbindung
◊ **makrozystisch** oder **unilokulär**
◊ wenige Einzelzysten, größer als bei SZN, die
   eingefasst erscheinen, Bild:
    - „Zysten in Zyste" bzw. „Orangen-
      schnittfläche"
    - relativ glatte Außenkontur
    - plumpe Zystenwand und einzelne
      fibröse Septen von relativ gleicher
      Dicke
    - z.T. hämorrhagischer Zysteninhalt
◊ Malignitätsverdacht:
    - murale Tumorknoten in der
      Zystenwand
    - Zystengrößen über 6 cm
    - Eierschalenverkalkungen peripher

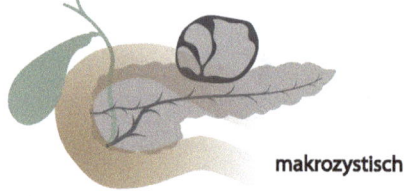

makrozystisch

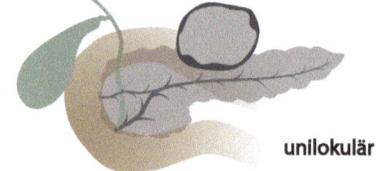

unilokulär

SPN
solid-pseudopapilläre Neoplasie

◊ ausschließlich junge Frauen
◊ Altersgipfel 30 Jahre
◊ 3% der zystischen Pankreastumore
◊ Malignität selten

◊ keine Lokalisationspräferenz
◊ keine Gangverbindung
◊ partiell zystische Raumforderung mit
   umgebender solider, irregulär verdickter
   Kapsel und KM-Aufnahme. Solide Tumor-
   areale verkalken in ca. 30%

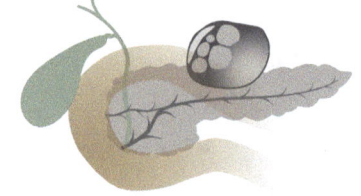

Abb. 4.9 Zystische Pankreasläsionen: MZN und SPN, Text mit freundlicher Genehmigung aus Buerke et al. 2010, Thieme

Tab. 4.5 „High-risk-stigmata" und „worrisome features" (besorgniserregende Kriterien), definiert gemäß den Fukuoka-Leitlinien, mit freundlicher Genehmigung aus Schaible und Grenacher 2023, Thieme

Worrisome Features	High-Risk-Stigmata
• Zyste ≥ 3 cm • wandständige Knoten < 5 mm mit Anreicherung • verdickte bzw. anreichernde Zystenwände • Durchmesser des Ductus pancreaticus zwischen 5 und 9 mm • abrupter Kalibersprung des Ductus pancreaticus mit distaler Pankreasatrophie • Lymphadenopathie • erhöhtes CA 19-9 • Zystenwachstum von mehr als 5 mm innerhalb von 2 Jahren	• Ikterus bei gleichzeitiger Pankreaskopfzyste • wandständige Knoten ≥ 5 mm mit Anreicherung • Durchmesser des Ductus pancreaticus ≥ 10 mm

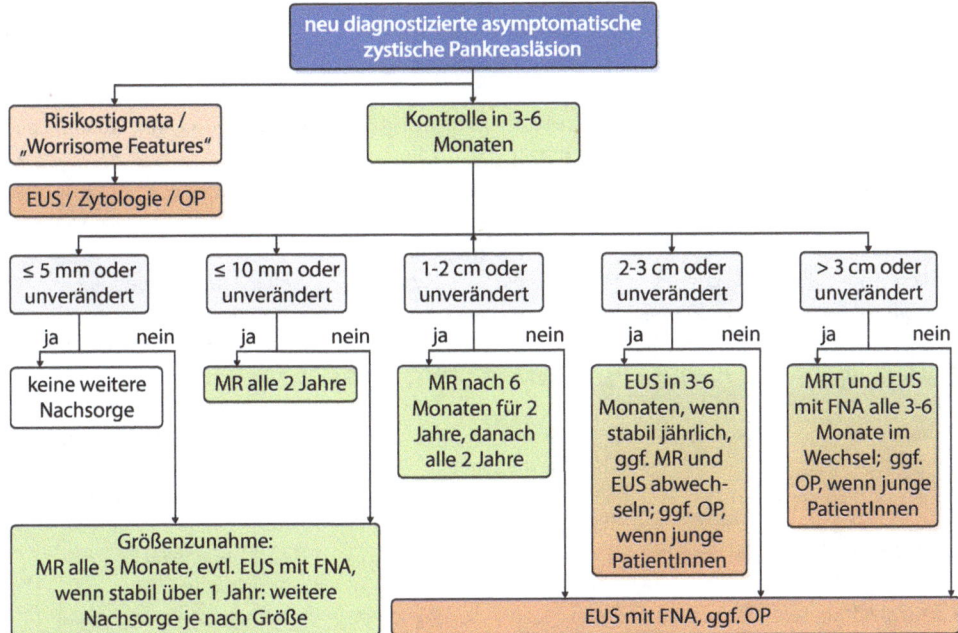

Abb. 4.10 Diagnostischer Algorithmus bei neu diagnostizierter, asymptomatischer, zystischer Pankreasneoplasie mit freundlicher Genehmigung modifiziert nach Schaible und Grenacher 2023, Thieme. EUS = endoskopische Ultraschalluntersuchung, FNA = Feinnadelaspiration

- Läsionen < 1 cm: Kontrolle nach 2 Jahren
- Läsionen > 1–2 cm ohne Malignitätskriterien: Kontrolle nach 6 Monaten; wenn konstant, nach 2 Jahren
- Läsionen > 2–3 cm ohne Malignitätskriterien: Kontrolle nach 6 Monaten; wenn konstant, nach 1 Jahr
- Läsionen 1–3 cm mit Verdacht auf invasives Wachstum: Resektion

4.3   Milz

4.3.1   Milzläsionen

Fokale Läsionen der Milz gehören in der Bildgebung des Abdomens zu den eher seltenen Befunden. Signalverhalten, Dichtewerte und Kontrastmittelaufnahme stellen im Hinblick auf diese Läsionen wichtige Aspekte für die Differenzierung und Zuordnung zu benignen oder malignen Entitäten dar (Tab. 4.6).

Tab. 4.6 Bildmorphologische Charakteristika von Milzläsionen in CT und MRT, mit freundlicher Genehmigung aus Bazan Serrano und Schreyer 2022, Thieme

Pathologischer Befund	T1	T2	CT	Kontrastmittelanreicherung
Benigne Milzläsionen				
Milzzyste	Hypointens	Hyperintens	Hypodens	Keine Anreicherung
Lymphangiom	Hypointens	Hyperintens	Hypodens	Inhomogene, meist nur randständige Anreicherung
Hämangiom	Hypointens	Hyperintens	Hypo- bis isodens	Starke Anreicherung, zentripetal-homogen
Hamartom	Isointens	Heterogenes Signalverhalten; vorwiegend hyperintens	Isodens	Inhomogene Anreicherung und iso- bis hyperdens in späten Kontrastmittelphasen
Sarkoidose	Hypointens	Hypointens	Hypodens	Keine bis schwache Anreicherung
Littoralzellangiom	Hypointens	Heterogenes Signalverhalten; vorwiegend hypointens	Hypodens	Inhomogene Anreicherung
Maligne Milzläsionen				
Lymphom	Isointens	Hypo- bis isointens	Hypodens	Inhomogen
Metastase	Hypo- bis isointens	Vorwiegend hyperintens	Hypodens	Heterogene Anreicherung
Angiosarkom	Hypo- bis isointens	Heterogenes Signalverhalten	Vorwiegend isodens	Starke, inhomogene Anreicherung

4.4 Nebennieren

4.4.1 Raumforderungen der Nebenniere

Vergrößerungen oder Raumforderungen der Nebennieren sind insbesondere in der Schnitt-bilddiagnostik des Abdomens häufige Befunde. Sie sind selten maligne und erfordern meistens keine Therapie. Neben der Anamnese (Vorliegen einer malignen Grunderkrankung?) und der laborchemischen Diagnostik geben verschiedene bildmor-phologische Charakteristika wichtige Entscheidungshilfen für den Umgang mit solchen Nebennieren-Inzidentalomen (Tab. 4.7 und 4.8, Schreyer et al. 2022). Nebennierenade-

Tab. 4.7 Leave-me-alone-Läsionen der Nebennieren, die kein weiteres Follow-up benötigen, mit freundlicher Genehmigung aus Schreyer et al. 2022, Springer

Inzidentalome Nebennieren	Diagnostische Eigenschaften
Nebenniere < 10 mm	Keine diagnostische Erwähnung oder Kontrolle nötig
Myelolipom[1]	Nachweis von makrozystischem Fett
Adenom	Nativ <10 HE, Nachweis von zytoplasmatischem Fett mit IPH-OPH-MRT

IPH = „in phase", OPH = „out of phase", MRT = Magnetresonanztomografie
[1]Kann auch extraadrenal auftreten

Tab. 4.8 Empfehlungen bei Inzidentalomen der Nebennieren, mit freundlicher Genehmigung aus Schreyer et al. 2022, Springer

Inzidentalome der Nebennieren < 10 mm (nicht diagnostische Bildcharakteristika)	1–4 cm		> 4 cm	
-	Vorbildgebung vorhanden	Keine Vorbildgebung keine Malignomanamnese	Keine Malignomanamnese	Bekanntes Malignom
-	Benigne bei Stabilität ≥ 1 Jahr, ansonsten Biopsie oder Resektion	Bei benignen Bildcharakteristika (homogen, niedrige Dichte, glatte Ränder) Kontroll-CT/MRT nach 12 Monaten	Ggf. Resektion	PET-CT oder Biopsie
-	Benigne, keine Kontrollen	Bei verdächtigen Bildcharakteristika (heterogen, Nekrosen) native CT, ggf. mit CECT oder IPH-OPH-MRT[2]	-	-

CT = Computertomografie, PET = Positronenemissionstomografie, CECT = „contrast enhanced computed tomography", IPH = „in phase", OPH = „out of phase", MRT = Magnetresonanztomografie

nome können dabei auch Dichtewerte von > 10 HE aufweisen, was die Unterscheidung zu malignen Nebennierenläsionen erschweren kann. Eine glatte Berandung, fehlende Nekrosen und eine homogene Binnenstruktur/KM-Aufnahme mit einem Wash-out von > 60 % sprechen für Benignität (für das KM-Wash-out wird die portalvenöse Phase nach 60–75 sec mit der späten Phase nach 10–15 min verglichen) (Schreyer et al. 2022). Bei der In-phase-opposed-phase-MRT gilt ein Signalabfall von > 17 % in der opposed-phase als diagnostisch sicher für das Vorliegen eines Adenoms (Schreyer et al. 2022, siehe auch Abschn. 4.1.4).

4.5   Nieren und ableitende Harnwege

4.5.1   Zystische Nierenläsionen

Zystische Läsionen des Nierenparenchyms werden verbreitet immer noch nach der klassischen Bosniak-Klassifikation beurteilt, die je nach bildmorphologischen Eigenschaften eine Empfehlung zur Verlaufskontrolle oder zur Resektion vorsieht (Abb. 4.11, Bosniak 1986; Israel und Bosniak 2005). Seit 2019 existiert darüber hinaus eine modifizierte Bosniak-Klassifikation, welche die ursprüngliche Gradeinteilung beibehält, den einzelnen Kategorien jedoch etwas veränderte bildmorphologische Kriterien zuschreibt (Tab. 4.9, Silverman et al. 2019; Schreyer et al. 2022).

4.5.2   Solide Nierenläsionen

Solide Raumforderungen des Nierenparenchyms sind nicht selten malignen Ursprungs und können in der MRT und CT typische bildmorphologische Eigenschaften aufweisen, die eine differenzialdiagnostische Zuordnung erleichtern (Tab. 4.10).

4.5.3   Nierenverletzungen

Traumatische Nierenläsionen treten insbesondere nach stumpfem Bauchtrauma auf. Sie stellen ein schwerwiegendes und potenziell lebensbedrohliches Krankheitsbild dar. Nach der Klassifikation der American Association for the Surgery of Trauma (AAST) lassen sich diese Verletzungen, je nach Ausdehnung bzw. Eindringtiefe sowie anhand von begleitenden Verletzungen der Nierengefäße und des harnleitenden Systems, in fünf Schweregrade einteilen (Abb. 4.12). Nach Kozar et al. (2018) wird eine Gefäßverletzung dabei definiert als Pseudoaneurysma oder AV-Fistel und stellt sich als fokale Kontrastmittelansammlung mit zunehmender Abblassung in späteren Phasen dar. Bei einer Blutung hingegen kommt es in späteren Phasen zu einer verstärkten Anreicherung bzw. Größenprogredienz. Die Gradeinteilung ergibt sich aus dem höchsten Grad aus Bildgebung, in-

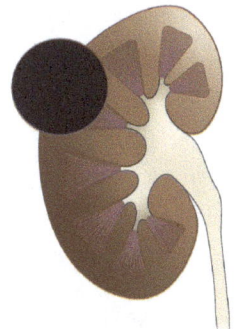 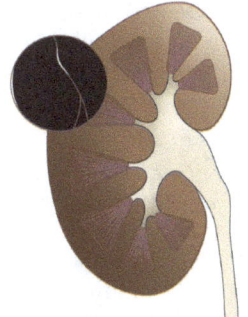 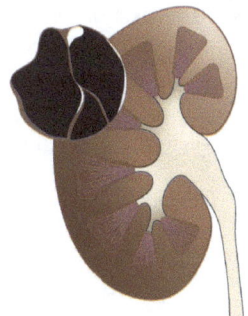

Bosniak I

◊ benigne Zyste mit dünner Wand
◊ keine Septen, Verkalkungen
  oder solide Komponenten
◊ flüssigkeitsisodens
◊ keine KM-Aufnahme

keine Konsequenz

Bosniak II

◊ benigne Zyste
◊ einzelne dünne Septen*
◊ feine Verkalkungen möglich
◊ homogen hyperdense Zysten
  < 3 cm (glatte Wand, keine
  KM-Aufnahme)

keine Konsequenz

Bosniak IIF

◊ glatt berandet
◊ multiple dünne Septen*
  (z.T. wie Wand leicht verdickt)
◊ keine KM-Aufnahme
◊ dicke/noduläre Verkalkungen
◊ homogen hyperdense, komplett
  intrarenale Zysten > 3 cm (glatte
  Wand/keine KM-Aufnahme)

**Follow-up nach 3-6 Monaten,
dann jährlich für 5 Jahre
(jüngere Patienten länger)**
(ca. 5% maligne)

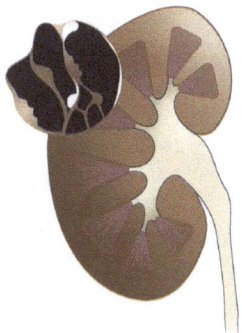 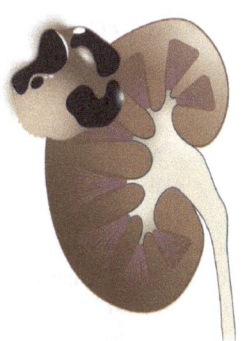

Bosniak III

◊ „unbestimmte" zystische Raumforderung
◊ Wand und Septen verdickt (irregulär oder
  glatt) mit KM-Aufnahme

Resektion
(ca. 50% maligne)

Bosniak IV

◊ offensichtlich maligne zystische Raumforderung mit allen Merkmalen von Stadium III
◊ zusätzlich Weichgewebskomponenten mit
  KM-Aufnahme unabhängig von Wand oder
  Septen (angrenzend)

Resektion

Abb. 4.11 Bosniak-Klassifikation zystischer Nierenläsionen, Beschriftungen nach Bosniak 1986, Israel und Bosniak 2005; Follow-up (Zeitraum) für IIF-Zysten und Wahrscheinlichkeit für Maligni- tät nach Hartman et al. 2004. * „wahrgenommenes" Enhancement möglich

Tab. 4.9 Klassifikation zystischer Nierenraumforderungen in der Computertomografie (CT) nach Silverman et al. 2019, mit freundlicher Genehmigung aus Schreyer et al. 2022, Springer

Zystische Nierenraumforderungen – modifizierte Klassifikation nach Bosniak (Version 2019 – CT)	Diagnostische Eigenschaften
Bosniak I	*Klar abgrenzbare Bewandung (≤ 2 mm)* *Homogen flüssig (–9 bis 20 HE)* *Keine Septen oder Kalzifikationen*
Bosniak II	*Max. 1–3 Septen* *Vereinzelte Kalzifikationen (nicht verdickt oder nodulär)*
Bosniak IIF	*Minimal verdickte (3 mm) oder minimal anreichernde Bewandung* *Mehrere (≥ 4) glatt berandete, dünne (≤ 2 mm), anreichernde Septen*
Bosniak III	*1 oder mehrere Bewandungen oder Septen, die* *• mit Wandverdickung (≥ 4 mm) oder* *• irregulär (≤ 3 mm konvex)* *KM aufnehmen*
Bosniak IV	*1 oder mehrere KM-aufnehmende Noduli* *• ≥ 4 mm konvex mit stumpfem Winkel imponierend oder* *• konvex (jede Größe) mit spitzem Winkel*

HE = Hounsfield-Einheiten, KM = Kontrastmittel

Tab. 4.10 Wichtige bildgebende Charakteristika der häufigsten Nierentumoren, aus Bickel 2018, Genehmigung entsprechend der Creative Commons Attribution 4.0 International License

	MRT	CT	Allgemein
	maligne		
Klarzelliges NCC	Inhomogen, T1 hypointens, T2 und ADC hyperintens, Signalabfall in Opposed-Phase, kräftiges KM Enhancement	Homogen oder inhomogen, kräftiges KM-Enhancement	Nekrosen und zystische Degeneration
Papilläres NCC	T1 und T2 hypointens, ADC niedriger, Signalauslöschungen in T2 und In-Phase, geringes KM-Enhancement	Geringeres bis kein KM-Enhancement (bis 30 % der Fälle)	Blutungen, Verkalkungen, Zysten bei größeren Tumoren
Chromophobes NCC	Eher homogen; T2 intermediär bis hypointens; mäßiges, teilweise Inhomogenes KM-Enhancement; zentrale sternförmige Narbe (ca. 30 % der Fälle), ADC niedriger	-	Zentrale sternförmige Narbe

Tab. 4.10 (Fortsetzung)

	MRT	CT	Allgemein
Lymphom	Homogen; T1 iso- bis gering hypointens; T2 iso- bis gering hyperintens; ADC niedrig; geringes, homogenes KM-Enhancement	Nativ hypodens; geringes, homogenes KM-Enhancement	Fokaler oder diffuser Befall
benigne			
Klassisches Angiomyolipom	T1 und T2 hypointens; Signalverlust nach Fettunterdrückung; Indian ink-Artefakt; solider Anteil mit starkem KM-Enhancement und Wash-out; ADC niedrig im soliden Anteil	Fettisodens; WT-Anteil mit teilweise kräftigem KM-Enhancement	-
Fettarmes Angiomyolipom	Homogen; T1 hyperintens; T2 hypointens; ADC niedrig; kräftiges KM-Enhancement mit Wash-out	Kein Fettanteil; teilweise kräftiges KM-Enhancement	-
Onkozytom	Oft umkapselt; T1 hypointens; T2 hyperintens; variables Enhancement-Pattern, besonders starkes Wash-out; ADC höher (ähnlich wie klarzelliges NCC); sternförmige Narbe	Kleine Tumoren homogen, große heterogen (nativ und nach KM); kräftiges Enhancement, starkes Wash-out; teilweise Narbe sichtbar	Sternförmige Narbe (bis 50 % der Fälle)

MRT = Magnetresonanztomografie; CT = Computertomografie; NCC = Nierenzellkarzinom; ADC = „apparent diffusion coefficient"; KM = Kontrastmittel

traoperativem oder pathologischem Befund (bei mehreren Verletzungen sollte der höchste Grad gewählt werden). Außerdem ist bei bilateralen Verletzungen der jeweils nächsthöhere Grad (bis Grad 3) auszuwählen (Kozar et al. 2018).

4.5.4 Harnstau und Ureterengen

Die Ursachen von Harnabflussstörungen sind vielfältig und reichen von kongenitalen oder erworbenen Stenosen über Harnsteine bis hin zu tumorösen Prozessen. Sie können zu einem Harnaufstau bis in das Nierenbeckenkelchsystem führen, der zur besseren Objektivierbarkeit in vier Schweregrade eingeteilt werden kann (Abb. 4.13). Zu den häufigen verursachenden Krankheitsbildern zählt die Urolithiasis, bei der Konkremente insbesondere an den Prädilektionsstellen der physiologischen Ureterengen eine Obstruktion verursachen können (Abb. 4.13).

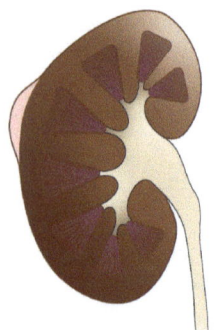

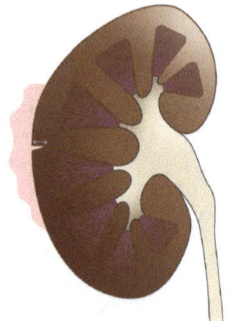

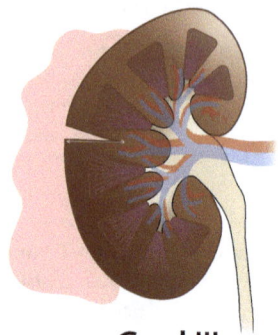

Grad I

◊ subkapsuläres Hämatom
  und/oder parenchymale
  Kontusion
◊ keine Lazeration

Grad II

◊ perirenales Hämatom
  (innerhalb der Gerota-Faszie)
◊ Parenchymlazeration
  (Tiefe ≤ 1 cm)
◊ kein Urinom

Grad III

◊ perirenales Hämatom (innerhalb
  der Gerota-Faszie)
◊ Parenchymlazeration (Tiefe > 1 cm)
◊ Nierenbeckenkelchsystem intakt,
  kein Urinom
◊ Gefäßverletzung o. aktive Blutung
  innerhalb der Gerota-Faszie

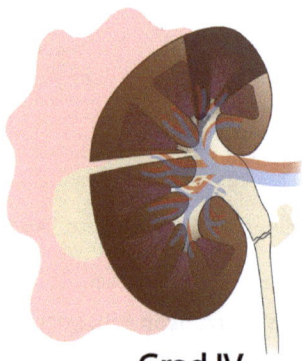

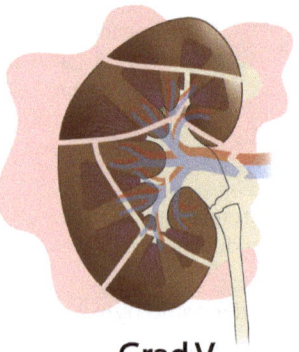

Grad IV

◊ Parenchymlazeration mit Beteiligung des
  Nierenbeckenkelchsystems mit Urinom
◊ Lazeration des Nierenbeckens und/oder
  vollständige ureteropelvine Unterbrechung
◊ segmentale Verletzung der A. o. V. renalis
◊ aktive Blutung außerhalb der Gerota-Faszie
  (nach retroperitoneal oder peritoneal)
◊ segmentaler oder vollständiger Niereninfarkt
  ohne aktive Blutung (bei Thrombose)

Grad V

◊ Lazeration der zentralen A. bzw. V. renalis oder
  Hilusabriss
◊ devaskularisierte Niere mit aktiver Blutung
◊ zerrissene Niere, normale parenchymale
  Anatomie nicht mehr identifizierbar

Abb. 4.12   Gradeinteilung der Nierenverletzungen nach der American Association for the Surgery of Trauma (AAST) in der Revision von 2018, Beschriftungen nach Kozar et al. 2018

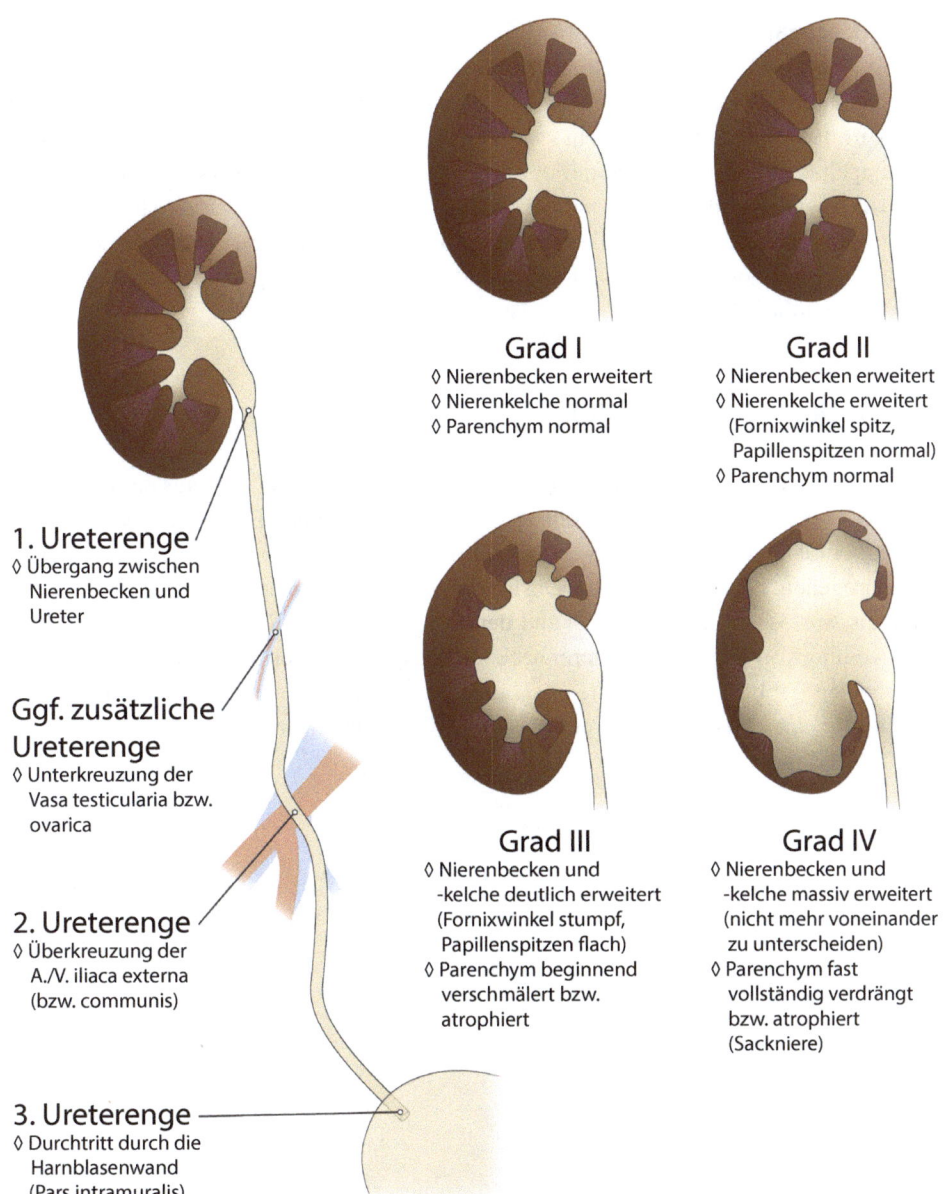

Grad I
◊ Nierenbecken erweitert
◊ Nierenkelche normal
◊ Parenchym normal

Grad II
◊ Nierenbecken erweitert
◊ Nierenkelche erweitert
  (Fornixwinkel spitz,
  Papillenspitzen normal)
◊ Parenchym normal

Grad III
◊ Nierenbecken und
  -kelche deutlich erweitert
  (Fornixwinkel stumpf,
  Papillenspitzen flach)
◊ Parenchym beginnend
  verschmälert bzw.
  atrophiert

Grad IV
◊ Nierenbecken und
  -kelche massiv erweitert
  (nicht mehr voneinander
  zu unterscheiden)
◊ Parenchym fast
  vollständig verdrängt
  bzw. atrophiert
  (Sackniere)

1. Ureterenge
◊ Übergang zwischen
  Nierenbecken und
  Ureter

Ggf. zusätzliche
Ureterenge
◊ Unterkreuzung der
  Vasa testicularia bzw.
  ovarica

2. Ureterenge
◊ Überkreuzung der
  A./V. iliaca externa
  (bzw. communis)

3. Ureterenge
◊ Durchtritt durch die
  Harnblasenwand
  (Pars intramuralis)

Abb. 4.13 Physiologische Ureterengen und Stadieneinteilung bei Harnstau (Beschriftungen nach Fernbach et al. 1993; Attenberger et al. 2015)

4.5.5   Ureteranomalien

Die Doppelniere ist eine vergleichsweise häufige Fehlbildung der Niere. Die Bezeichung ist etwas irreführend, da hierbei nicht zwei getrennte Organe vorliegen, sondern lediglich ein gedoppeltes Hohlsystem (Schuler et al. 2007). Daraus können verschiedene Anomalien des Harnabflusstraktes resultieren (Abb. 4.14). Bei Vorliegen eines Ureter duplex besagt die Meyer-Weigert-Regel, dass der kranial entspringende Ureter nach Überkreuzung des kaudal entspringenden Ureters (dieser mündet orthotop) dystop in den kaudalen Anteil der Harnblase mündet.

4.5.6   Vesikoureteraler Reflux

Vesikoureteraler Reflux bezeichnet einen retrograden Übertritt von Urin aus der Harnblase in einen oder beide Harnleiter. Er stellt einen prädisponierenden Faktor für Pyelonephritiden und, bei längerem Bestehen, für das Auftreten einer Niereninsuffizienz dar. Neben einer neurogenen Ursache kommen Obstruktionen am Harnblasenausgang oder in der Urethra als Auslöser in Betracht. Anhand der Ausdehnung des Rückstaus und dem Grad der Aufweitung von Ureter bzw. Nierenbeckenkelchsystem lassen sich fünf Schweregrade Unterscheiden (Abb. 4.15, Lebowitz et al. 1985). Der Nachweis kann, vor allem bei Kindern, mithilfe einer Miktionszysturethrografie (MCU) erbracht werden.

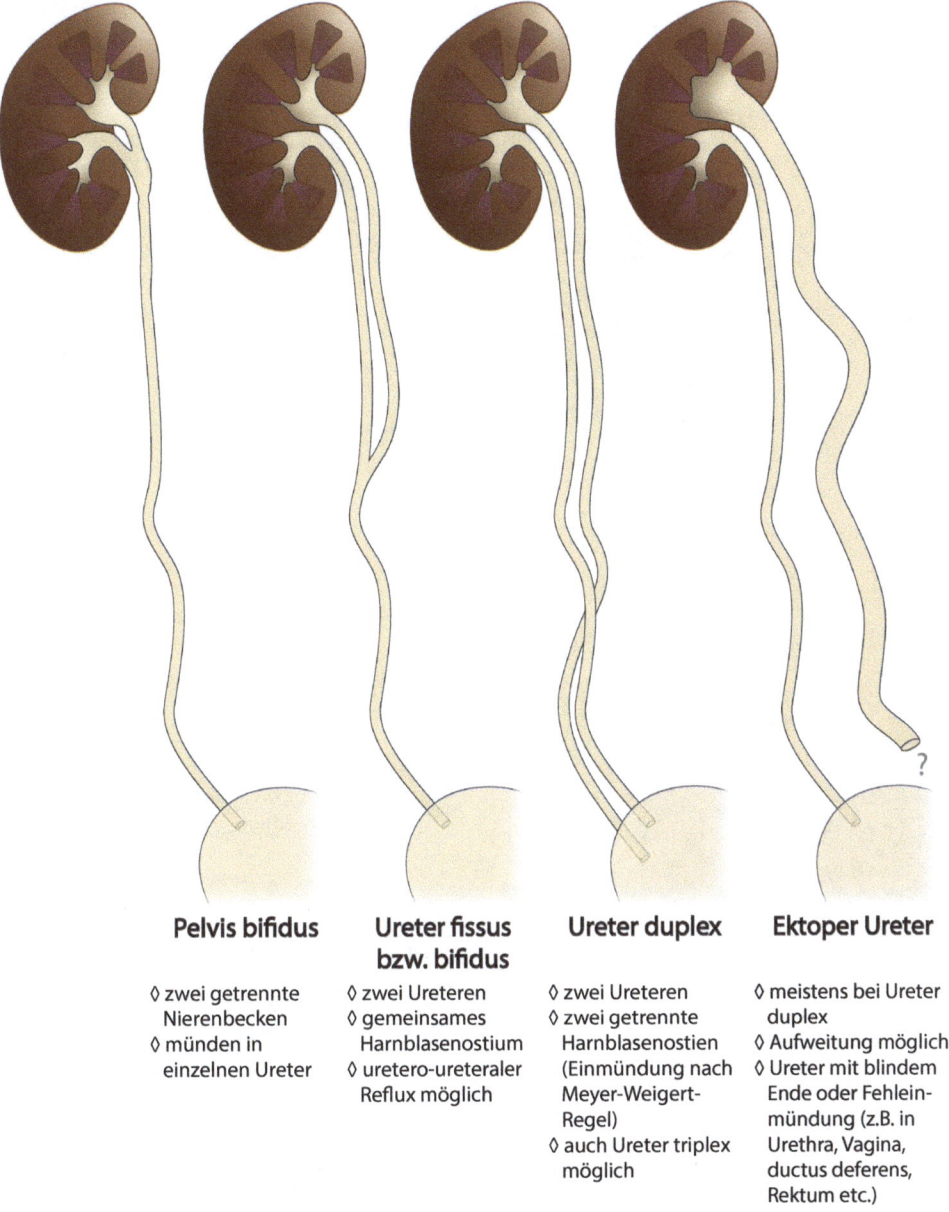

Pelvis bifidus

◊ zwei getrennte
   Nierenbecken
◊ münden in
   einzelnen Ureter

**Ureter fissus
bzw. bifidus**

◊ zwei Ureteren
◊ gemeinsames
   Harnblasenostium
◊ uretero-ureteraler
   Reflux möglich

Ureter duplex

◊ zwei Ureteren
◊ zwei getrennte
   Harnblasenostien
   (Einmündung nach
   Meyer-Weigert-
   Regel)
◊ auch Ureter triplex
   möglich

Ektoper Ureter

◊ meistens bei Ureter
   duplex
◊ Aufweitung möglich
◊ Ureter mit blindem
   Ende oder Fehlein-
   mündung (z.B. in
   Urethra, Vagina,
   ductus deferens,
   Rektum etc.)

Abb. 4.14 Ureteranomalien bei Doppelniere, Beschriftungen nach Schuler et al. 2007

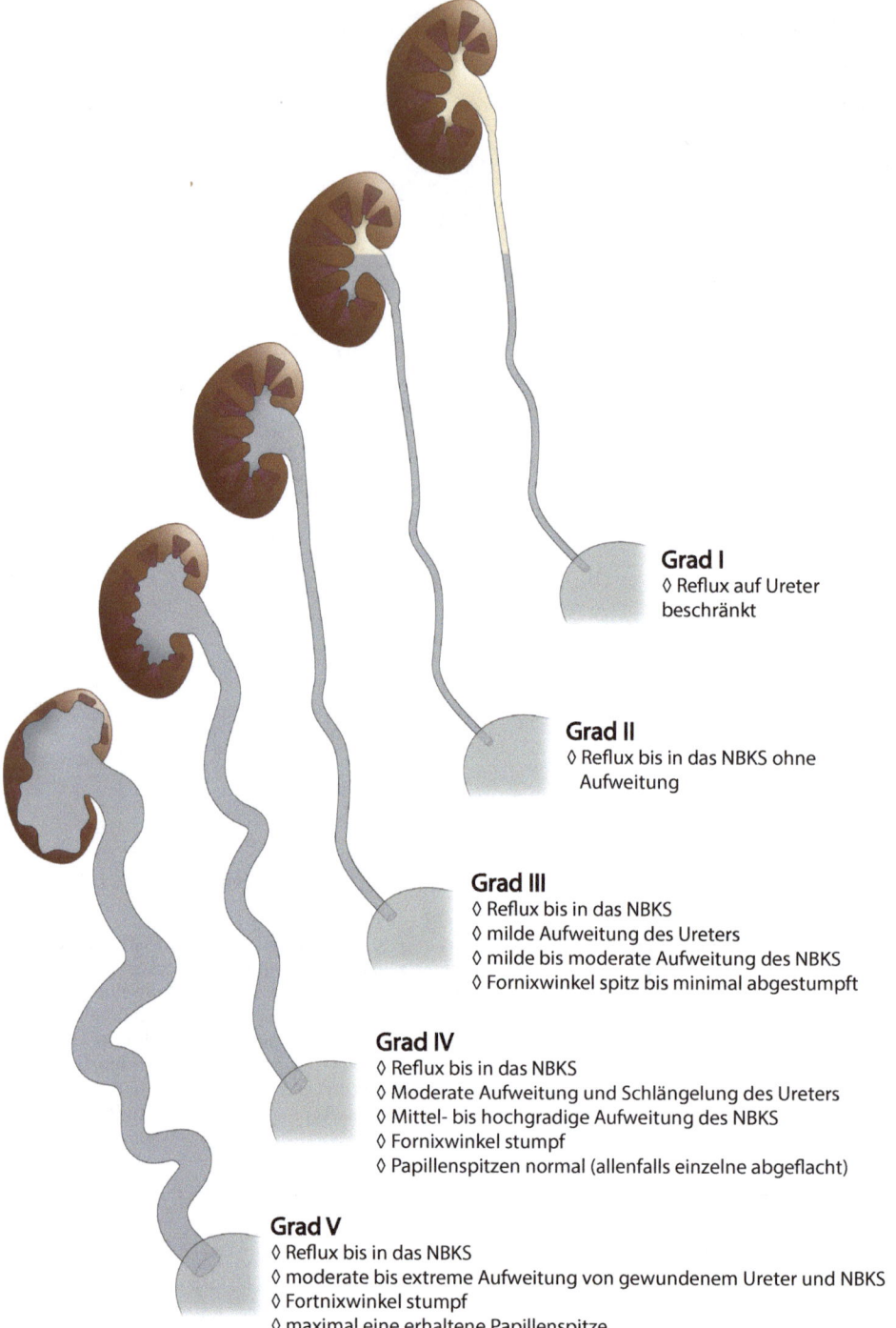

Grad I
◊ Reflux auf Ureter
beschränkt

Grad II
◊ Reflux bis in das NBKS ohne
Aufweitung

Grad III
◊ Reflux bis in das NBKS
◊ milde Aufweitung des Ureters
◊ milde bis moderate Aufweitung des NBKS
◊ Fornixwinkel spitz bis minimal abgestumpft

Grad IV
◊ Reflux bis in das NBKS
◊ Moderate Aufweitung und Schlängelung des Ureters
◊ Mittel- bis hochgradige Aufweitung des NBKS
◊ Fornixwinkel stumpf
◊ Papillenspitzen normal (allenfalls einzelne abgeflacht)

Grad V
◊ Reflux bis in das NBKS
◊ moderate bis extreme Aufweitung von gewundenem Ureter und NBKS
◊ Fortnixwinkel stumpf
◊ maximal eine erhaltene Papillenspitze

Abb. 4.15 Vesikoureteraler Reflux, Beschriftungen nach Lebowitz et al. 1985. NBKS = Nierenbeckenkelchsystem

4.6 Gastrointestinaltrakt

4.6.1 Therapierfolg: gastrointestinaler Stromatumor

Der gastrointestinale Stromatumor (GIST) ist ein potenziell maligner mesenchymaler Tumor des Gastrointestinaltraktes und meistens im Magen oder im Dünndarm lokalisiert. Zur Verlaufskontrolle des GIST im Re-Staging haben sich die Choi-Kriterien durchgesetzt, die insbesondere die Tumorgröße und -vaskularisation berücksichtigen (Tab. 4.11, Choi et al. 2007).

4.6.2 Diverikulose und Divertikulitis

Das Auftreten von Schleimhautausstülpungen (Divertikel) im Kolon ist mit steigendem Alter ein sehr häufiges Phänomen und wird in Abwesenheit klinischer Symptome als Divertikulose bezeichnet. Die Entzündung eines Divertikels (Divertikulitis) ist eine häufige Komplikation der Divertikulose und kann starke klinische Symptome und bei inadäquater Therapie schwerwiegende Verläufe mit sich bringen. Nach der S3-Leitlinie „Divertikelkrankheit/Divertikulitis" der Deutschen Gesellschaft für Gastroenterologie, Verdauungs- und Stoffwechselkrankheiten (DGVS) und der Deutschen Gesellschaft für Allgemein- und Viszeralchirurgie (DGAV) können nach der Classification of Diverticular Disease (CDD) anhand bildmorphologischer Kriterien und des zeitlichen Verlaufs vier Typen der Divertikelkrankheit mit weiteren Unterkategorien unterschieden werden (Abb. 4.16, Leifeld et al. 2022).

Tab. 4.11 Modifizierte CT-Evaluationskriterien zur Beurteilung des Therapieerfolgs bei GIST (gastrointestinaler Stromatumor) nach Choi (2007), mit freundlicher Genehmigung aus Layer et al. 2013

Beurteilungskriterien	Choi-Kriterien
CR (= komplette Remission)	• Verschwinden aller Läsionen • Keine neuen Läsionen
PR (= Teilremission)	• Mindestens 10 %ige Abnahme der Tumorgröße (Summe LA) oder mindestens 15 %ige Abnahme der Tumordichte in HE • Referenz: Baseline • Keine neuen Läsionen • Kein offensichtlicher Progress nicht messbarer Tumormanifestationen
PD (= fortschreitende Erkrankung)	• Mindestens 10 %ige Zunahme der Tumorgröße, Referenz: Nadir • Tumordichte [HE] erfüllt nicht die Kriterien der PR (Abnahme ≥ 15 %) • Neue Läsionen • Neue intratumorale Knoten oder Größenzunahme bereits existierender intratumoraler Knoten
SD (= stabile Erkrankung)	Fälle, die weder PR noch PD entsprechen

HE = Hounsfield-Einheiten

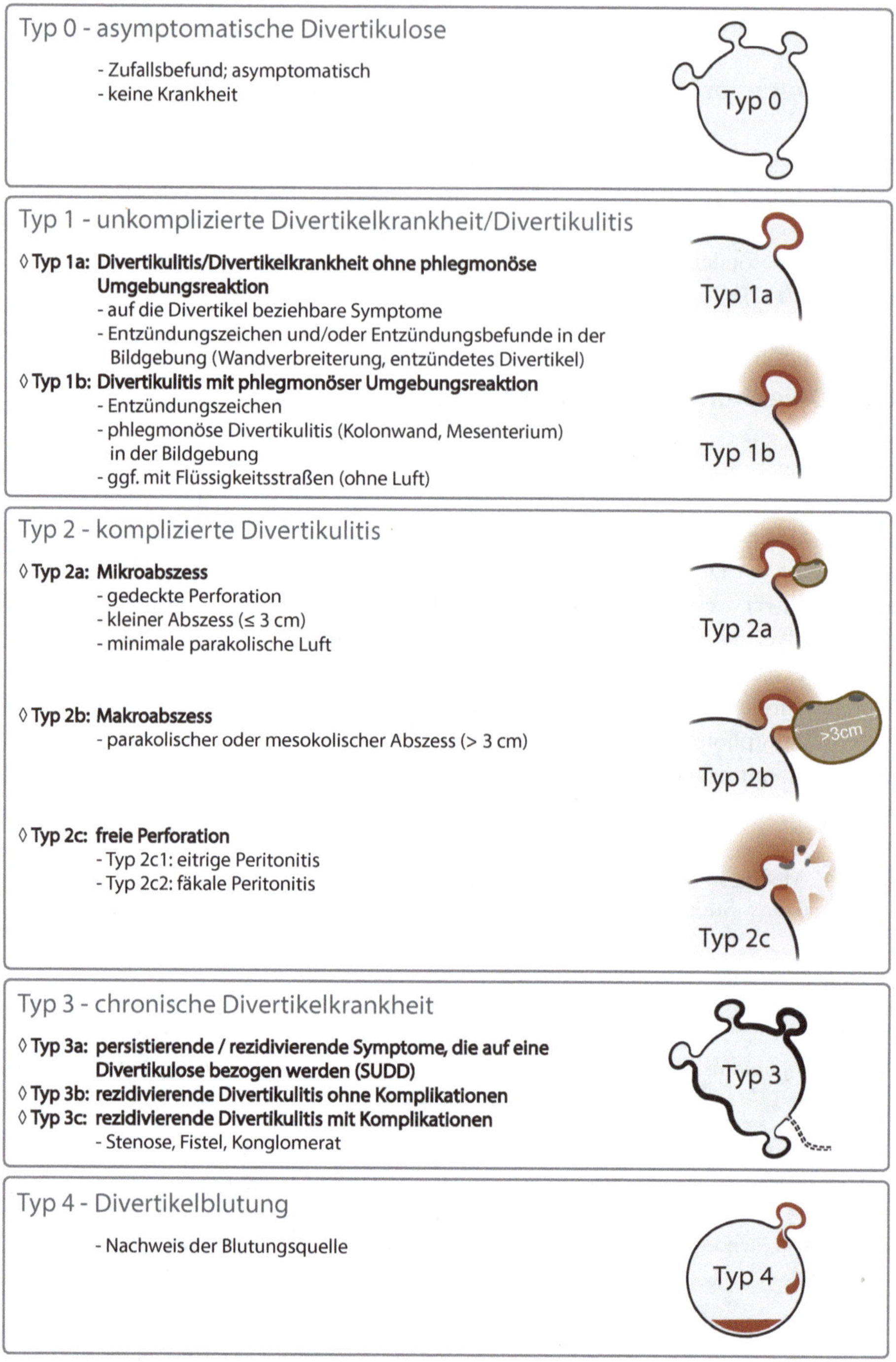

Typ 0 - asymptomatische Divertikulose

- Zufallsbefund; asymptomatisch
- keine Krankheit

Typ 0

Typ 1 - unkomplizierte Divertikelkrankheit/Divertikulitis

◊ **Typ 1a: Divertikulitis/Divertikelkrankheit ohne phlegmonöse Umgebungsreaktion**
   - auf die Divertikel beziehbare Symptome
   - Entzündungszeichen und/oder Entzündungsbefunde in der Bildgebung (Wandverbreiterung, entzündetes Divertikel)

Typ 1a

◊ **Typ 1b: Divertikulitis mit phlegmonöser Umgebungsreaktion**
   - Entzündungszeichen
   - phlegmonöse Divertikulitis (Kolonwand, Mesenterium) in der Bildgebung
   - ggf. mit Flüssigkeitsstraßen (ohne Luft)

Typ 1b

Typ 2 - komplizierte Divertikulitis

◊ **Typ 2a: Mikroabszess**
   - gedeckte Perforation
   - kleiner Abszess (≤ 3 cm)
   - minimale parakolische Luft

Typ 2a

◊ **Typ 2b: Makroabszess**
   - parakolischer oder mesokolischer Abszess (> 3 cm)

>3cm

Typ 2b

◊ **Typ 2c: freie Perforation**
   - Typ 2c1: eitrige Peritonitis
   - Typ 2c2: fäkale Peritonitis

Typ 2c

Typ 3 - chronische Divertikelkrankheit

◊ **Typ 3a: persistierende / rezidivierende Symptome, die auf eine Divertikulose bezogen werden (SUDD)**
◊ **Typ 3b: rezidivierende Divertikulitis ohne Komplikationen**
◊ **Typ 3c: rezidivierende Divertikulitis mit Komplikationen**
   - Stenose, Fistel, Konglomerat

Typ 3

Typ 4 - Divertikelblutung

- Nachweis der Blutungsquelle

Typ 4

Abb. 4.16 Einteilung der Divertikelkrankheit, mit freundlicher Genehmigung aus Leifeld et al. 2022, Thieme

4.6.3   Der operierte Magendarmtrakt

Ein (ggf. mehrfach) voroperierter Magendarmtrakt kann die Befundung abdomineller Schnittbilder deutlich erschweren. Zur Orientierung ist neben (akten-)anamnestischen Informationen insbesondere die Kenntnis der gängigen chirurgischen Verfahren und Rekonstruktionstechniken essenziell. Für die Pankreasteilresektion sind die Operation nach Whipple und die pyloruserhaltende Duodenohemipankreatektomie (PPPD) nach Traverso-Longmire als typische OP-Techniken zu nennen, bei der (partiellen) Gastrektomie die Rekonstruktionen nach Billroth und Roux-Y (Abb. 4.17 und 4.18).

4.6.4   Analfisteln und Analabszesse

Proktodealdrüsen sind blind endende, rudimentäre Drüsen, die vom Analkanal in den Raum zwischen dem äußeren und inneren Analsphinkter ziehen und hier blind enden. Eine Infektion dieser Drüsen ist eine häufige Ursache für Analabszesse und -fisteln, die anhand ihrer Lage im Becken bzw. ihres Verlaufs in Bezug auf den Sphinkterapparat eingeteilt werden können (Abb. 4.19). Außerdem sollte die Lokalisation entsprechend des Ziffernblattes der *Anal Clock* angegeben werden, was vor allem für die Therapieplanung wichtig ist (Abb. 4.20).

4.6.5   Magen-Darm-Passage

Der Hinton-Test gibt als gastroenterologischer Funktionstest Aufschluss über mögliche Störungen der Magen-Darm-Passage (Hinton et al. 1969). Hierfür wird eine Kapsel mit 20–50 röntgendichten Markern (*in domo* 24 Ringe) *per os* verabreicht und nach 120 h (Tag 5) eine Röntgen-Übersichtsaufnahme des Abdomens angefertigt (Abb. 4.21). Eine verzögerte Kolontransitzeit wird bei einem Verbleib von > 20 % der Marker angenommen (Kim und Rhee 2012). Optional kann eine zusätzliche Leeraufnahme am Tag 1 angefertigt werden.

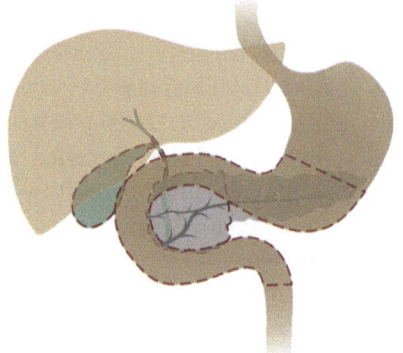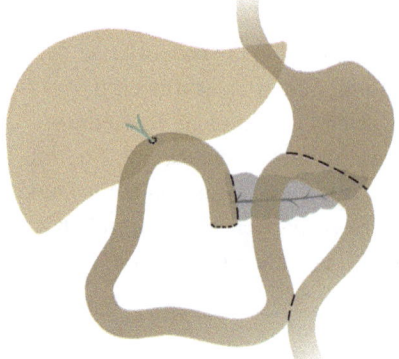

Whipple-Operation

◊ Pankreasteilresektion (Caput pancreatis
  und evtl. Teile des Corpus)
◊ Entfernung von:
  distalem Magenanteil, Duodenum,
  Gallenblase mit Ductus choledochus
  sowie regionären Lymphknoten

◊ Pankreatikojejunostomie (End-zu-Seit)
◊ biliodigestive Anastomose zum Jejunum
◊ Gastrojejunostomie (End-zu-Seit mit
  hochgezogener Jejunumschlinge)
◊ ggf. Braun'sche Fußpunktanastomose
◊ abgewandelte Rekonstruktion möglich

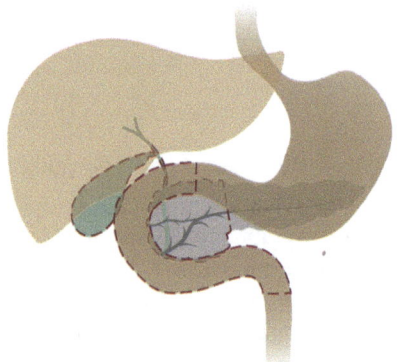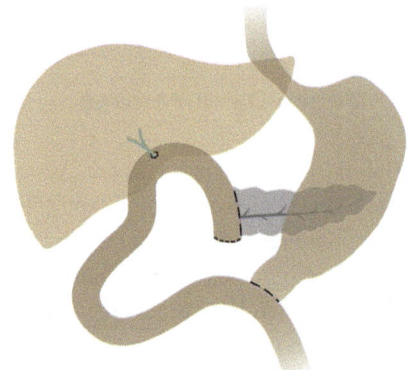

Pyloruserhaltende Duodenohemipankreatektomie (PPPD) nach Traverso-Longmire

◊ Pankreasteilresektion (Caput pancreatis
  und evtl. Teile des Corpus)
◊ Entfernung von:
  Duodenum, Gallenblase mit Ductus cho-
  ledochus sowie regionären Lymphknoten
◊ Erhalt des distalen Magens inkl. Pylorus

◊ Pankreatikojejunostomie (End-zu-Seit)
◊ biliodigestive Anastomose zum Jejunum
◊ Gastrojejunostomie (End-zu-Seit
  zwischen Pylorus und hochgezogener
  Jejunumschlinge)

Abb. 4.17 Chirurgische Verfahren bei Pankreaskopfresektion

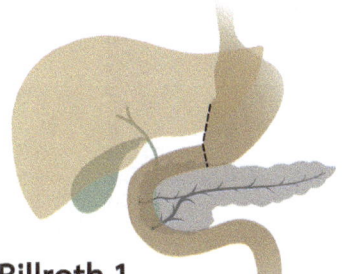

Billroth 1

◊ Gastroduodenostomie
  (End-zu-Seit oder End-zu-End)
◊ nur noch sehr selten durchgeführt

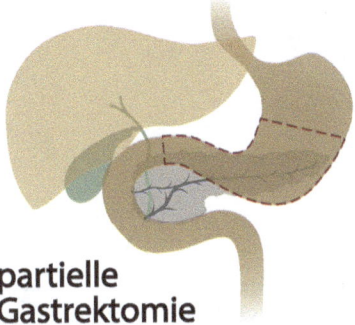

partielle Gastrektomie

◊ hier ca. 2/3 des distalen Magens
  entfernt (inkl. Pylorus)

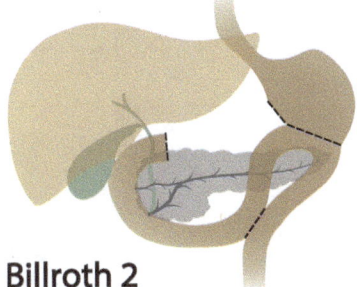

Billroth 2

◊ Duodenum oralseitig blind endend
◊ Gastrojejunostomie (End-zu-Seit)
◊ „antekolisch" oder „retrokolisch"
  (in Bezug auf das Colon transversum)
◊ Braun'sche Fußpunktanastomose

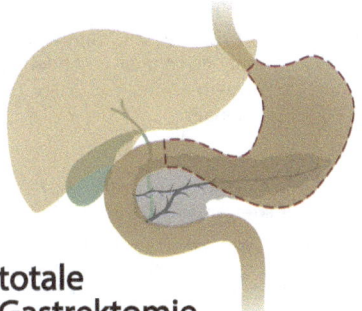

totale Gastrektomie

◊ gesamter Magen entfernt
  (inkl. Pylorus)

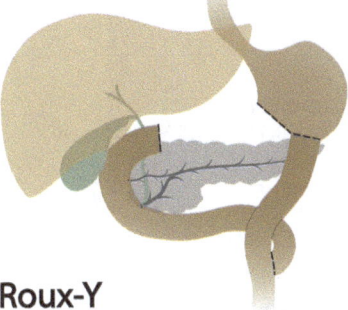

Roux-Y

◊ Duodenum oralseitig blind endend
◊ Gastrojejunostomie (End-zu-End) bzw.
  bei totaler Gastrektomie Oesophago-
  jejunostomie
◊ Duodenum nach distal mit Y-Anastomose
  (End-zu-Seit) mit der hochgezogenen
  Jejunumschlinge
◊ auch in bariatrischer Chirurgie
  angewendet (Magenbypass)

Abb. 4.18 Chirurgische Verfahren bei (partieller) Gastrektomie

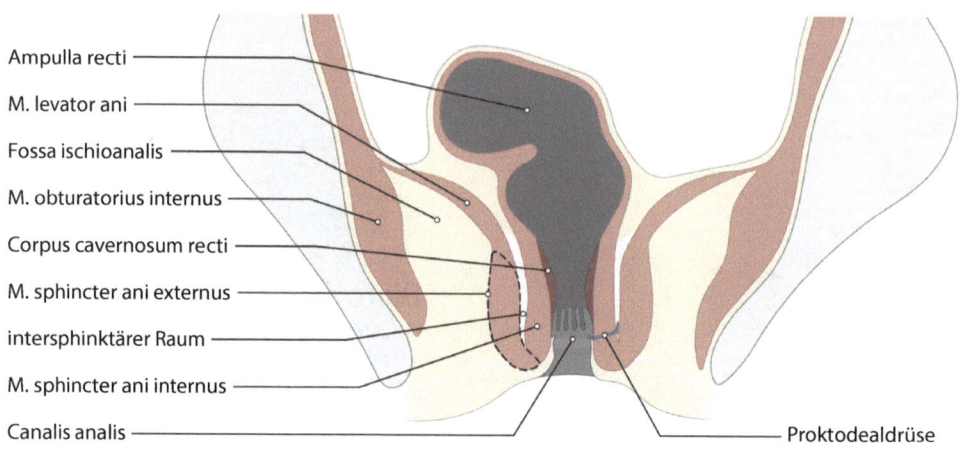

Ampulla recti
M. levator ani
Fossa ischioanalis
M. obturatorius internus
Corpus cavernosum recti
M. sphincter ani externus
intersphinktärer Raum
M. sphincter ani internus
Canalis analis
Proktodealdrüse

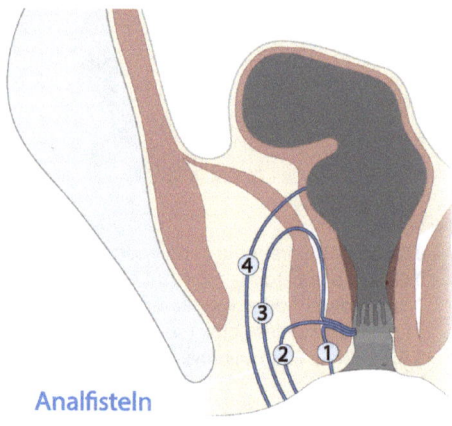

Analfisteln

Parks Typ 1 - intersphinktär
◊ Verlauf durch den M. sphincter ani internus in den intersphinktären Raum (häufigste Form)

Parks Typ 2 - transsphinktär
◊ Verlauf durch den M. sphincter ani internus bzw. externus in die Fossa ischioanalis

Parks Typ 3 - suprasphinktär
◊ Verlauf durch den M. sphincter ani internus, im intersphinktären Raum nach cranial und oberhalb des M. puborectalis (innerer Anteil des M. levator ani) in die Fossa ischioanalis

Parks Typ 4 - extrasphinktär
◊ Verlauf durch den M. levator ani in die Fossa ischioanalis (Sphinkterapparat nicht betroffen)

supralevatorisch (1)
◊ zwischen Rektum und M. levator ani

ischioanal (2)
◊ in der Fossa ischioanalis

intersphinktär (3)
◊ im intersphinktären Raum

perianal (4)
◊ subkutan am Analkanal

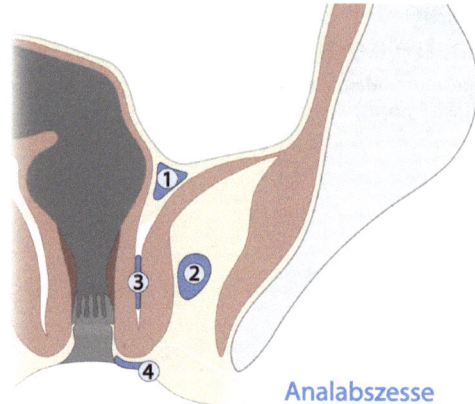

Analabszesse

Abb. 4.19 Typische Lokalisationen von Analabszessen und Klassifikation der Analfisteln nach Parks et al. (1976)

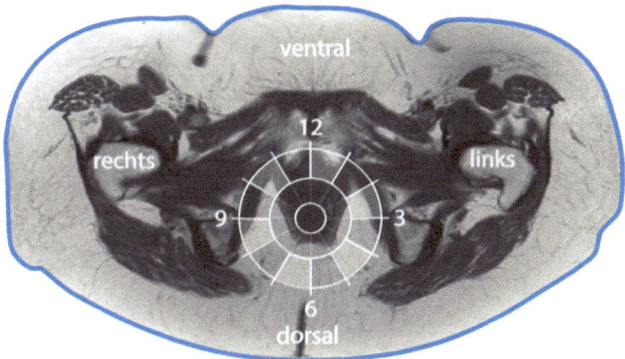

Abb. 4.20   Einteilung des Beckenbodens in Bezug auf den Sphinkterapparat anhand der *Anal Clock*

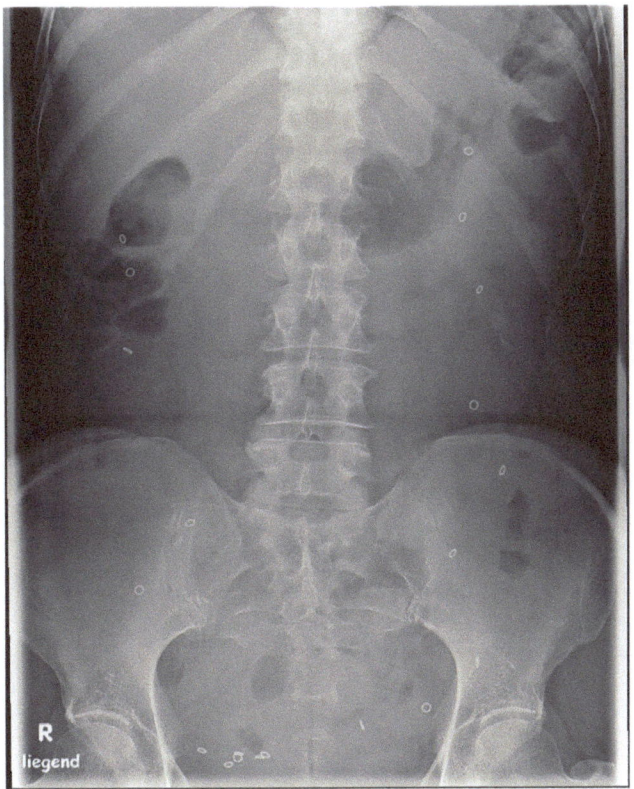

Abb. 4.21   Magendarmpassage: Hinton-Test

4.7   Viszeralarterien

Die Durchblutung des Gastrointestinaltraktes (und einiger Bauchorgane) erfolgt zum größten Teil über die drei großen Viszeralarterien Truncus coeliacus, Arteria mesenterica superior (AMS) und Arteria mesenterica inferior (AMI), die über Anastomosen miteinander in Verbindung stehen (Abb. 4.22). Eine genaue Kenntnis der anatomischen Verhältnisse ist insbesondere für interventionelle Verfahren an diesen Arterien von großer Bedeutung. Außerdem treten nicht selten normvariante Gefäßverläufe und -abgänge auf.

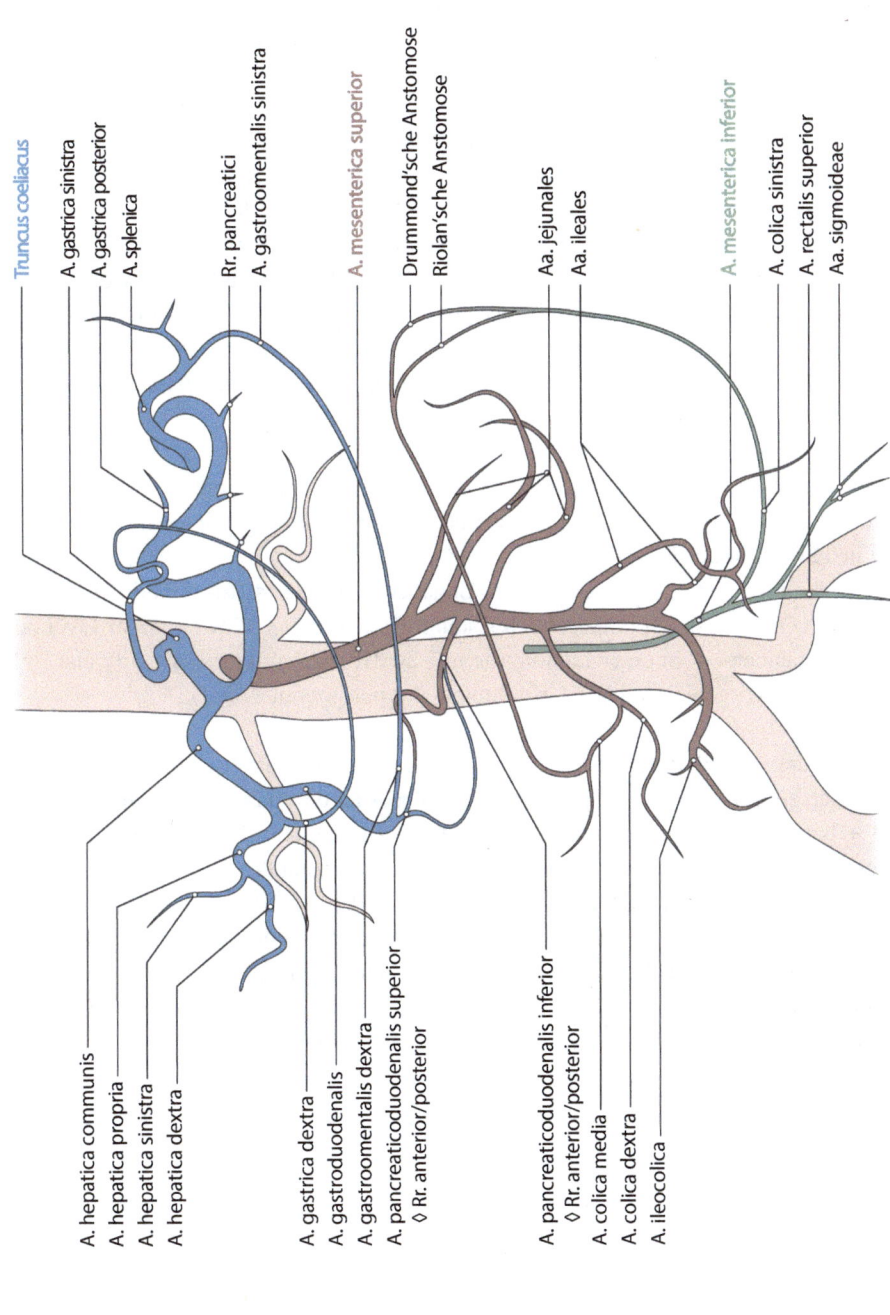

Truncus coeliacus
A. gastrica sinistra
A. gastrica posterior
A. splenica
Rr. pancreatici
A. gastroomentalis sinistra
A. mesenterica superior
Drummond'sche Anstomose
Riolan'sche Anstomose
A. mesenterica inferior
Aa. jejunales
Aa. ileales
A. colica sinistra
A. rectalis superior
Aa. sigmoideae

A. hepatica communis
A. hepatica propria
A. hepatica sinistra
A. hepatica dextra
A. gastrica dextra
A. gastroduodenalis
A. gastroomentalis dextra
A. pancreaticoduodenalis superior
◊ Rr. anterior/posterior
A. pancreaticoduodenalis inferior
◊ Rr. anterior/posterior
A. colica media
A. colica dextra
A. ileocolica

Abb. 4.22   Übersicht: Anatomie der großen Viszeralarterien

4.8   Prostata

Die Prostata lässt sich histologisch in verschiedene Zonen einteilen. Die benigne Prosta-
tahyperplasie (BPH) betrifft dabei in der Regel die (harnröhrennahe) Transitionszone,
während Prostatakarzinome bevorzugt in der peripheren Zone vorkommen. Das **Prostate
Imaging-Reporting And Data System (PI-RADS®)** ermöglicht die strukturierte Befundung der multiparametrischen MRT-Bildgebung der Prostata und ermöglicht die Risikostratifizierung für Läsionen des Prostatagewebes anhand ihrer Signaleigenschaften in verschiedenen Sequenzen. In der aktuellen Version PI-RADS® 2.1 (2019) wird die periphere
Zone anhand von DWI-/ADC-Sequenzen eingeteilt und je nach dynamischem Kontrastmittelverhalten ggf. modifiziert. Die Transitionszone wird primär auf T2-gewichteten Sequenzen beurteilt mit dem DWI-Score als potenziellem Modifikator (Abb. 4.23, ACR,
ESUR und AdMeTech Foundation 2019). Dabei gilt das dynamische Kontrastmittel-
Enhancement (*dynamic contrast enhancement* = DCE) als (ACR, ESUR und AdMeTech
Foundation 2019)

- **positiv** (fokal und mit früherem oder gleichzeitigem Enhancement im Vergleich zum
  umgebenden normalen Prostatagewebe und korrespondierend mit verdächtigem Befund in T2w und/oder DWI) bzw.
- **negativ** (kein frühes oder gleichzeitiges Enhancement oder diffuses multifokales Enhancement OHNE korrespondierenden fokalen Befund in der T2w und/oder DWI oder
  fokales Enhancement in einer Läsion, die in T2w BPH-Charakteristika aufweist [inkl.
  Zeichen eines vorgewölbten BPH-Knotens in der peripheren Zone]).

Die resultierenden PI-RADS-Stadien geben Auskunft über das Risiko für das Auftreten
eines klinisch signifikanten Prostatakarzinoms. Dieses ist durch einen Gleason-Score ≥ 7
(inkl. 3 + 4 mit einer prominenten, aber nicht prädominanten Gleason-4-Komponente)
und/oder ein Volumen von > 0,5 ml und/oder eine extraprostatische Ausbreitung gekenn-
zeichnet (ACR, ESUR und AdMeTech Foundation 2019). Handlungsempfehlungen werden aus dem PI-RADS-Stadium nicht direkt abgeleitet und richten sich nach weiteren Faktoren. Allerdings sollte für die PI-RADS-Stadien 4 und 5 eine Biopsie erwogen werden,
nicht jedoch für die Stadien 1 und 2 (ACR, ESUR und AdMeTech Foundation 2019). Für
tiefer gehende Informationen sei auf die Originalpublikation verwiesen.

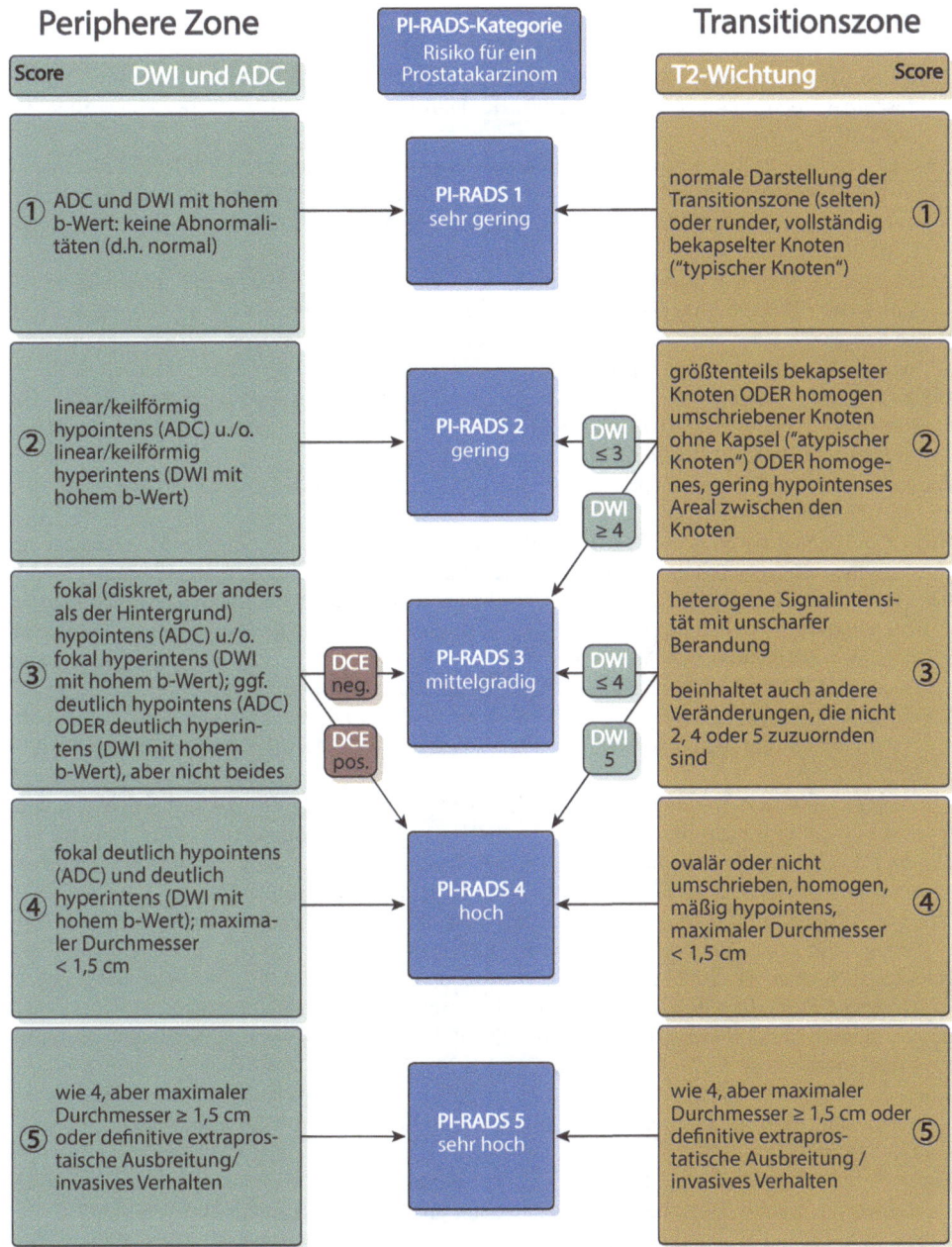

Abb. 4.23 Algorithmus des Prostate Imaging – Reporting And Data System (PI-RADS®), nach der PI-RADS® Version 2.1, ACR, ESUR und AdMeTech Foundation 2019

Literatur

American College of Radiology (2018) LI-RADS CT/MRI. Online: https://www.acr.org/Clinical-Resources/Reporting-and-Data-Systems/LI-RADS/LI-RADS-CT-MRI-v2018. Zugegriffen am 14.05.2023

American College of Radiology, European Society of Urogenital Radiology, AdMeTech Foundation (2019) PI-RADS® Prostate imaging – reporting and data system. Version 2.1. Online: https://www.acr.org/-/media/ACR/Files/RADS/PI-RADS/PIRADS-V2-1.pdf. Zugegriffen am 25.05.2023

Attenberger U, Nissen J, Sertdemir M (2015) Niere und ableitende Harnwege. In: Krombach G, Mahnken A (Eds.) Radiologische Diagnostik Abdomen und Thorax. 1. Auflage. Thieme, Stuttgart

Bazan Serrano G, Schreyer A (2022) Differenzialdiagnose von Milzläsionen – eine kompakte radiologische Übersicht. Radiol. Up2date. 22 213–231. doi: https://doi.org/10.1055/a-1718-8860

Bickel H (2018) Nichtinvasive Phänotypisierung von Nierentumoren – aktueller Stand. Radiol. 58, 900–905. https://doi.org/10.1007/s00117-018-0432-2. Online: https://link.springer.com/article/10.1007/s00117-018-0432-2#rightslink

Bosniak M (1986) The current radiological approach to renal cysts. Radiology 158:1–10. https://doi.org/10.1148/radiology.158.1.3510019

Buerke B, Heindel W, Wessling J (2010) Differenzialdiagnose und radiologisches Management von zystischen Tumoren des Pankreas. RöFo. 182, 852–860. https://doi.org/10.1055/s-0029-1245502

Choi H, Charnsangavej C, Faria S (2007) Correlation of computed tomography and positron emission tomography in patients with metastatic gastrointestinal stromal tumor treated at a single institution with imatinib mesylate: proposal of new computed tomography response criteria. J Clin Oncol 25:1753–1759. https://doi.org/10.1200/JCO.2006.07.3049

Fernbach S, Maizels M, Conway J (1993) Ultrasound grading of hydronephrosis: introduction to the system used by the society for fetal urology. Pediatr Radiol 23:478–480. https://doi.org/10.1007/BF02012459

Hartman D, Choyke P, Hartman M (2004) From the RSNA refresher courses: a practical approach to the cystic renal mass. RadioGraphics 24:S101–S115. https://doi.org/10.1148/rg.24si045515

Hinton J, Lennard-Jones J, Young A (1969) A new method for studying gut transit times using radioopaque markers. Gut 10:842–847. https://doi.org/10.1136/gut.10.10.842

Israel G, Bosniak M (2005) An update of the Bosniak renal cyst classification system. Urology 66:484–488. https://doi.org/10.1016/j.urology.2005.04.003

Kandler J, Neuhaus H (2015) Angeborene Anomalien des Pankreas. In: Lehnert H, Schellong S, Mössner J et al (Hrsg) Referenz Innere Medizin. Springer, Berlin/Heidelberg

Kim E, Rhee P (2012) How to interpret a functional or motility test – colon transit study. J Neurogastroenterol Motil 18:94–99. https://doi.org/10.5056/jnm.2012.18.1.94

Kozar R, Crandall M, Shanmuganathan K et al (2018) Organ injury scaling 2018 update: spleen, liver, and kidney. J Trauma Acute Care Surg 85:1119–1122. https://doi.org/10.1097/TA.0000000000002058

Layer G, Stahl T, Hoffend J (2013) Bildgebende Beurteilung des Therapieansprechens unter Chemotherapie. Radiol. Up2date. 13, 221–239. doi: https://doi.org/10.1055/s-0033-1344352

Lebowitz R, Olbing H, Parkkulainen K et al. (1985) International system of radiographic grading of vesicoureteric reflux - International Reflux Study in Children. Pediatr Radiol 15:105–109. https://doi.org/10.1007/BF02388714

Leifeld L, Germer C, Böhm S et al. (2022) S3-Leitlinie Divertikelkrankheit/Divertikulitis – Gemeinsame Leitlinie der Deutschen Gesellschaft für Gastroenterologie, Verdauungs- und Stoffwechselkrankheiten (DGVS) und der Deutschen Gesellschaft für Allgemein- und Viszeralchirurgie (DGAV): November 2021 – AWMF-Registernummer: 021-20. Z. Für Gastroenterol. 60, 613–688. doi: https://doi.org/10.1055/a-1741-5724. Zugegriffen am 15.12.2022

Lencioni R, Llovet J (2010) Modified RECIST (mRECIST) assessment for hepatocellular carcinoma. Semin Liver Dis 30:052–060. https://doi.org/10.1055/s-0030-1247132

Mayer P, Tjaden C, Klauß M (2016) Diagnostische Strategie und differenzialtherapeutisches Vorgehen bei zystischen Läsionen des Pankreas. Radiol. 56, 338–347. doi: https://doi.org/10.1007/s00117-016-0091-0

Parks A, Gordon P, Hardcastle J (1976) A classification of fistula-in-ano. Br J Surg 63:1–12. https://doi.org/10.1002/bjs.1800630102

Ringe K (2016) Diagnose und Differenzialdiagnose fokaler Leberläsionen unter Verwendung von Gd-EOB-DTPA (Primovist). Radiol. Up2date. 16, 15–32. doi: https://doi.org/10.1055/s-0042-102037

Schaible J, Grenacher L (2023) How I do it – Radiologische Abklärung zystischer Pankreastumoren. Radiol. Up2date. 23, 9–11. doi: https://doi.org/10.1055/a-1949-7115

Schima W, Kopf H, Eisenhuber E (2023) LI-RADS made easy. RöFo 95:486–494. https://doi.org/10.1055/a-1990-5924

Schneider L, Müller E, Hinz U et al (2011) Pancreas divisum: a differentiated surgical approach in symptomatic patients. World J Surg 35:1360–1366. https://doi.org/10.1007/s00268-011-1076-9

Schreyer A, Wessling J, Bazan Serrano G et al. (2022) Inzidentelle und Leave-me-alone-Befunde der abdominellen Organe – Teil 2: Milz, Niere und Nebennieren sowie ableitende Harnwege. Radiol. 62, 439–450. doi: https://doi.org/10.1007/s00117-022-00998-5

Schuler A, von Klinggräff G, Walz P (2007) Doppelnieren. In: Seitz K, Schuler A, Rettenmaier G (Eds.) Klinische Sonographie und sonographische Differenzialdiagnose. 2. komplett neu bearbeitete und erweiterte Auflage. Thieme, Stuttgart

Silverman S, Pedrosa I, Ellis J et al (2019) Bosniak classification of cystic renal masses, version 2019: an update proposal and needs assessment. Radiology 292:475–488. https://doi.org/10.1148/radiol.2019182646

Tanaka M, Fernández-del Castillo C, Kamisawa T et al (2017) Revisions of international consensus Fukuoka guidelines for the management of IPMN of the pancreas. Pancreatology 17:738–753. https://doi.org/10.1016/j.pan.2017.07.007

Vockelmann C (2017) Gastrointestinaltrakt – Krankheitsbilder. In: Kahl-Scholz M, Vockelmann C (Hrsg) Basiswissen Radiologie. Springer, Berlin/Heidelberg

Weishaupt D, Köchli V, Marincek B (2014) Wie funktioniert MRI – eine Einführung in Physik und Funktionsweise der Magnetresonanzbildgebung, 7. Überarbeitete und ergänzte Auflage. Springer, Berlin/Heidelberg

Wirbelsäule

5

Inhaltsverzeichnis

5.1 Frakturen des kraniozervikalen Übergangs

Frakturen der Wirbelsäule im kraniozervikalen Übergang sind aufgrund potenziell begleitender Rückenmarksläsionen insbesondere bei Instabilität als hochgradig problematisch einzustufen. Die exakte Beschreibung der Bildmorphologie hilft zum einen der Stabilitätsbeurteilung, zum anderen ist sie für die Planung einer ggf. notwendigen Operation entscheidend. Atlasfrakturen lassen sich nach Gehweiler in insgesamt sechs Kategorien klassifizieren, von denen der Typ 3a nach Jefferson und der Typ 3b nach Dickman weiter unterteilt werden können (Abb. 5.1). Axisfrakturen werden anhand ihres räumlichen Bezugs zum Dens axis nach Anderson und D'Alonzo sowie bei Vorliegen einer Axisbogenfraktur entsprechend der Fragmentstellung nach Effendi in jeweils drei Typen eingeteilt (Abb. 5.2).

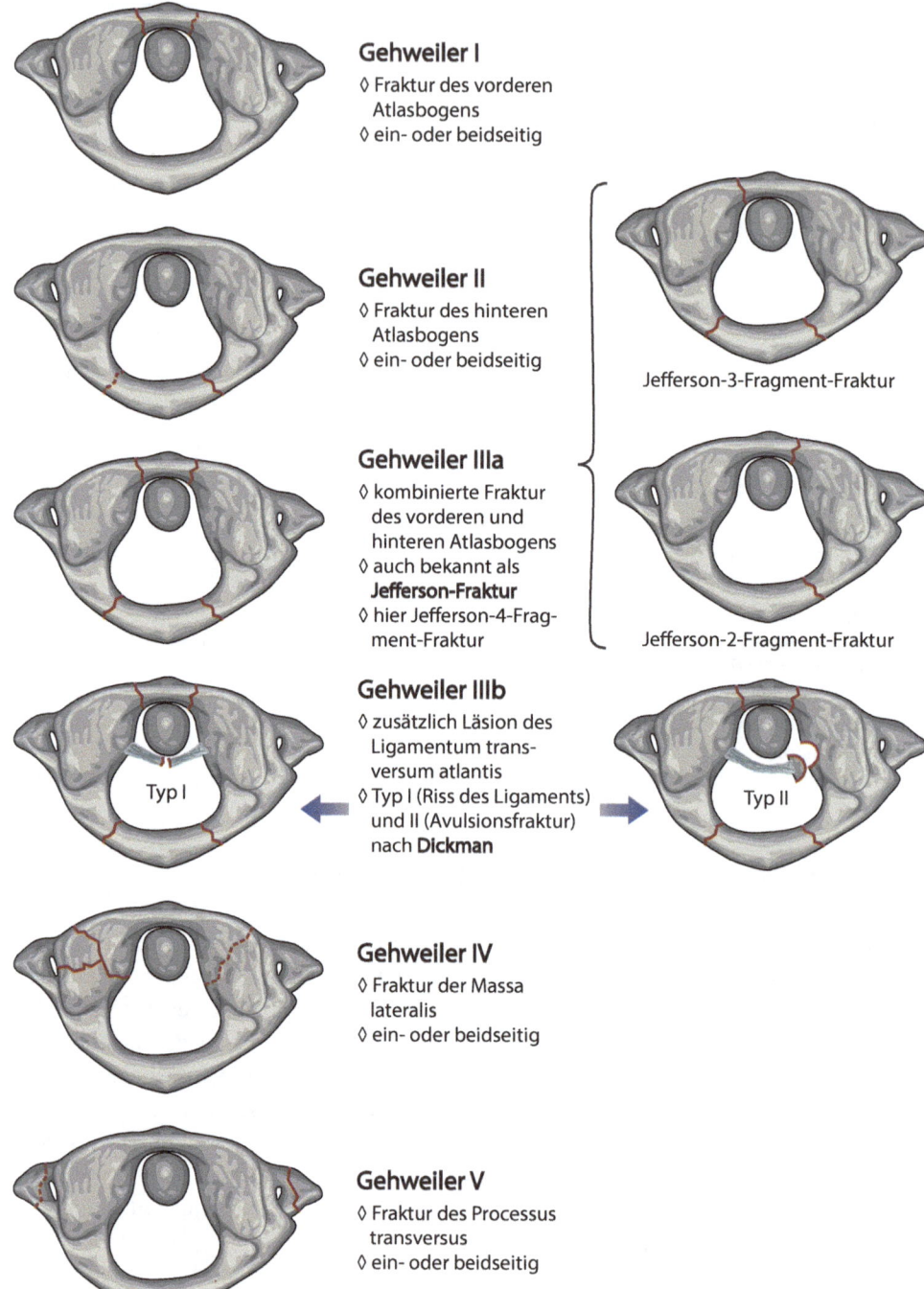

Gehweiler I
◊ Fraktur des vorderen
  Atlasbogens
◊ ein- oder beidseitig

Gehweiler II
◊ Fraktur des hinteren
  Atlasbogens
◊ ein- oder beidseitig

Jefferson-3-Fragment-Fraktur

Gehweiler IIIa
◊ kombinierte Fraktur
  des vorderen und
  hinteren Atlasbogens
◊ auch bekannt als
  Jefferson-Fraktur
◊ hier Jefferson-4-Frag-
  ment-Fraktur

Jefferson-2-Fragment-Fraktur

Gehweiler IIIb
◊ zusätzlich Läsion des
  Ligamentum trans-
  versum atlantis
◊ Typ I (Riss des Ligaments)
  und II (Avulsionsfraktur)
  nach **Dickman**

Typ I

Typ II

Gehweiler IV
◊ Fraktur der Massa
  lateralis
◊ ein- oder beidseitig

Gehweiler V
◊ Fraktur des Processus
  transversus
◊ ein- oder beidseitig

Abb. 5.1 Einteilung der Atlasfrakturen nach Jefferson 1919, Gehweiler et al. 1976, Dickman et al. 1996, Laubach et al. 2022

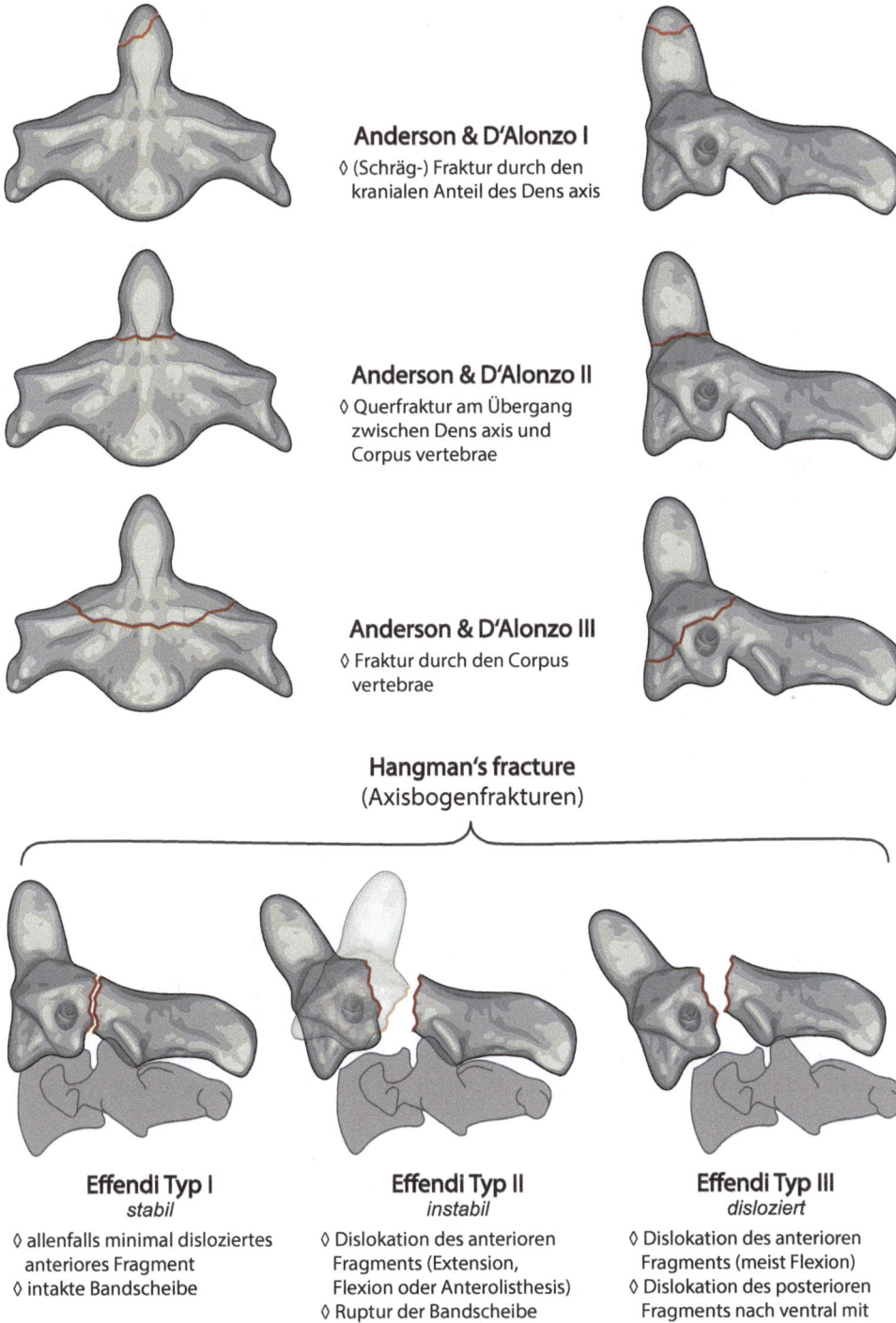

Anderson & D'Alonzo I

◊ (Schräg-) Fraktur durch den kranialen Anteil des Dens axis

Anderson & D'Alonzo II

◊ Querfraktur am Übergang zwischen Dens axis und Corpus vertebrae

Anderson & D'Alonzo III

◊ Fraktur durch den Corpus vertebrae

Hangman's fracture
(Axisbogenfrakturen)

Effendi Typ I
stabil

◊ allenfalls minimal disloziertes anteriores Fragment
◊ intakte Bandscheibe

Effendi Typ II
instabil

◊ Dislokation des anterioren Fragments (Extension, Flexion oder Anterolisthesis)
◊ Ruptur der Bandscheibe

Effendi Typ III
disloziert

◊ Dislokation des anterioren Fragments (meist Flexion)
◊ Dislokation des posterioren Fragments nach ventral mit Verhaken der Facettengelenke

Abb. 5.2 Einteilung der Axisfrakturen nach Anderson und D'Alonzo (1974) und Effendi et al. (1981)

CAVE: Bei Vorliegen einer Typ-I-Densfraktur nach Anderson und D'Alonzo sollte differenzialdiagnostisch ein Os odontoideum (akzessorischer Knochen) oder ein Ossiculum terminale (persistierendes Ossifikationszentrum) in Betracht gezogen werden.

5.2   Thorakolumbale Wirbelkörperfrakturen

Es existieren verschiedene Klassifikationssysteme zur Beschreibung thorakolumbaler Wirbelkörperfrakturen. Als weit verbreitete Klassifikationen sind die AO-Magerl-, die TLICS- und die AOSpine-Klassifikationen zu nennen, von denen hier die AOSpine-Klassifikation dargestellt wird, unter anderem aufgrund der höheren Interobserver-Reliabilität (Khamis et al. 2020).

Die AOSpine-Klassifikation verwendet für die Einteilung in Schweregrade die drei Komponenten **Frakturmorphologie** (Abb. 5.3), **neurologische Schädigung** und **klinische Modifikatoren**.

Hinsichtlich der **neurologischen Schädigung** werden fünf Stufen unterschieden (Kandziora et al. 2016):

- NO: keine Einschränkungen
- N1: transientes (temporäres) neurologisches Defizit, zum Zeitpunkt der Untersuchung nicht mehr nachweisbar
- N2: radikuläres Defizit
- N3: inkomplette Querschnittsläsion (Grad D-B nach der ASIA-Einteilung)
- N4: komplette Querschnittsläsion (Grad A nach der ASIA-Einteilung)
- Nx: neurologischer Status nicht überprüfbar

Darüber hinaus werden zwei **klinische Modifikatoren** unterschieden (Kandziora et al. 2016):

- M1: dorsale Zuggurtung potenziell insuffizient (Intaktheit klinisch und/oder radiologisch nicht eindeutig beurteilbar); erweiterte Diagnostik (MRT) indiziert
- M2: patientenspezifische Komorbiditäten mit möglichem Einfluss auf die Entscheidungsfindung für eine Operation bei nicht eindeutiger Therapieempfehlung (z. B. Spondylitis ankylosans, Erkrankungen aus dem rheumatischen Formenkreis, Osteoporose etc.)

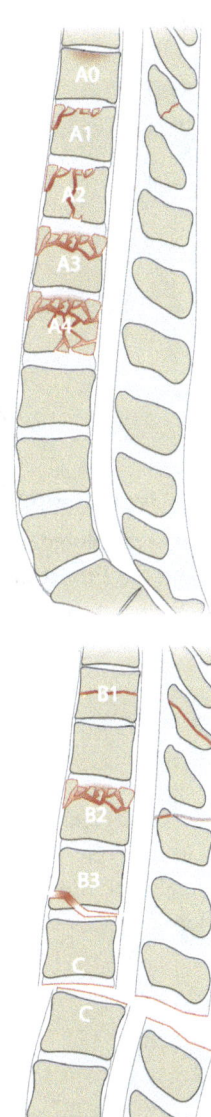

Typ A - Kompressionsverletzungen

◊ dorsale Zuggurtung intakt (keine translatorische Verschiebung oder Distraktion der Wirbelkörper)

A0 - Dorn- und Querfortsatzfrakturen ohne Beeinträchtigung der Stabilität **oder** Wirbelkörperinfraktionen ("bone bruise" im MRT)

A1 - Impressionsfrakturen mit Beteiligung einer Endplatte (Hinterkante intakt)

A2 - spalt- oder kneifzangenartige Frakturen mit Beteiligung beider Endplatten (Hinterkante intakt)

A3 - Kompressionsfrakturen mit Beteiligung einer Endplatte und der Hinterkante (inkompletter Berstungsbruch)

A4 - Kompressionsfrakturen mit Beteiligung beider Endplatten (auch bei Berstung einer Endplatte mit Fissurspalt zur anderen Endplatte) und der Hinterkante (kompletter Berstungsbruch)

Typ B - Zuggurtungsverletzungen

◊ Versagen der dorsalen Zuggurtung
◊ isoliert oder kombiniert mit Typ-A-Verletzungen

B1 - rein knöcherne dorsale Distraktionsverletzungen; können sich in den Wirbelkörper fortsetzen (Chance-Fraktur); auf einen Wirbelkörper beschränkt

B2 - Zerreißung des dorsalen Ligamentkomplexes; knöcherne Beteiligung möglich (für begleitende Wirbelkörperverletzungen zusätzlich Typ-A-Subgruppe angeben)

B3 - Hyperextensionsverletzung mit Zerreißung der ventralen Säule (Verlauf durch Wirbelkörper oder Bandscheibe); ohne größere Translation wegen intakter dorsaler Zuggurtung; häufig bei Spondylitis ankylosans; wenn dorsale Zuggurtung zusätzlich verletzt, entspricht das auch ohne Dislokation einer Typ-C-Verletzung

Typ C - Dislokations- / Translationsverletzungen

◊ komplette Zerreißung der Wirbelsäule
◊ Translation in allen Raumrichtungen möglich (lateral, ventrodorsal, kraniokaudal)
◊ Verletzungen der ventralen Säule (A1-4) zusätzlich angeben

◊ für die Typen B2, B3 und C sollte immer das betroffene Bewegungssegment angegeben werden, da diese Typen niemals auf nur einen Wirbelkörper begrenzt sind

Abb. 5.3 Frakturmorphologie thorakolumbaler Wirbelkörperfrakturen entsprechend der AOSpine-Klassifikation, Beschriftungen nach Vaccaro et al. 2013, Kandziora et al. 2016

Tab. 5.1 TL AOSIS = Thoracolumbar AOSpine Injury Score, mit freundlicher Genehmigung aus Kandziora et al. 2016, Thieme

Frakturmorphologie	Punktzahl	Neurologische Schädigung	Punktzahl	Klinische Modifikatoren	Punktzahl
A0	0	N0	0	M1	1
A1	1	N1	1	M2	0
A2	2	N2	2		
A3	3	N3	4		
A4	5	N4	4		
B1	5	Nx	3		
B2	6				
B3	7				
C	8				

Abschließend wird durch Addition der einzelnen Verletzungen ein Punktwert (TL AOSIS) ermittelt, um eine Therapieempfehlung abzuleiten (Tab. 5.1). Demnach sollten Patienten mit **0–3 Punkten** eher konservativ behandelt werden, während Patienten mit **> 5 Punkten** einer operativen Therapie zugeführt werden sollten (für Patienten mit **4–5 Punkten** sind beide Konzepte möglich) (Kandziora et al. 2016).

5.3 Stabilität bei Wirbelkörpermetastasen

Der SINS-Score zur Beurteilung der Stabilität bei Wirbelkörpermetastasen ergibt sich aus der Summierung der Punkte der verschiedenen Kategorien (Tab. 5.2). Je nach Gesamtpunktzahl erfolgt daraufhin die Einteilung in eine der folgenden Gruppen (ab einer Punktzahl von ≥ 7 ist eine chirurgische Abklärung und ggf. Therapie erforderlich) (Von der Höh et al. 2013):

- 0–6 Punkte: stabil
- 7–12 Punkte: eventuell stabilitätsgefährdetes Stadium
- 13–18 Punkte: Instabilität

Tab. 5.2 SINS-Score zur Berechnung der Wirbelkörperstabilität, mit freundlicher Genehmigung aus von der Höh et al. 2013 (angelehnt an Fisher et al. 2010)

SINS-Faktoren	Beschreibung	Score
Lokalisation	Überganssegmente (C0-2, C7-T2, T11-L1, L5-S1)	3
	Mobile Segmente (C3-6, L2-4)	2
	Semirigide Segmente (T3-10)	1
	Rigide Segmente (S2-5)	0
Schmerz	Ja	3
	Gelegentlich	1
	Nein (schmerzfreie Läsion)	0
Art der knöchernen Läsion	Lytisch	2
	Lytisch/blastisch gemischt	1
	Blastisch	0
Spinales Alignement	Subluxation/Translation vorhanden	4
	De-novo-Deformität (Kyphose/Skoliose)	2
	Normales Alignement	0
Wirbelkörperintegrität	>50 % eingebrochen	3
	<50 % eingebrochen	2
	Keine Sinterung aber >50 % des Wirbelkörpers infiltriert	1
	Keine der oben genannten Kriterien trifft zu	0
Beteiligung posterolateraler spinaler Anteile	Bilateral	3
	Unilateral	1
	Keines der oben genannten Kriterien trifft zu	0

5.4 Spondylolisthesis und Spondylolyse

Als Spondylolisthesis wird die Verschiebung zweier Wirbelkörper zueinander mit Unterbrechung der physiologischen Alignementlinien der Wirbelsäule bezeichnet. Die Meyerding-Klassifikation (1932) teilt die Deckplatte des Wirbelkörpers unterhalb des betroffenen Segmentes sagittal in vier gleich große Abschnitte ein. Der Grad der Spondylolisthesis wird von der Lokalisation der Hinterkante des darüberliegenden Wirbelkörpers bestimmt (Abb. 5.4, Koslosky und Gendelberg 2020).

Bei der Spondylolyse kommt es zu einer Spaltbildung (meist im Sinne einer Ermüdungsfraktur) in der Pars interarticularis eines Wirbels (Abb. 5.5). Hierduch wird ein ventrales Abgleiten des betroffenen Wirbelkörpers begünstigt.

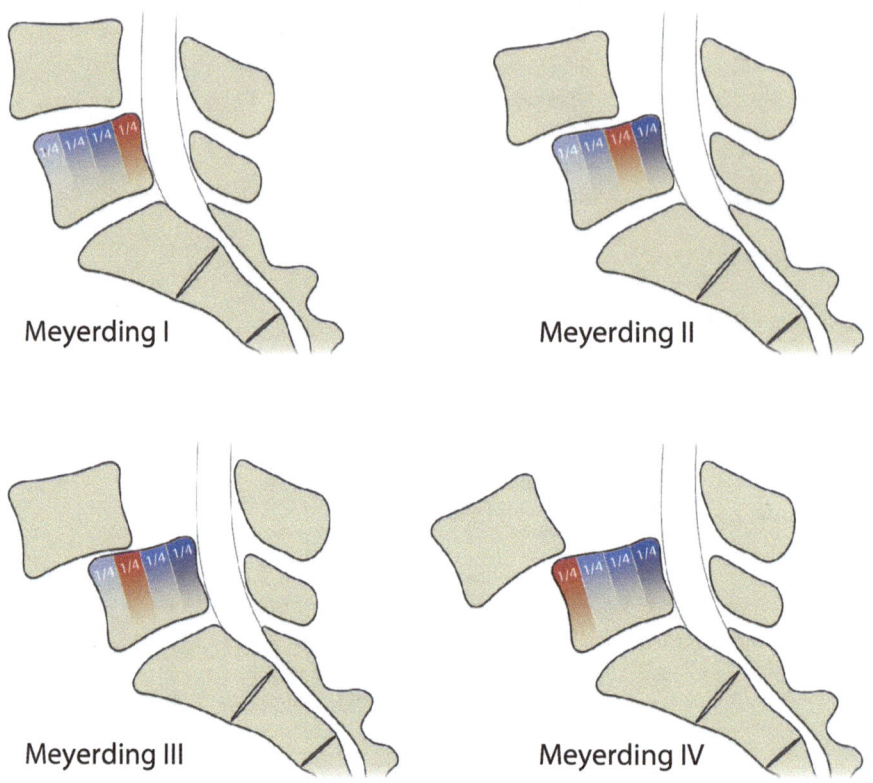

Abb. 5.4 Einteilung der Spondylolisthesis nach Meyerding (hier bei Spondylolyse), Beschriftungen nach Koslosky und Gendelberg 2020

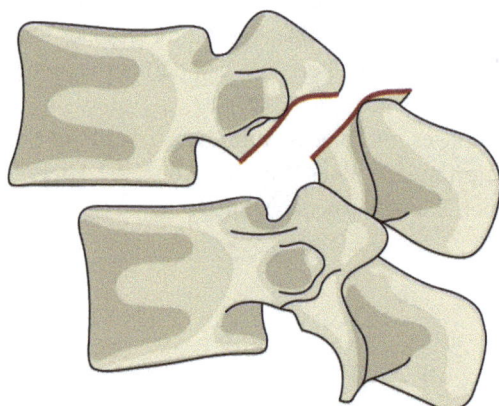

Abb. 5.5 Spondylolyse

5.5   Osteochondrosis intervertebralis

Die Osteochondrosis intervertebralis bezeichnet degenerative Veränderungen der Bandscheibe und angrenzender Wirbelkörper, bei denen es neben einer Höhenminderung und Schädigung der Bandscheibe zu reaktiven Knochenveränderungen der Grund- und Deckplatten bzw. zu einer Umwandlung des angrenzenden Knochenmarks kommen kann. Nach Modic lassen sich anhand der Veränderungen innerhalb der Wirbelkörper auf sagittalen T1- und T2-gewichteten MRT-Sequenzen insgesamt drei Stadien unterscheiden (Abb. 5.6, Modic et al. 1988a, b). Die Klassifikation der lumbalen Bandscheibendegeneration nach Pfirrmann erfolgt auf sagittalen T2-gewichteten Bildern durch die Mitte der Bandscheibe und erlaubt die Differenzierung von fünf Schweregraden (Abb. 5.7, Pfirrmann et al. 2001).

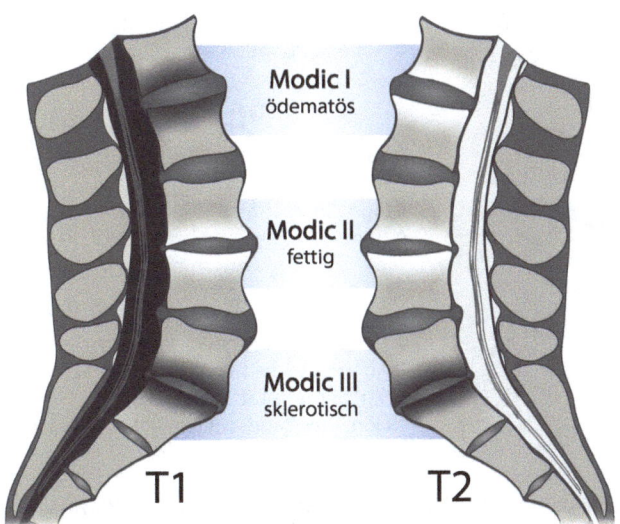

Abb. 5.6   Stadien der Osteochondrosis intervertebralis nach Modic (1988)

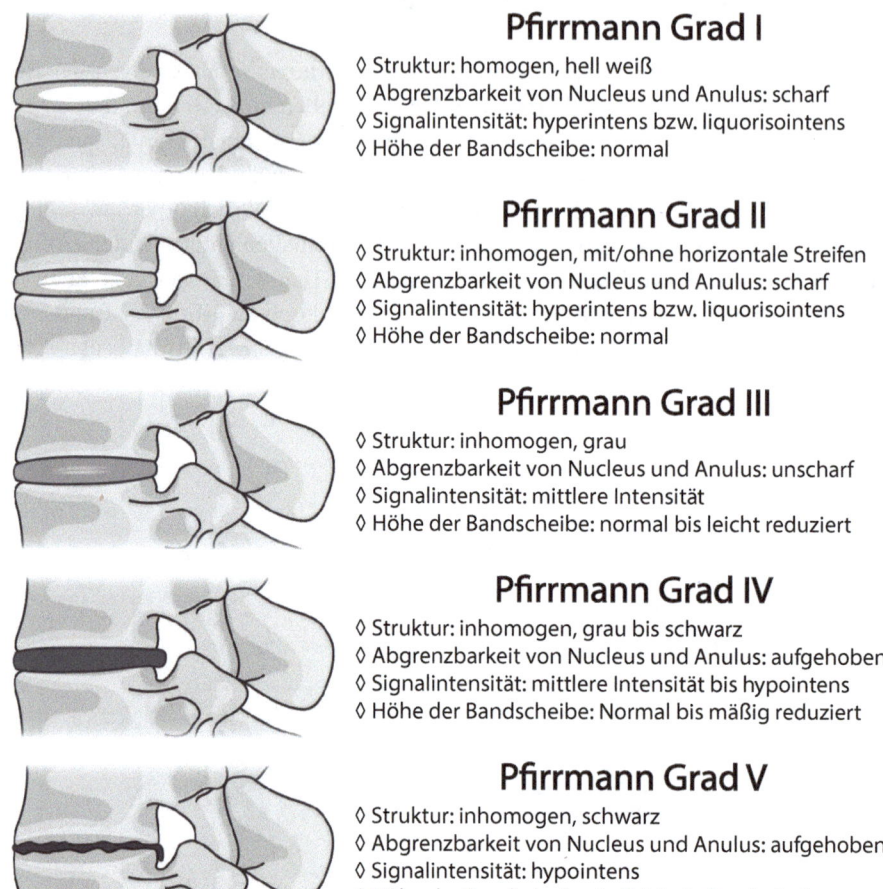

Pfirrmann Grad I
◊ Struktur: homogen, hell weiß
◊ Abgrenzbarkeit von Nucleus und Anulus: scharf
◊ Signalintensität: hyperintens bzw. liquorisointens
◊ Höhe der Bandscheibe: normal

Pfirrmann Grad II
◊ Struktur: inhomogen, mit/ohne horizontale Streifen
◊ Abgrenzbarkeit von Nucleus und Anulus: scharf
◊ Signalintensität: hyperintens bzw. liquorisointens
◊ Höhe der Bandscheibe: normal

Pfirrmann Grad III
◊ Struktur: inhomogen, grau
◊ Abgrenzbarkeit von Nucleus und Anulus: unscharf
◊ Signalintensität: mittlere Intensität
◊ Höhe der Bandscheibe: normal bis leicht reduziert

Pfirrmann Grad IV
◊ Struktur: inhomogen, grau bis schwarz
◊ Abgrenzbarkeit von Nucleus und Anulus: aufgehoben
◊ Signalintensität: mittlere Intensität bis hypointens
◊ Höhe der Bandscheibe: Normal bis mäßig reduziert

Pfirrmann Grad V
◊ Struktur: inhomogen, schwarz
◊ Abgrenzbarkeit von Nucleus und Anulus: aufgehoben
◊ Signalintensität: hypointens
◊ Höhe der Bandscheibe: kollabierte Bandscheibe

Abb. 5.7 Einteilung der lumbalen Bandscheibendegeneration nach Pfirrmann (2001)

5.6   Bandscheibenhernien

Eine Bandscheibenhernie bezeichnet das Vorwölben bzw. Austreten von Anteilen des Nucleus pulposus nach außen. Dies kann insbesondere bei Kompression von Rückenmark oder Nervenwurzeln zu einer ausgeprägten klinischen Symptomatik führen. Herniation bedeutet in diesem Zusammenhang, dass es sich um eine fokale (<50 % der Zirkumferenz) Vorwölbung von Bandscheibenmaterial handelt, eine generalisierte Vorwölbung (>50 %) bezeichnet man hingegen als Bulging (Waldt et al. 2017). Bandscheibenhernien lassen sich anhand ihres örtlichen Bezugs zum Neuroforamen, zu den Pedikeln des Arcus vertebrae sowie zum Ligamentum longitudinale posterius einteilen (Abb. 5.8). Außerdem existieren im Hinblick auf den Vorfall des Nucleus pulposos je nach Ausprägung verschiedene Typen von Bandscheibenherniationen (Abb. 5.9).

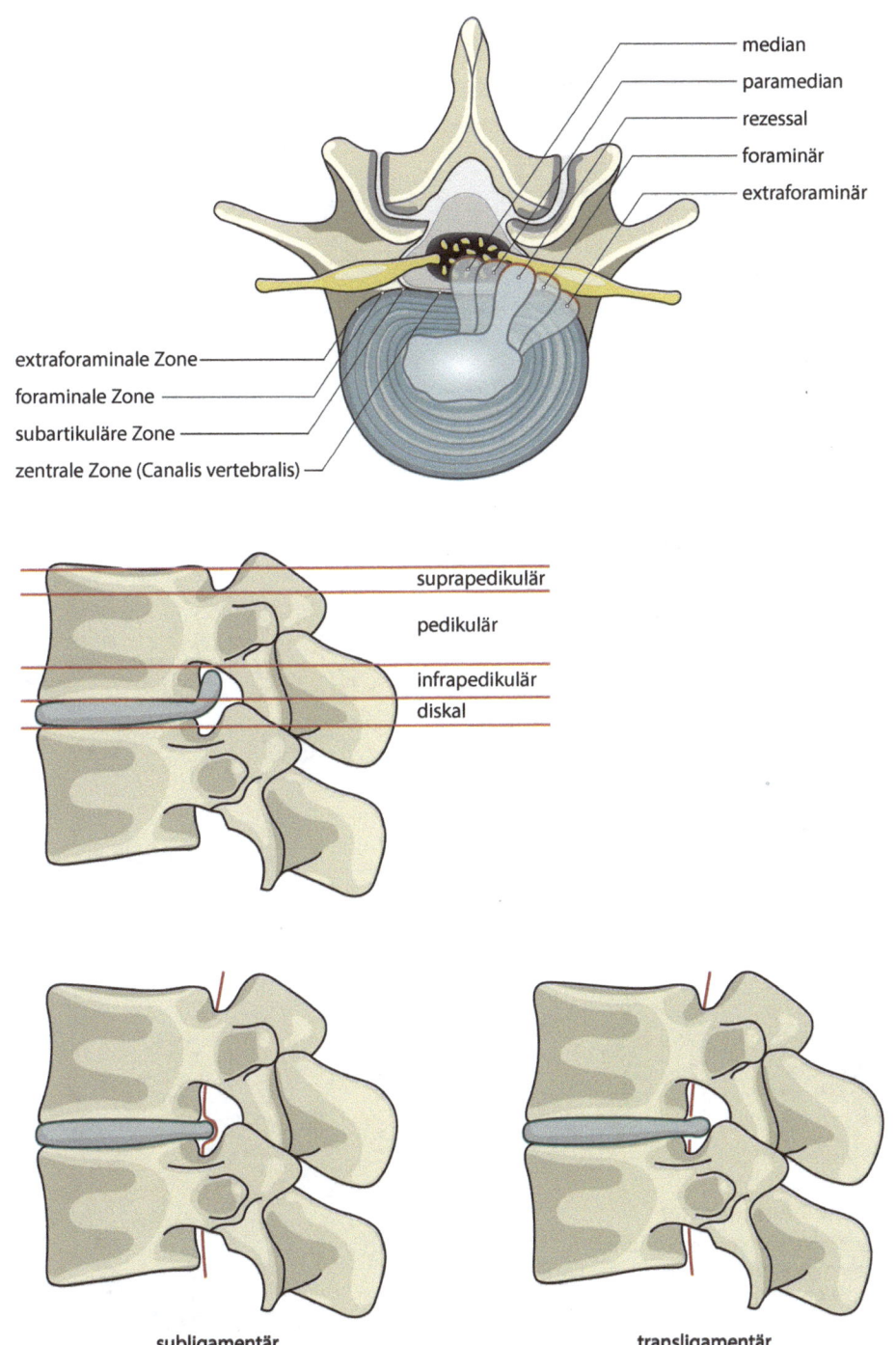

median
paramedian
rezessal
foraminär
extraforaminär

extraforaminale Zone
foraminale Zone
subartikuläre Zone
zentrale Zone (Canalis vertebralis)

suprapedikulär
pedikulär
infrapedikulär
diskal

subligamentär
◊ Ligamentum longitudinale posterius intakt

transligamentär
◊ Ligamentum longitudinale posterius durchbrochen

Abb. 5.8 Einteilung von Bandscheibenhernien, Beschriftungen nach Fardon et al. 2014, 5-teilige Hernienlokalisation nach Fischer 2020

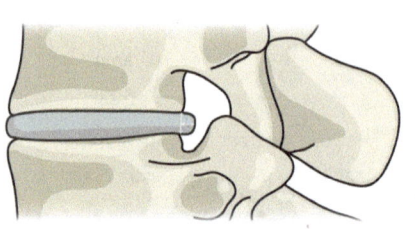
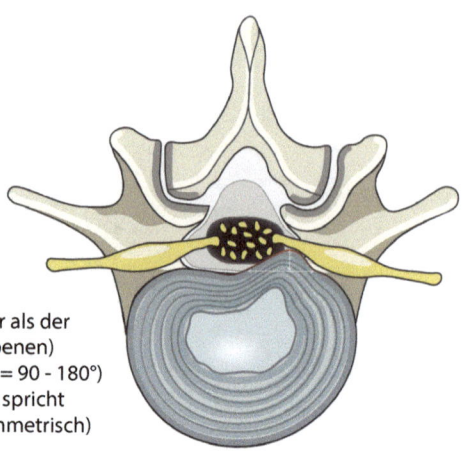

Bandscheibenprotrusion

◊ Ausdehnung in Richtung des Spinalkanals ist geringer als der
   Durchmesser an der Basis der Vorwölbung (in allen Ebenen)
◊ fokal (<25% der Zirkumferenz) vs. breitbasig (25-50% = 90 - 180°)
◊ wenn >50% (> 180°) der Zirkumferenz betroffen sind, spricht
   man von **Bandscheibenbulging** (symmetrisch vs. asymmetrisch)

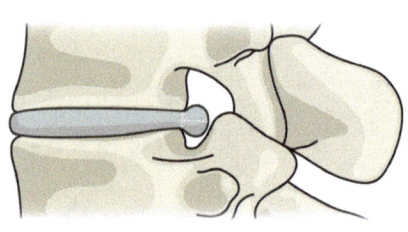
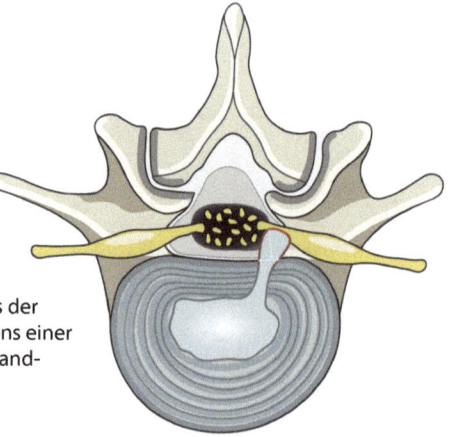

Bandscheibenextrusion

◊ Ausdehnung in Richtung des Spinalkanals ist größer als der
   Durchmesser an der Basis der Vorwölbung (in mindestens einer
   Ebene) oder die Vorwölbung überragt das Niveau der Bandscheibe (in sagittaler Ebene)
◊ mit oder ohne Migration (nach kranial oder kaudal)

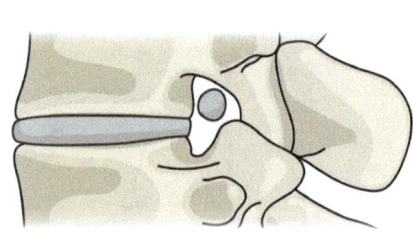
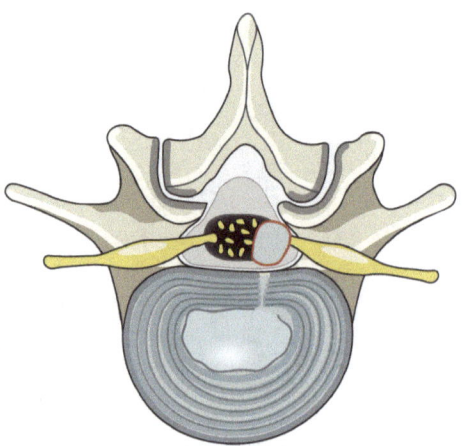

Bandscheibensequester

◊ Unterform bzw. Folge der Extrusion
◊ vollständige Abtrennung der hernierten Bandscheibe
◊ mit oder ohne Migration (nach kranial oder kaudal)

Abb. 5.9 Typen von Bandscheibenherniationen, Beschriftungen nach Waldt et al. 2017

5.7 Spinalkanalstenosen

Für die Bewertung von Spinalkanalstenosen existiert derzeit kein allgemein gültiges und einheitliches Klassifikationssystem. Es gibt jedoch Referenzwerte, deren Unterschreitung auf eine Spinalkanalstenose hindeuten. Auf Höhe der HWS sollte der „Sagittaldurchmesser des Spinalkanals den Sagittaldurchmesser des zugehörigen Wirbelkörpers nicht unterschreiten" (Fischer 2020). Als Normwerte für den absoluten Sagittaldurchmesser auf Höhe der mittleren HWS wird ein Wert von > 12 mm bei einer Interpedikulardistanz von > 25 mm angegeben (Abb. 5.10, Fischer 2020).

Für die Befundung zervikaler und thorakaler Spinalkanalstenosen bietet es sich an, zur Schweregradeinteilung das Vorhandensein einer Myelonkompression sowie einer Signalveränderung des Myelons im Sinne einer Myelopathie zu verwenden (Fischer 2020).

Bei der Beschreibung lumbaler Spinalkanalstenosen ist die Klassifikation nach Schizas verbreitet, die eine Einteilung in insgesamt sieben Stadien bzw. im Hinblick auf die Bewertung eine Differenzierung von vier Schweregraden erlaubt (Abb. 5.11, Schizas et al. 2010). Die Ursache der Stenose wird hierbei nicht berücksichtigt.

Bei allen Spinalkanalstenosen sollten abgesehen vom Stenosegrad, falls vorhanden, begleitende Einengungen der Recessus laterales und der Neuroforamina (ggf. mit Wurzelkompression) beschrieben werden (Fischer 2020). Außerdem ist zu bedenken, dass eine Spinalkanalstenose während der MRT-Aufnahme im Liegen oft weniger ausgeprägt ist als im Stehen und dass die Bildgebung nicht immer mit der klinischen Symptomatik korreliert (Fischer 2020).

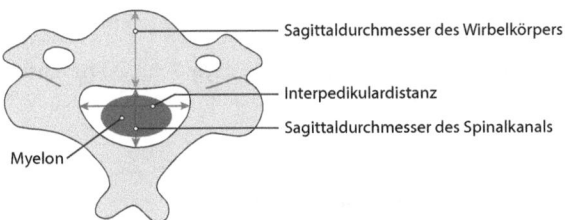

Abb. 5.10 Durchmesser des zervikalen Spinalkanals auf Höhe der mittleren HWS

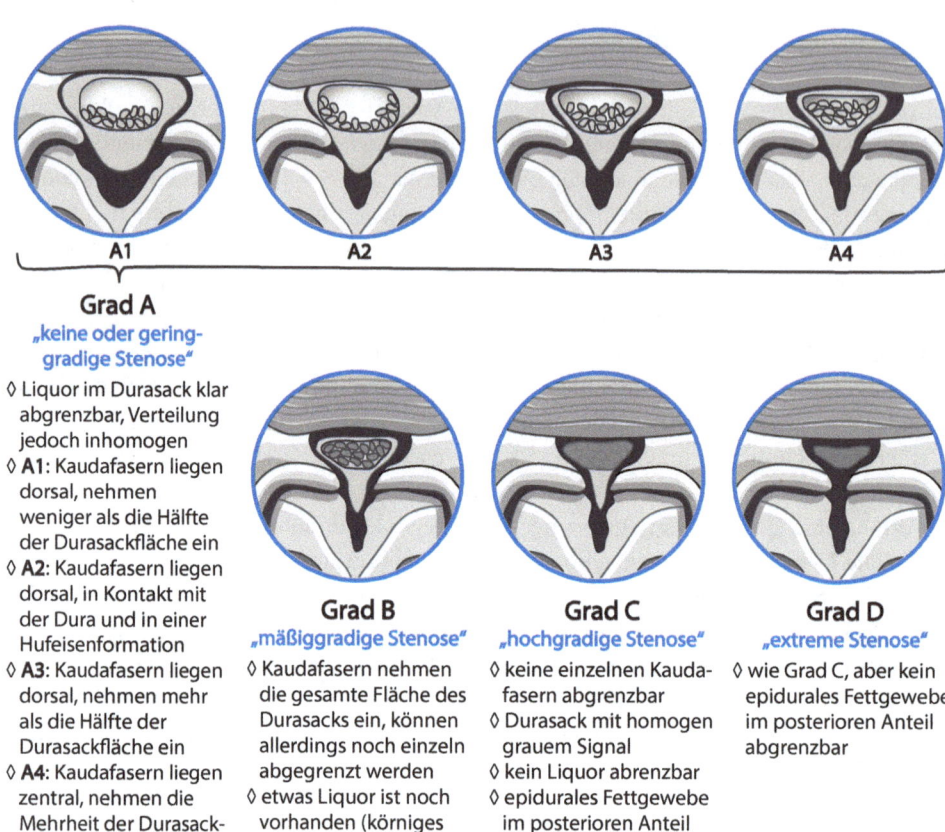

Grad A
„keine oder gering-
gradige Stenose"

◊ Liquor im Durasack klar
  abgrenzbar, Verteilung
  jedoch inhomogen
◊ **A1**: Kaudafasern liegen
  dorsal, nehmen
  weniger als die Hälfte
  der Durasackfläche ein
◊ **A2**: Kaudafasern liegen
  dorsal, in Kontakt mit
  der Dura und in einer
  Hufeisenformation
◊ **A3**: Kaudafasern liegen
  dorsal, nehmen mehr
  als die Hälfte der
  Durasackfläche ein
◊ **A4**: Kaudafasern liegen
  zentral, nehmen die
  Mehrheit der Durasack-
  fläche ein

Grad B
„mäßiggradige Stenose"

◊ Kaudafasern nehmen
  die gesamte Fläche des
  Durasacks ein, können
  allerdings noch einzeln
  abgegrenzt werden
◊ etwas Liquor ist noch
  vorhanden (körniges
  Aussehen)

Grad C
„hochgradige Stenose"

◊ keine einzelnen Kauda-
  fasern abgrenzbar
◊ Durasack mit homogen
  grauem Signal
◊ kein Liquor abrenzbar
◊ epidurales Fettgewebe
  im posterioren Anteil
  vorhanden

Grad D
„extreme Stenose"

◊ wie Grad C, aber kein
  epidurales Fettgewebe
  im posterioren Anteil
  abgrenzbar

Abb. 5.11 Einteilung der lumbalen Spinalkanalstenose nach Schizas, Beschriftungen modifiziert nach Schizas et al. 2010. Die Beurteilung erfolgt auf axialen, T2-gewichteten MRT-Aufnahmen

5.8   Lumbosakrale Übergangsanomalien

Übergangswirbel sind anatomische Varianten der Wirbelsäule. Der lumbosakrale Übergang als Prädilektionsstelle für solche Anomalien weist häufig eine „Sakralisation" des LWK 5 oder eine „Lumbalisation" des SWK 1 auf. Nach Castellvi lassen sich Übergangsanomalien in diesem Wirbelkörpersegment anhand der Morphologie der Processus transversi von LWK 5 klassifizieren (Abb. 5.12, Castellvi et al. 1984).

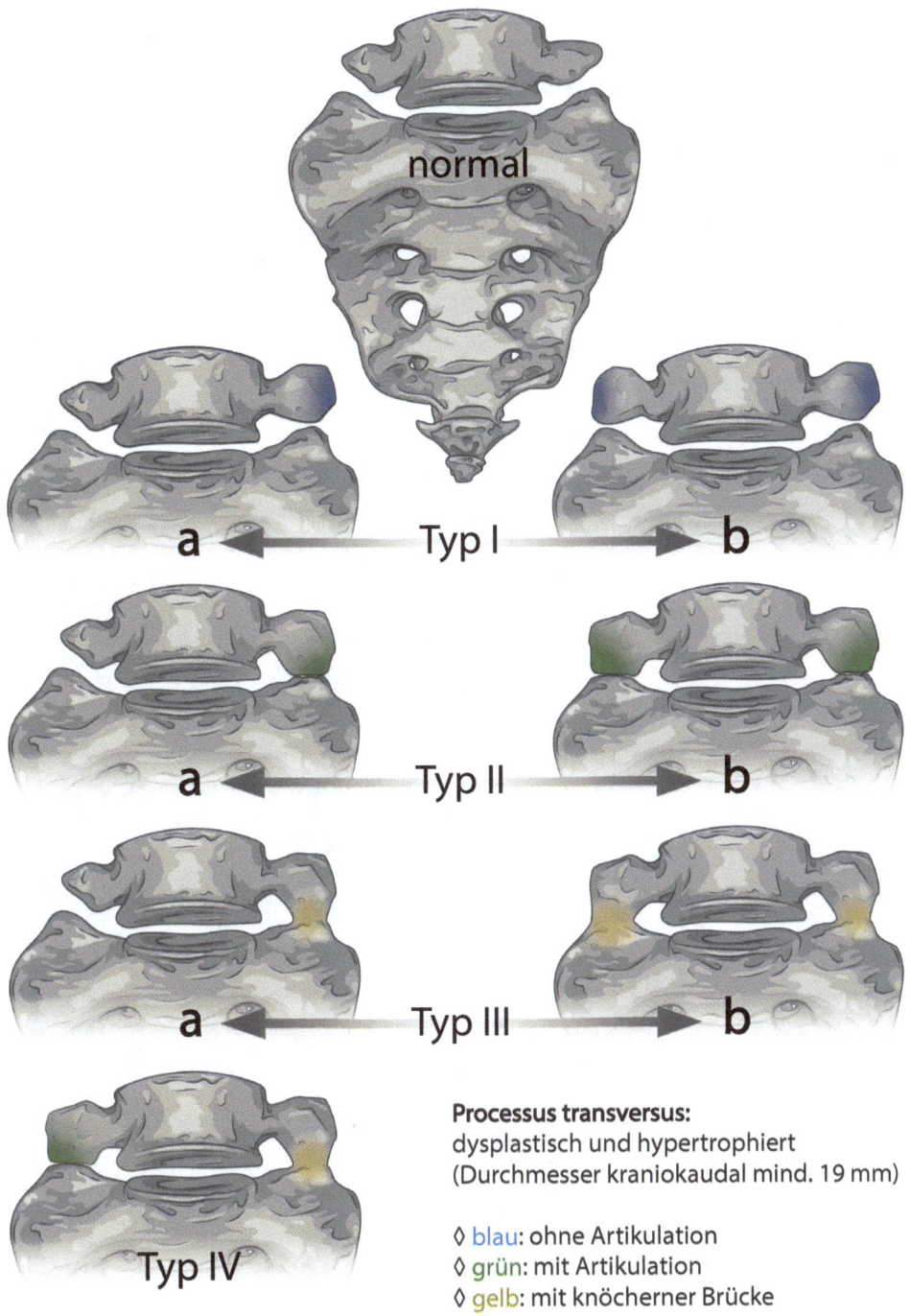

Processus transversus:
dysplastisch und hypertrophiert
(Durchmesser kraniokaudal mind. 19 mm)

◊ blau: ohne Artikulation
◊ grün: mit Artikulation
◊ gelb: mit knöcherner Brücke

Abb. 5.12 Einteilung lumbosakraler Übergangsanomalien nach Castellvi et al. (1984). Bei unterschiedlicher Ausprägung der beiden Seiten wird die jeweils höhere Klassifikation zur Beurteilung herangezogen

5.9   Dermatome

Die Haut lässt sich anhand der Versorgungsgebiete der einzelnen Nervenwurzelsegmente in Dermatome einteilen (Abb. 5.13). Bei Sensibilitätsstörungen oder Schmerzen in einem oder mehreren Dermatomen können damit Rückschlüsse auf den Ort der Läsion bzw. die betroffene Nervenwurzel getroffen werden. Zwischen den einzelnen Versorgungsgebieten bestehen Überlappungsbereiche.

Abb. 5.13 Dermatome. Im Gesicht sind aus didaktischen Gründen die Versorgungsgebiete der Trigeminusäste (V1–V3) dargestellt

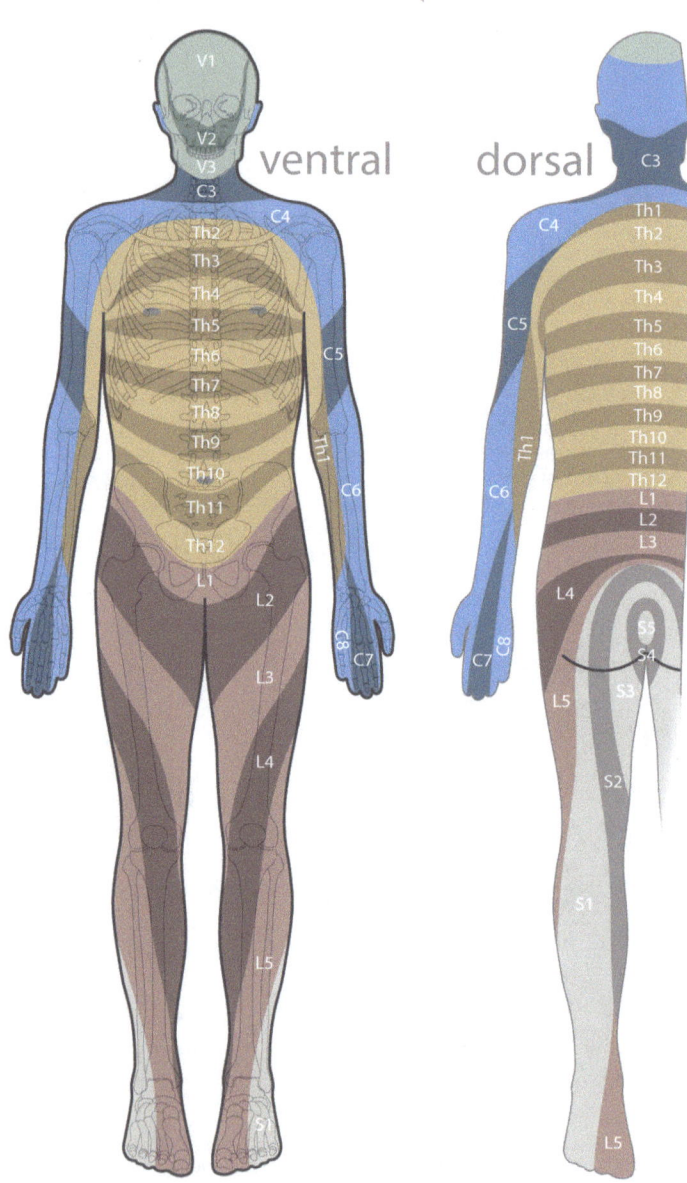

Literatur

Anderson L, D'Alonzo R (1974) Fractures of the odontoid process of the axis. J Bone Joint Surg Am 56:1663–1674. PMID: 4434035

Castellvi A, Goldstein L, Chan D (1984) Lumbosacral transitional vertebrae and their relationship with lumbar extradural defects. Spine (Phila Pa 1976) 9:493–495. https://doi.org/10.109 7/00007632-198407000-00014

Dickman C, Greene K, Sonntag V (1996) Injuries involving the transverse atlantal ligament: classification and treatment guidelines based upon experience with 39 injuries. Neurosurgery 38:44–50. https://doi.org/10.1097/00006123-199601000-00012

Effendi B, Roy D, Cornish B et al (1981) Fractures of the ring of the axis. A classification based on the analysis of 131 cases. J Bone Joint Surg Br 63:319–327. https://doi.org/10.1302/0301-620 X.63B3.7263741

Fardon D, Williams A, Dohring E (2014) Lumbar disc nomenclature: version 2.0. Spine J 14:2525–2545. https://doi.org/10.1016/j.spinee.2014.04.022

Fischer W (2020) MR-ATLAS.COM, 3. Überarbeitete Auflage. mr-verlag, Ausburg

Fisher C, DiPaola C, Ryken T et al (2010) A novel classification system for spinal instability in neoplastic disease: an evidence-based approach and expert consensus from the Spine Oncology Study Group. Spine 35:E1221–E1229. https://doi.org/10.1097/BRS.0b013e3181e16ae2

Gehweiler J, Duff D, Martinez S et al (1976) Fractures of the atlas vertebra. Skeletal Radiol 1:97–102. https://doi.org/10.1007/BF00347414

Jefferson G (1919) Fracture of the atlas vertebra. Report of four cases, and a review of those previously recorded. Br J Surg 7:407–422. https://doi.org/10.1002/bjs.1800072713

Kandziora F, Schleicher P, Reinhold M et al (2016) Die AOSpine-Klassifikation thorakolumbaler Verletzungen. Orthop. Unfallchirurgie Up2date. 11, 407–423. https://doi. org/10.1055/s-0042-103119

Khamis F, Schleicher P, Kandziora F (2020) Klassifikationen und Therapieempfehlungen thorakolumbaler Wirbelsäulenverletzungen – Ein Vergleich zwischen AO Magerl, TLICS und AOSpine. Presented at „Deutscher Kongress für Orthopädie und Unfallchirurgie". https://doi.org/10.1055/s-0040-1717665

Koslosky E, Gendelberg D (2020) Classification in brief: the meyerding classification system of spondylolisthesis. Clin Orthop 478:1125–1130. https://doi.org/10.1097/ CORR.0000000000001153

Laubach M, Pishnamaz M, Scholz M (2022) Interobserver reliability of the Gehweiler classification and treatment strategies of isolated atlas fractures: an internet-based multicenter survey among spine surgeons. Eur J Trauma Emerg Surg 48:601–611. https://doi.org/10.1007/ s00068-020-01494-y

Modic M, Masaryk T, Ross J et al (1988a) Imaging of degenerative disk disease. Radiology 168:177–186. https://doi.org/10.1148/radiology.168.1.3289089

Modic M, Steinberg P, Ross J et al (1988b) Degenerative disk disease: assessment of changes in vertebral body marrow with MR imaging. Radiology 166:193–199. https://doi.org/10.1148/radiology.166.1.3336678

Pfirrmann C, Metzdorf A, Zanetti M et al (2001) Magnetic resonance classification of lumbar intervertebral disc degeneration. Spine 26:1873–1878. https://doi.org/10.1097/00007632-200109010-00011

Schizas C, Theumann N, Burn A et al (2010) Qualitative grading of severity of lumbar spinal stenosis based on the morphology of the dural sac on magnetic resonance images. Spine 35:1919–1924. https://doi.org/10.1097/BRS.0b013e3181d359bd

Vaccaro A, Oner C, Kepler C et al (2013) AOSpine thoracolumbar spine injury classification system: fracture description, neurological status, and key modifiers. Spine 38:2028–2037. https://doi.org/10.1097/BRS.0b013e3182a8a381

Von Der Höh N, Gulow J, Tschöke S et al (2013) Prognostische Scores bei Wirbelsäulenmetastasen. Orthop 42:725–733. https://doi.org/10.1007/s00132-013-2067-3

Waldt S, Eiber M, Wörtler K (2017) Nomenklatur und Klassifikation degenerativer Bandscheibenveränderungen. In: Waldt S, Eiber M, Wörtler K (Eds.) Messverfahren und Klassifikationen in der muskuloskelettalen Radiologie. 2. unveränderte Auflage. Thieme, Stuttgart

Obere Extremität

6

Inhaltsverzeichnis

6.1 Akromiontypen

Das subacromiale Impingement-Syndrom bezeichnet eine schmerzhafte Einklemmung von Weichteilstrukturen unterhalb des Akromion bei Bewegungen, insbesondere bei der Elevation des Armes. Als prädisponierende Ursachen kommen neben der Normvariante eines Os acromiale ungünstige anatomische Konfigurationen infrage, die anhand der Bigliani-Klassifikation unterschieden werden können (Abb. 6.1). Der Typ 4 nach Bigliani wurde nachträglich ergänzt und war in der ursprünglichen Publikation zunächst nicht vorgesehen (Vanarthos und Monu 1995; Getz et al. 1996).

© Der/die Autor(en), exklusiv lizenziert an Springer-Verlag GmbH, DE, ein Teil von Springer Nature 2023
H. Borgers, C. Vockelmann, *Handbuch der Radiologie*,
https://doi.org/10.1007/978-3-662-67660-8_6

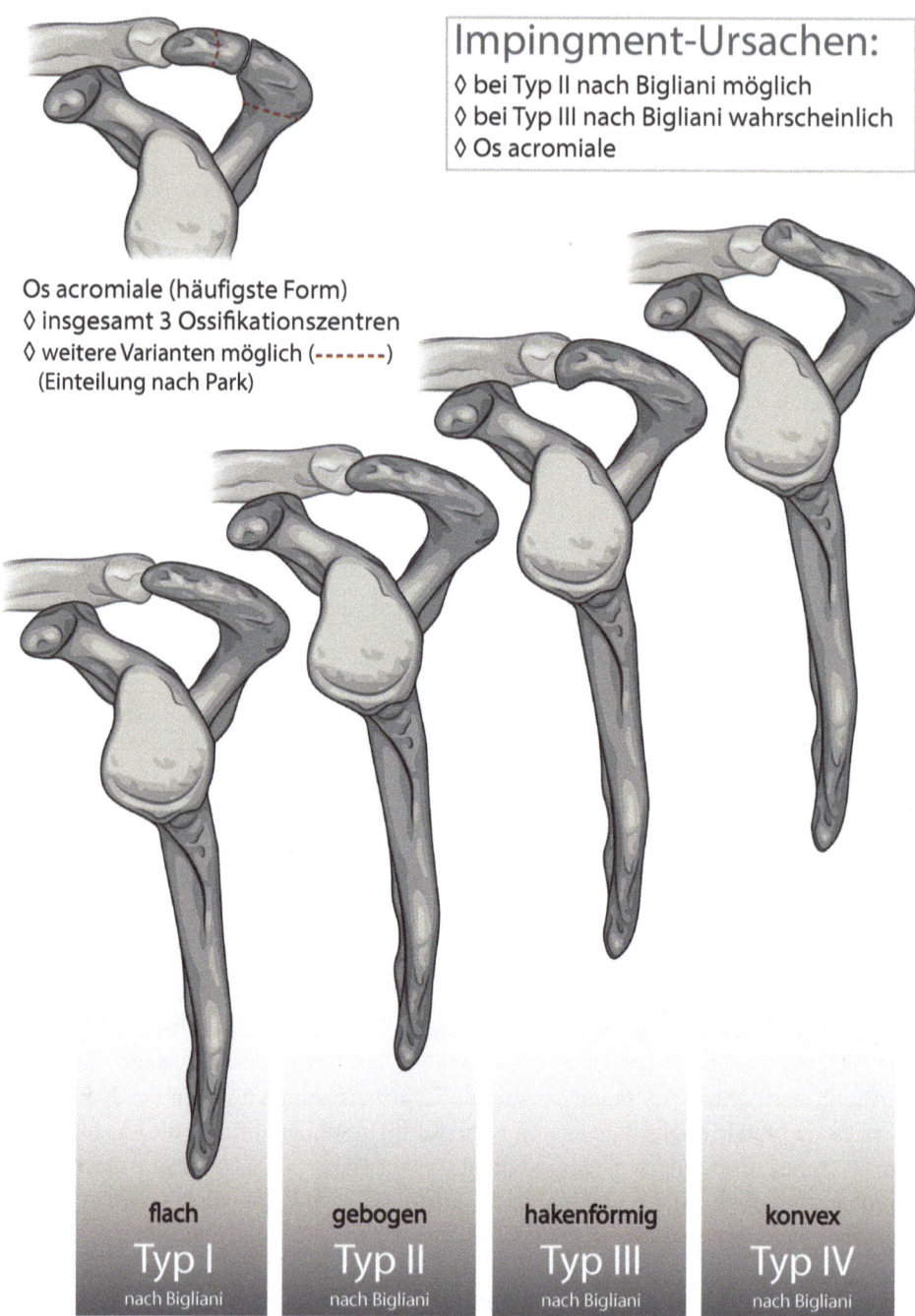

Impingment-Ursachen:
◊ bei Typ II nach Bigliani möglich
◊ bei Typ III nach Bigliani wahrscheinlich
◊ Os acromiale

Os acromiale (häufigste Form)
◊ insgesamt 3 Ossifikationszentren
◊ weitere Varianten möglich (------)
 (Einteilung nach Park)

flach
Typ I
nach Bigliani

gebogen
Typ II
nach Bigliani

hakenförmig
Typ III
nach Bigliani

konvex
Typ IV
nach Bigliani

Abb. 6.1 Akromiontypen – Einteilung nach Bigliani und Os acromiale, Beschriftungen nach Park et al. 1994, Vanarthos und Monu 1995, Getz et al. 1996

6.2 Verletzungen im Akromioklavikulargelenk

Bei der traumatischen Sprengung des Akromioklavikulargelenks (AC-Gelenk) kommt es zu Läsionen der angrenzenden Ligamente und ggf. einer Dislokation der Clavicula, was nach Rockwood und Tossy verschiedenen Verletzungstypen zugeordnet werden kann (Abb. 6.2).

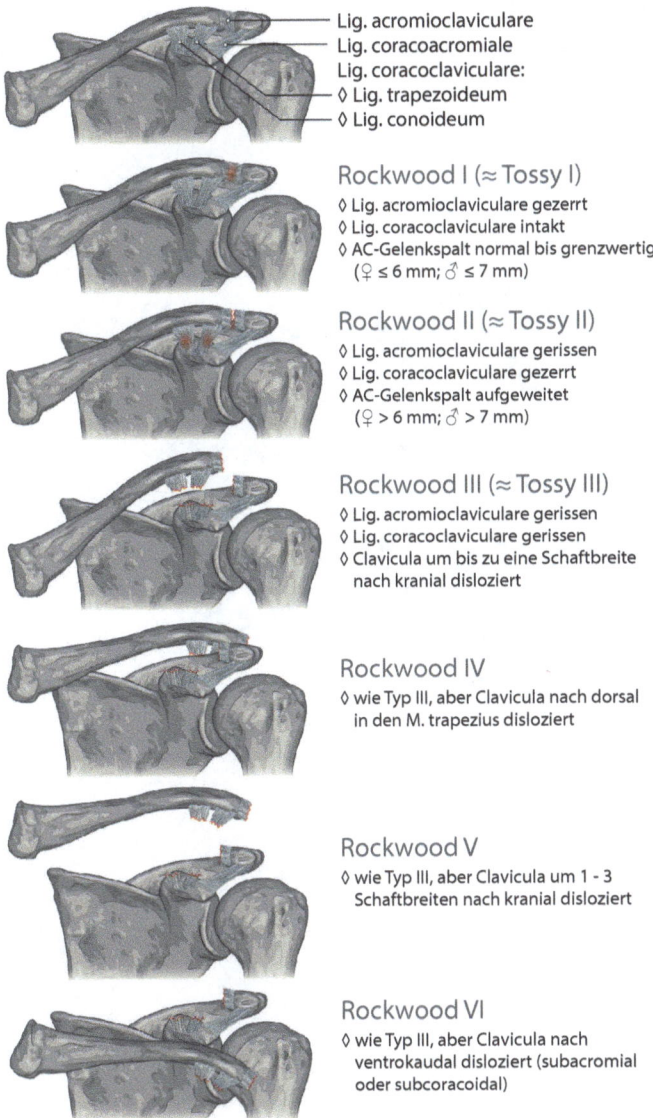

Lig. acromioclaviculare
Lig. coracoacromiale
Lig. coracoclaviculare:
◊ Lig. trapezoideum
◊ Lig. conoideum

Rockwood I (≈ Tossy I)
◊ Lig. acromioclaviculare gezerrt
◊ Lig. coracoclaviculare intakt
◊ AC-Gelenkspalt normal bis grenzwertig
  (♀ ≤ 6 mm; ♂ ≤ 7 mm)

Rockwood II (≈ Tossy II)
◊ Lig. acromioclaviculare gerissen
◊ Lig. coracoclaviculare gezerrt
◊ AC-Gelenkspalt aufgeweitet
  (♀ > 6 mm; ♂ > 7 mm)

Rockwood III (≈ Tossy III)
◊ Lig. acromioclaviculare gerissen
◊ Lig. coracoclaviculare gerissen
◊ Clavicula um bis zu eine Schaftbreite
  nach kranial disloziert

Rockwood IV
◊ wie Typ III, aber Clavicula nach dorsal
  in den M. trapezius disloziert

Rockwood V
◊ wie Typ III, aber Clavicula um 1 - 3
  Schaftbreiten nach kranial disloziert

Rockwood VI
◊ wie Typ III, aber Clavicula nach
  ventrokaudal disloziert (subacromial
  oder subcoracoidal)

Abb. 6.2 Verletzungen im Akromioklavikulargelenk – Einteilung nach Rockwood und Tossy, Beschriftungen nach Tossy et al. 1963, Flores et al. 2020; normale Weite des Gelenkspalts nach Petersson und Redlund-Johnell 1983

6.3   Bursae im Schultergelenk

Schleimbeutel (Bursae) dienen im Bewegungsapparat an Orten erhöhter Belastung dem Druckausgleich, beispielsweise an Sehnen- und Muskelverläufen oder hervorstehenden Knochenanteilen. Das Schultergelenk und dessen Umgebung weist eine Vielzahl an muskulären und ligamentären Verbindungen auf, um einen großen Bewegungsumfang zu ermöglichen. Die hohe mechanische Belastung in der Schulter wird durch zahlreiche Bursae abgemildert (Abb. 6.3), die insbesondere bei entzündlichen Prozessen jedoch auch zu ausgeprägten klinischen Beeinträchtigungen führen können.

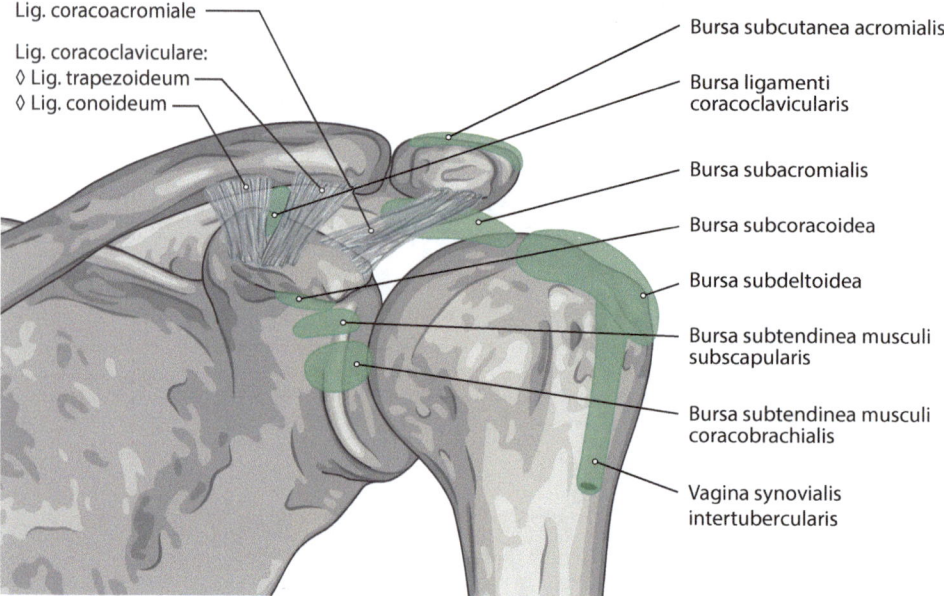

Abb. 6.3   Bursae in der Schulter (Auswahl)

6.4   Anatomie der Rotatorenmanschette

Als Rotatorenmanschette bezeichnet man eine Muskelgruppe bestehend aus den Mm. supras-
pinatus, infraspinatus, subscapularis et teres minor, die von der Scapula zum Caput humeri ziehen und für Beweglichkeit und Stabilität in der Articulatio humeri sorgen (Abb. 6.4). Verletzungen der Sehnenverläufe (z. B. die sogenannte Rotatorenmanschettenruptur) sind in der Regel
traumatisch oder degenerativ bedingt und stellen im klinischen Alltag häufige Krankheitsbilder
dar. Sie können unter anderem zu einem Verlust der Stabilität im Schultergelenk führen.

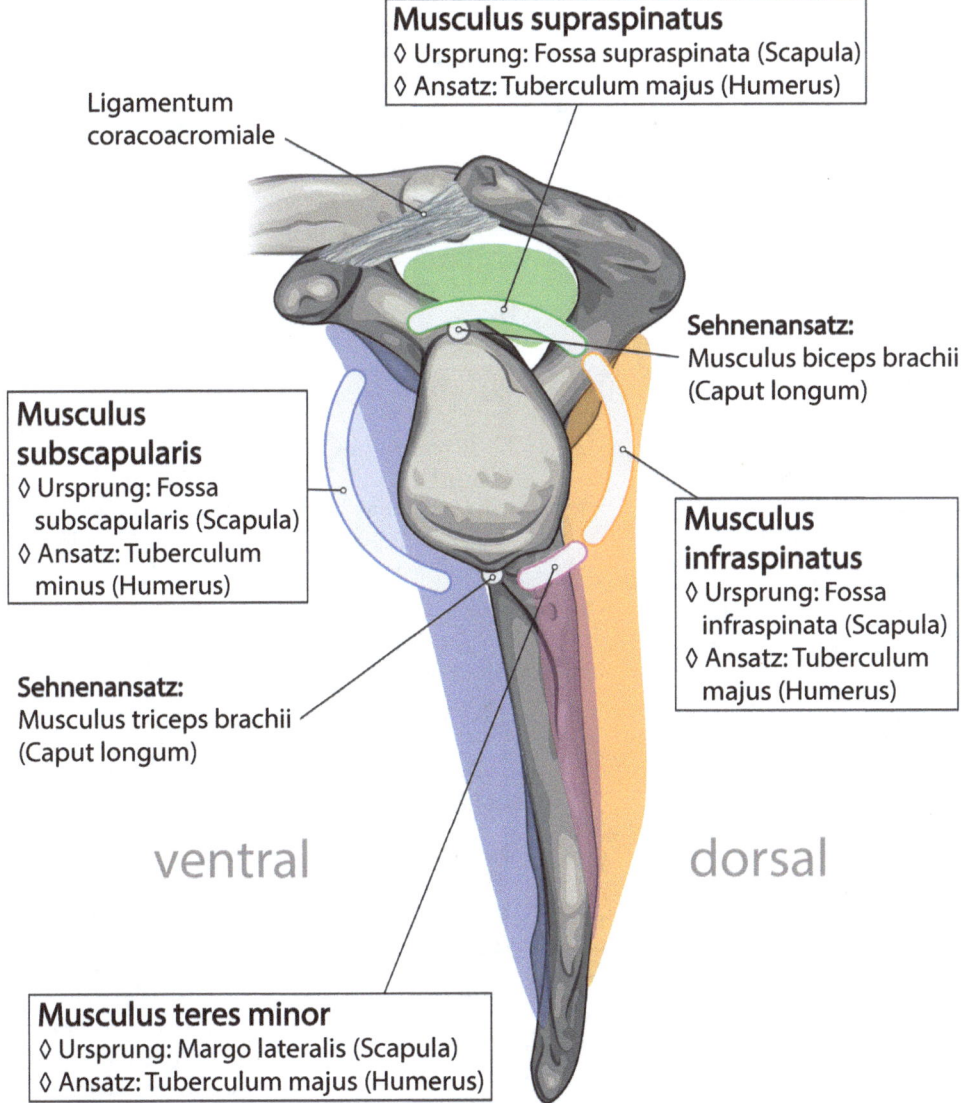

Abb. 6.4   Rotatorenmanschette: Schematische Darstellung des Sehnenverlaufs auf Höhe der Cavi-
tas glenoidalis

6.5 Proximale Humerusfrakturen

In der Neer-Klassifikation wird der proximale Humerus in die vier Segmente Collum anatomicum bzw. chirurgicum sowie Tuberculum majus und minus eingeteilt (Abb. 6.5). Der Frakturgrad ergibt sich daraus, welche dieser Lokalisationen betroffen *und disloziert* ist. Eine Dislokation liegt definitionsgemäß bei einer Achsabweichung von mindestens 45° bzw. einem Auseinanderweichen von mindestens 1 cm vor (Neer 1970; Carofino und Leopold 2013).

Darüber hinaus wird zwischen folgenden Frakturtypen unterschieden (Carofino und Leopold 2013):

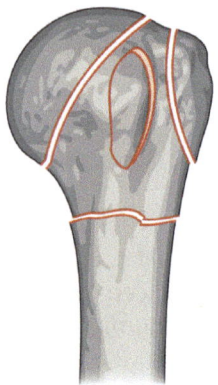

Neer I
◊ minimale Dislokation
◊ ggf. alle 4 Segmente
  betroffen

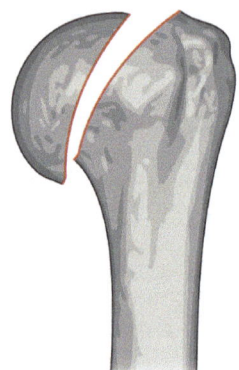

Neer II
◊ Fraktur und Dislokation
  am Collum anatomicum

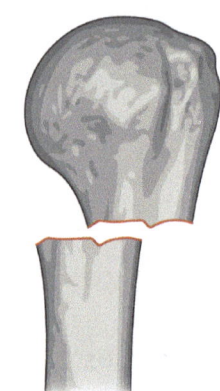

Neer III
◊ Fraktur und Dislokation
  am Collum chirurgicum

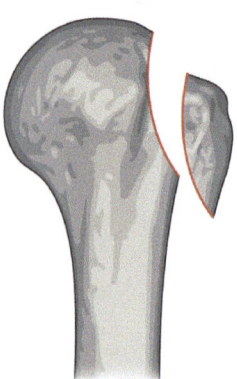

Neer IV
◊ Absprengung und
  Dislokation des
  Tuberculum majus

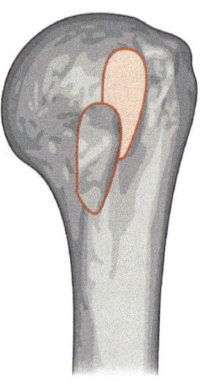

Neer V
◊ Absprengung und
  Dislokation des
  Tuberculum minus

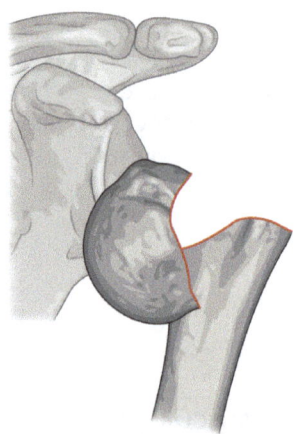

Neer VI
◊ Luxationsfraktur

Abb. 6.5 Einteilung der proximalen Humerusfrakturen nach Neer, Beschriftungen nach Neer 1970, Carofino und Leopold 2013

- Ein-Fragment-Fraktur: kann ein bis vier Segmente betreffen, jedoch nach der Definition ohne Dislokation
- Zwei-Fragment-Fraktur: kann zwei bis vier Segmente betreffen, eines davon disloziert
- Drei-Fragment-Fraktur: kann drei bis vier Segmente betreffen, zwei davon disloziert
- Vier-Fragment-Fraktur: alle vier Segmente frakturiert, drei davon disloziert; hier wurde mit der Valgus-impaktierten Vier-Fragment-Fraktur nachträglich eine Sonderform eingeführt, bei der der Humeruskopf nach kranial rotiert ist (Neer 2002).

6.6   Frakturen an Unterarm und Handgelenk

Frakturen am Unterarm gehören zu den häufigsten Frakturtypen des Menschen. Am distalen Unterarm lassen sich die Frakturen nach Frykman in acht Typen differenzieren, von denen einzelne anhand verschiedener Kriterien wie der Dislokationsrichtung noch weiter unterteilt werden können (Abb. 6.6, Frykman 1967). Darüber hinaus gibt es spezifische Frakturtypen am Unterarm, die sich unter anderem im Hinblick auf den Frakturmechanismus unterscheiden lassen (Abb. 6.7).

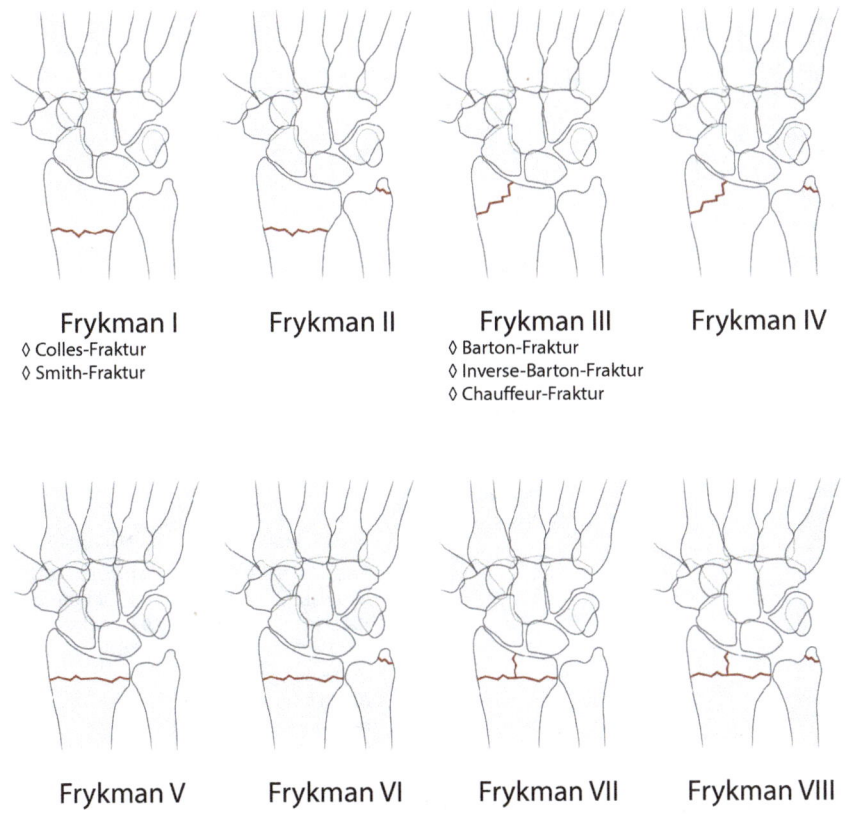

Abb. 6.6 Einteilung der Unterarmfrakturen nach Frykman (1967)

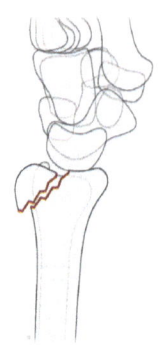 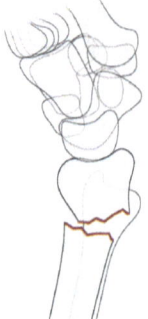 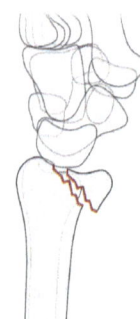 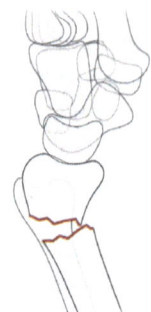

Barton-Fraktur

◊ Hinterkantenfragment mit Dislokation nach dorsal (ggf. inkl. Handwurzel)
◊ intraartikulär

Colles-Fraktur

◊ Abkippung der Radiusepiphyse nach dorsal
◊ extraartikulär

Inverse Barton-Fraktur

◊ Vorderkantenfragment mit Dislokation nach palmar (ggf. inkl. Handwurzel)
◊ intraartikulär

Smith-Fraktur

◊ Abkippung der Radiusepiphyse nach palmar
◊ extraartikulär

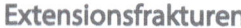 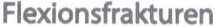

Extensionsfrakturen   Flexionsfrakturen

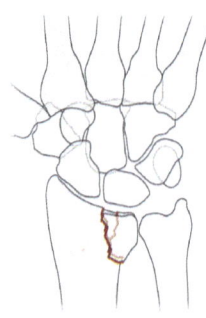 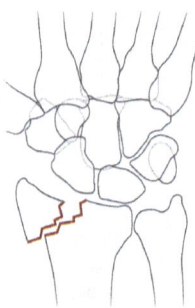 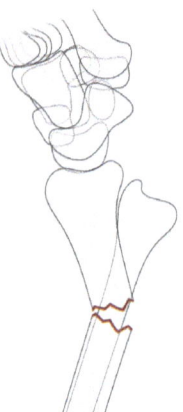 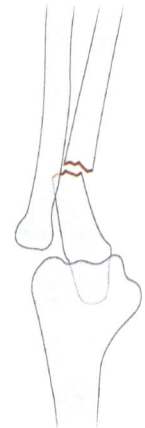

Die-Punch Fraktur

◊ Impression der Fossa lunata radii (axiale Krafteinwirkung)
◊ intraartikulär

Chauffeur-Fraktur

◊ Fraktur des Proc. styloideus radii mit Fragmentabscherung
◊ intraartikulär

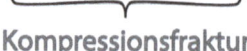

Kompressionsfraktur

Galeazzi-Fraktur

◊ Fraktur im distalen Radiusschaftdrittel
◊ (Sub-) Luxation der distalen Ulna
◊ Zerreißung der Membrana interossea und der Bänder im distalen Radioulnargelenk

Monteggia-Fraktur

◊ proximale Ulnaschaftfraktur
◊ Luxation des Caput radii

Abb. 6.7 Einteilung spezieller Unterarmfrakturen, Beschriftungen nach Grunz et al. (2018)

6.7 Handwurzelknochen und -gelenke

Die Handwurzelknochen (Karpalia) und die angrenzenden Gelenke werden in der alltäglichen bildgebenden Diagnostik sehr häufig untersucht und können eine Vielzahl von Veränderungen aufweisen, insbesondere traumatischer oder degenerativer Genese. Die korrekte anatomische Zuordnung und die adäquate Verwendung der entsprechenden Termini sind für die radiologische Diagnostik essenziell (Abb. 6.8).

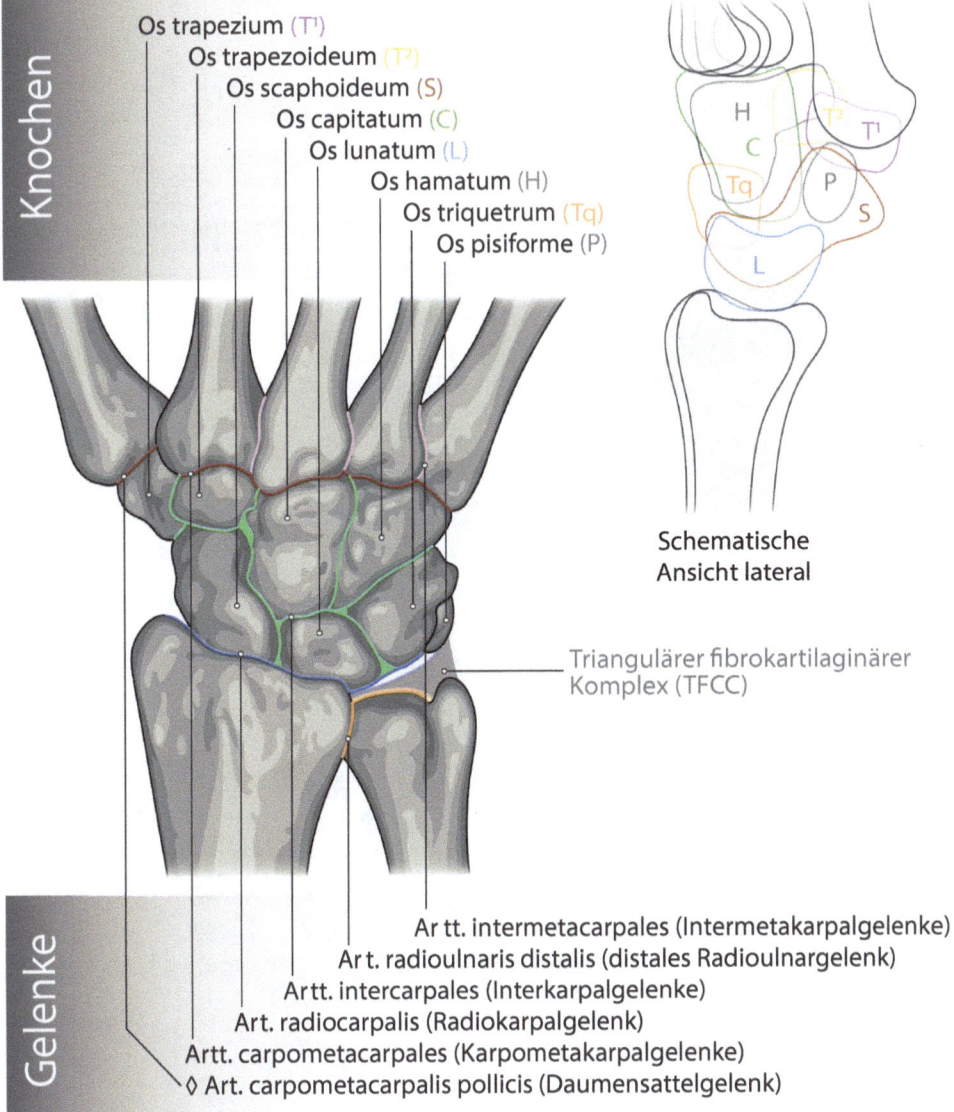

Abb. 6.8 Anatomie der Handwurzelknochen und -Gelenke

6.8   Akzessorische Ossikel an der Handwurzel

Zusätzliche Knochen (akzessorische Ossikel) haben als anatomische Varianten in der
Regel keinerlei Krankheitswert und sollten daher nicht als frische Frakturen oder knöcherne Ausrisse fehlinterpretiert werden. Die Kenntnis der beim Menschen häufig auftretenden Ossikel schützt daher vor Fehldiagnosen und ist insbesondere im Bereich der
Handwurzel (bei hier zahlreichen Ossikelformen und häufig auftretenden Traumata) von
hohem Stellenwert (Abb. 6.9).

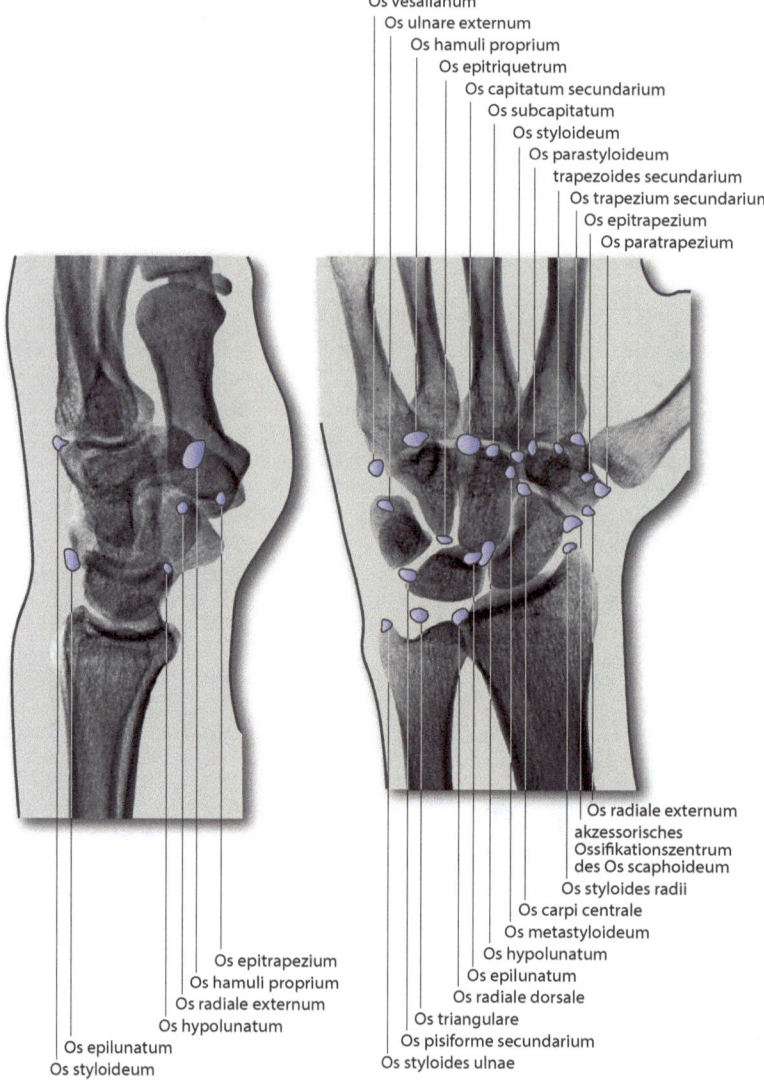

Abb. 6.9 Akzessorische Ossikel an der Handwurzel, Beschriftungen nach Grashey und Birkner
1966; Keats und Anderson 2013

6.9   Arthrose und Arthritis

Die Zuordnung knöcherner Veränderungen zu den sehr heterogenen Krankheitsbildern Arthrose und Arthritis ist oft nicht ganz eindeutig. Charakteristische bildmorphologische Zeichen und Befallsmuster, hier dargestellt für die Hand, können die Diagnostik erleichtern (Abb. 6.10, 6.11 und 6.12).

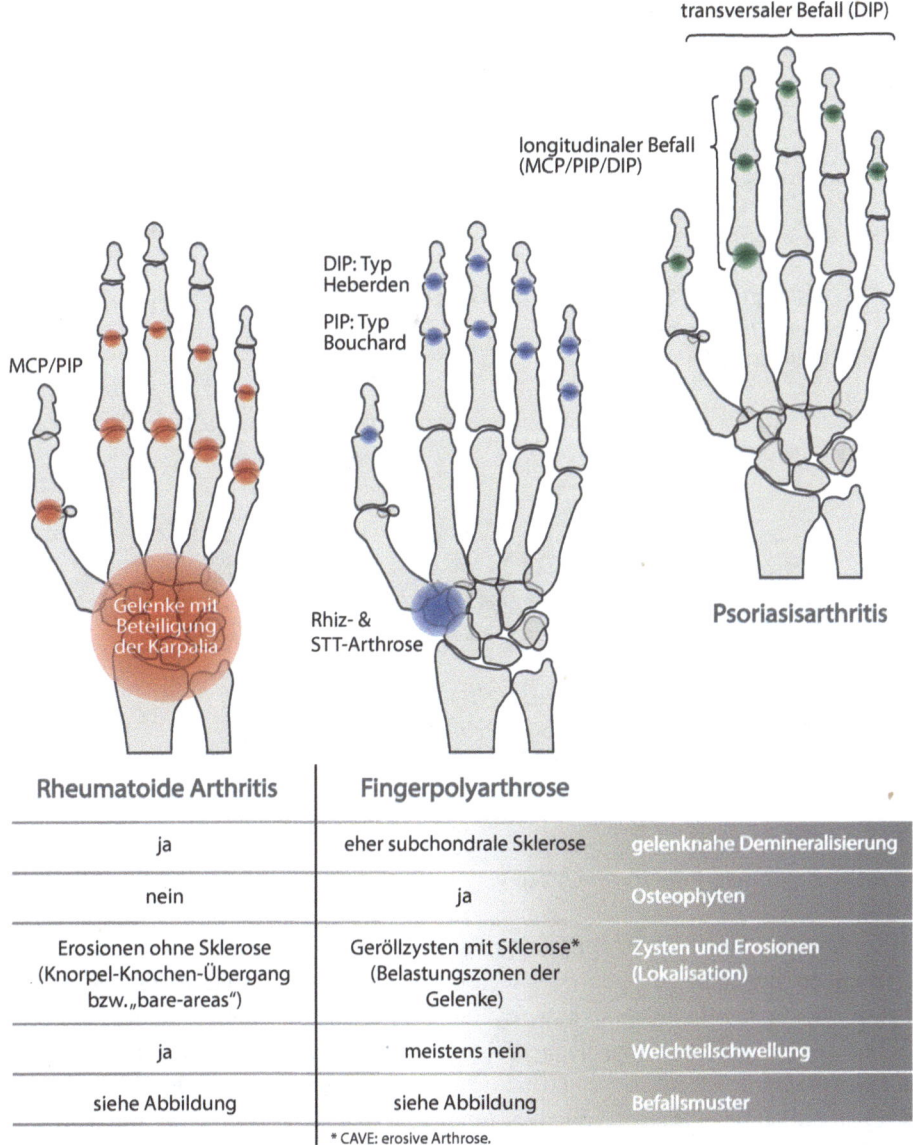

Rheumatoide Arthritis	Fingerpolyarthrose	
ja	eher subchondrale Sklerose	gelenknahe Demineralisierung
nein	ja	Osteophyten
Erosionen ohne Sklerose (Knorpel-Knochen-Übergang bzw. „bare-areas")	Geröllzysten mit Sklerose* (Belastungszonen der Gelenke)	Zysten und Erosionen (Lokalisation)
ja	meistens nein	Weichteilschwellung
siehe Abbildung	siehe Abbildung	Befallsmuster

* CAVE: erosive Arthrose.

Abb. 6.10 Unterscheidungsmerkmale zwischen Arthrose und Arthritis. STT-Gelenk = Skaphotrapezio-trapezoidalgelenk, MCP-Gelenk = Metakarpophalangealgelenk, PIP-Gelenk = proximales Interphalangealgelenk, DIP-Gelenk = distales Interphalangealgelenk

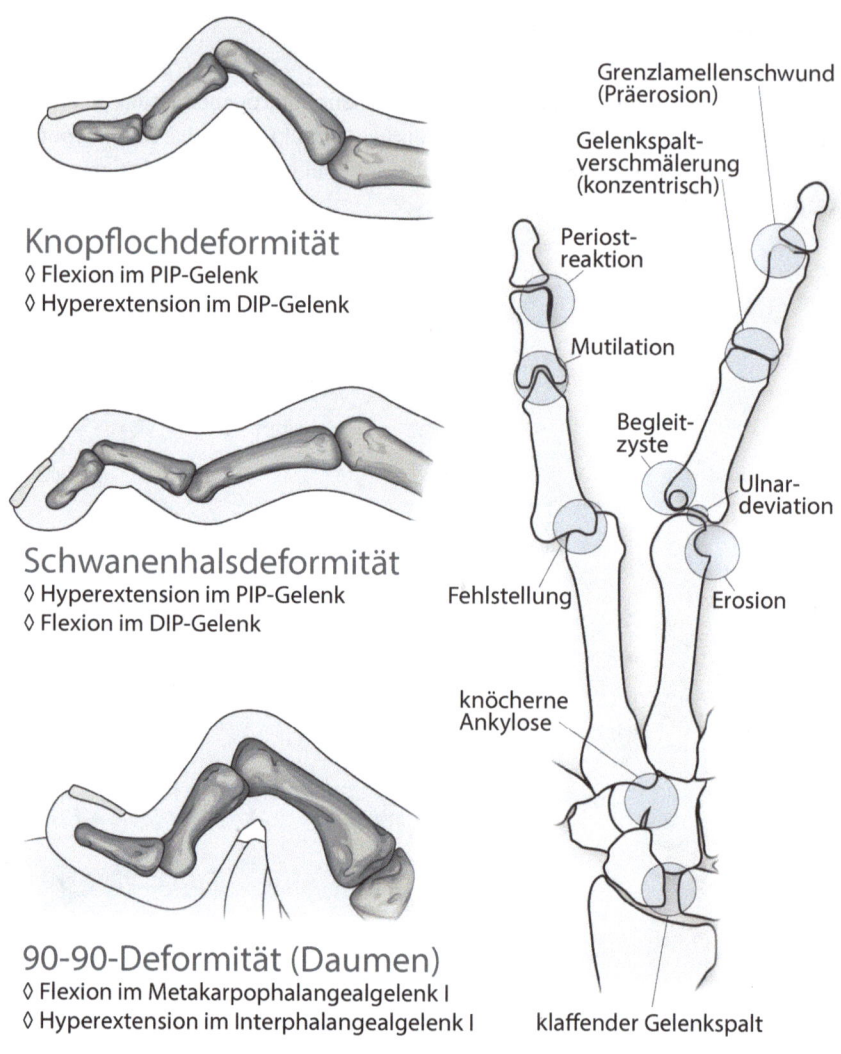

Knopflochdeformität
◊ Flexion im PIP-Gelenk
◊ Hyperextension im DIP-Gelenk

Schwanenhalsdeformität
◊ Hyperextension im PIP-Gelenk
◊ Flexion im DIP-Gelenk

90-90-Deformität (Daumen)
◊ Flexion im Metakarpophalangealgelenk I
◊ Hyperextension im Interphalangealgelenk I

Grenzlamellenschwund
(Präerosion)

Gelenkspalt-
verschmälerung
(konzentrisch)

Periost-
reaktion

Mutilation

Begleit-
zyste

Ulnar-
deviation

Fehlstellung

Erosion

knöcherne
Ankylose

klaffender Gelenkspalt

Abb. 6.11 Arthritische Fingerdeformitäten

Eine Arthrose lässt sich in der Röntgendiagnostik gut anhand typischer Zeichen beschreiben, bei denen insbesondere die Gelenkspaltverschmälerung, die Osteophytenbil-
dung, die subchondrale Sklerose bzw. Zystenbildung und in späteren Stadien die Defor-
mierung der Gelenkflächen zu nennen sind. Nach Kellgren und Lawrence lassen sich
fünf Schweregrade differenzieren (Abb. 6.12). In der ursprünglichen Publikation wurde
diese Klassifikation auf acht Gelenkgruppen angewendet: distale Interphalangealge-
lenke, Metakarpophalangealgelenke, Daumensattelgelenk, Handgelenk, Hals- und Len-
denwirbelsäule, Hüfte und Knie (Kellgren und Lawrence 1957).

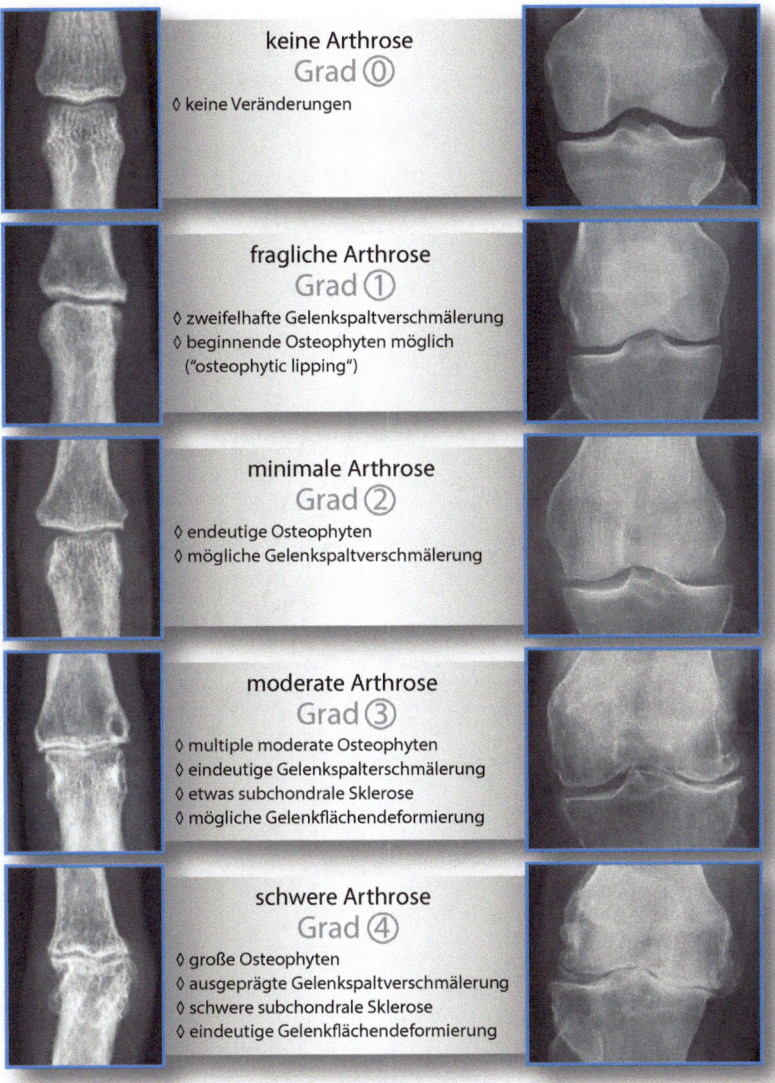

keine Arthrose
Grad ⓪
◊ keine Veränderungen

fragliche Arthrose
Grad ①
◊ zweifelhafte Gelenkspaltverschmälerung
◊ beginnende Osteophyten möglich
  ("osteophytic lipping")

minimale Arthrose
Grad ②
◊ endeutige Osteophyten
◊ mögliche Gelenkspaltverschmälerung

moderate Arthrose
Grad ③
◊ multiple moderate Osteophyten
◊ eindeutige Gelenkspalterschmälerung
◊ etwas subchondrale Sklerose
◊ mögliche Gelenkflächendeformierung

schwere Arthrose
Grad ④
◊ große Osteophyten
◊ ausgeprägte Gelenkspaltverschmälerung
◊ schwere subchondrale Sklerose
◊ eindeutige Gelenkflächendeformierung

Abb. 6.12 Schweregradeinteilung der Arthrose nach Kellgren und Lawrence, Beschriftungen nach Kellgren und Lawrence 1957, Schiphof et al. 2008

6.10   Armvenen

Die venöse Drainage der oberen Extremität erfolgt über ein oberflächliches und ein tiefes Venensystem in die V. axillaris und von dort weiter über die V. subclavia und V. brachiocephalica in die V. cava superior (Abb. 6.13). Beide Venensysteme stehen miteinander in Verbindung.

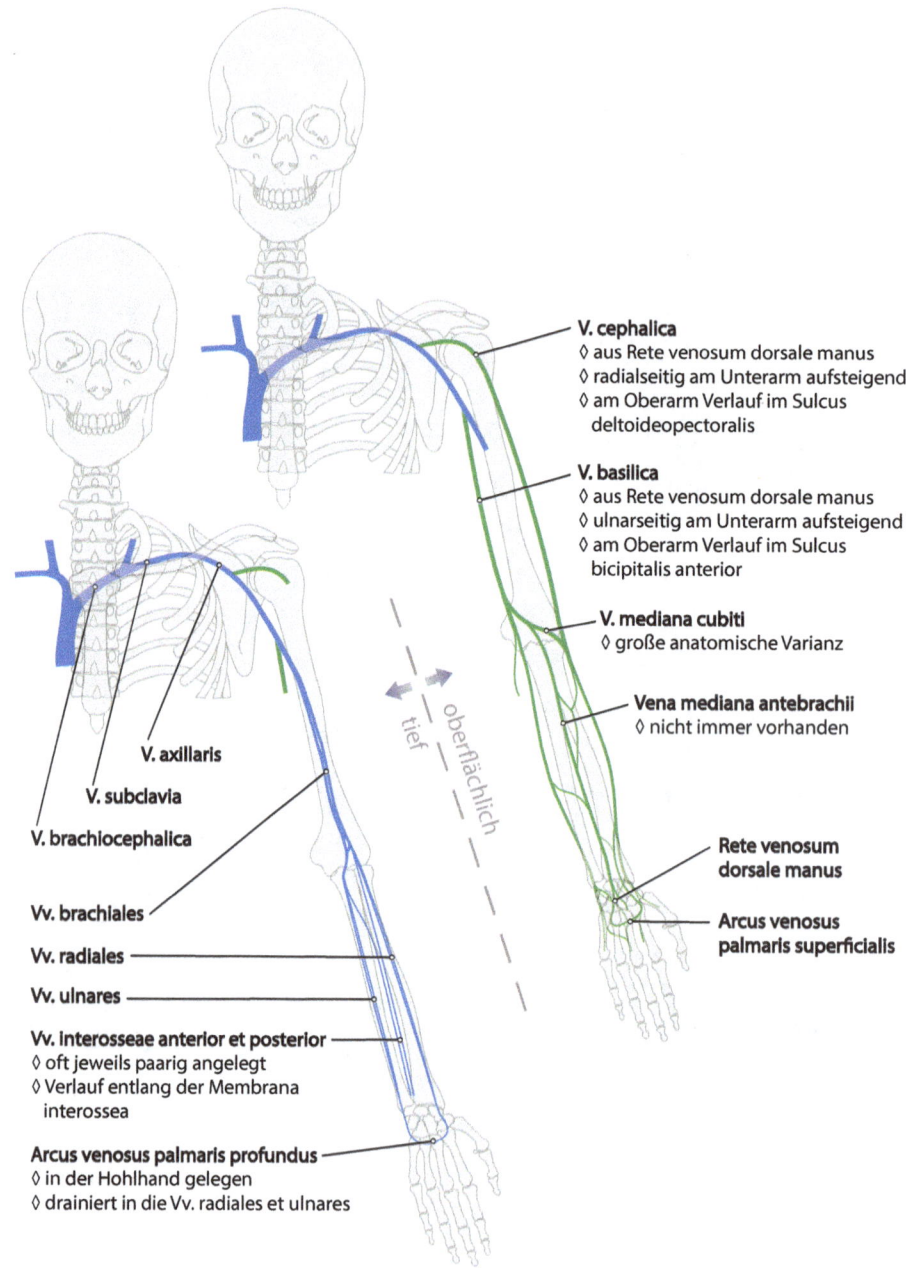

V. cephalica
◊ aus Rete venosum dorsale manus
◊ radialseitig am Unterarm aufsteigend
◊ am Oberarm Verlauf im Sulcus
   deltoideopectoralis

V. basilica
◊ aus Rete venosum dorsale manus
◊ ulnarseitig am Unterarm aufsteigend
◊ am Oberarm Verlauf im Sulcus
   bicipitalis anterior

V. mediana cubiti
◊ große anatomische Varianz

Vena mediana antebrachii
◊ nicht immer vorhanden

**Rete venosum
dorsale manus**

**Arcus venosus
palmaris superficialis**

oberflächlich
tief

V. axillaris

V. subclavia

V. brachiocephalica

Vv. brachiales

Vv. radiales

Vv. ulnares

Vv. interosseae anterior et posterior
◊ oft jeweils paarig angelegt
◊ Verlauf entlang der Membrana
   interossea

Arcus venosus palmaris profundus
◊ in der Hohlhand gelegen
◊ drainiert in die Vv. radiales et ulnares

Abb. 6.13 Anatomie der Armvenen – oberflächliches (grün) und tiefes (blau) Venensystem. Es ist zu beachten, dass das venöse System des Arms eine große anatomische Varianz aufweist. Viele kleinere Venen sowie Anastomosen zwischen den Venengruppen bzw. zwischen oberflächlichen und tiefen Venen sind aus Gründen der Übersichtlichkeit nicht dargestellt

6.11 Hämodialyseshunts

Die Anlage eines Hämodialyseshunts erfolgt meist operativ, seltener über einen endovaskulären Zugang, durch Erzeugung einer Fistel zwischen einer zuführenden Arterie und einer geeigneten Vene. Die durch die Fistel mit arteriellem Blut versorgte Vene erweitert sich in der Folge ("Reifung") und kann schließlich für die Hämodialyse verwendet werden. Am Arm kommen verschiedene arterielle und venöse Gefäße hierfür infrage (Abb. 6.14). Die arteriovenöse Fistel lässt sich durch eine direkte Anastomose zwischen Arterie und Vene hervorrufen oder alternativ mithilfe eines geraden oder schlaufenförmigen Interponats erreichen (Abb. 6.15).

Abb. 6.14 Normale Gefäßanatomie vor Anlage eines Hämodialyseshunts – Arterien und oberflächliches Venensystem am Arm

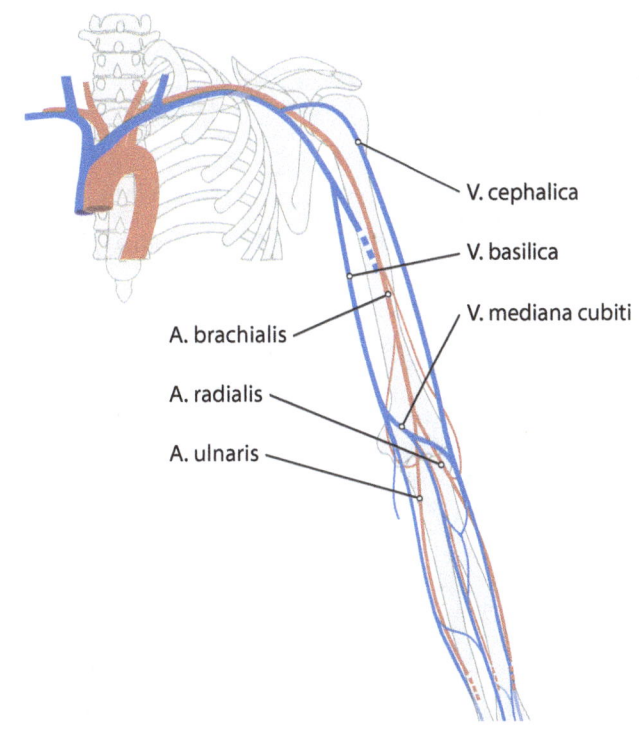

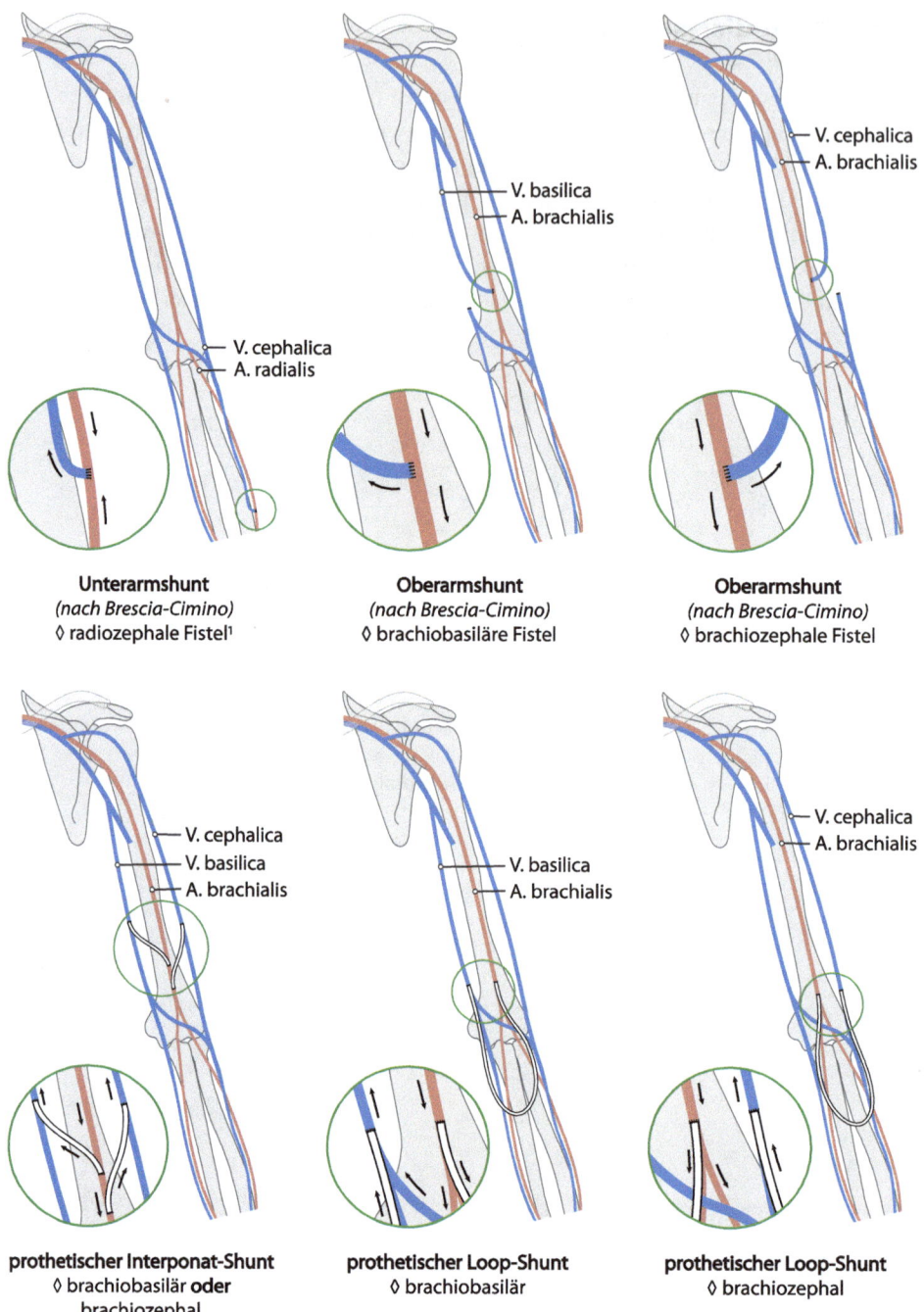

Abb. 6.15 Gängige Typen arteriovenöser Hämodialyseshunts am Arm. Alternativ kann die Shuntanlage zwischen der A. ulnaris und der V. basilaris erfolgen. Beim Unterarmshunt kommt es häufig zu einer Flussumkehr in der distalen A. radialis bzw. ulnaris, Beschriftungen nach Kubale et al. 2015, Tan und Ringe 2016

Literatur

Carofino B, Leopold S (2013) Classifications in brief: the Neer classification for proximal humerus fractures. Clin Orthop 471:39–43. https://doi.org/10.1007/s11999-012-2454-9

Flores D, Goes P, Gómez C et al (2020) Imaging of the acromioclavicular joint: anatomy, function, pathologic features, and treatment. RadioGraphics 40:1355–1382. https://doi.org/10.1148/rg.2020200039

Frykman G (1967) Fracture of the distal radius including sequelae-shoulder–handfinger syndrome, disturbance in the distal radio-ulnar joint and impairment of nerve function: a clinical and experimental study. Acta Orthop Scand 38:1–61. https://doi.org/10.3109/ort.1967.38.suppl-108.01

Getz J, Recht M, Piraino D et al (1996) Acromial morphology: relation to sex, age, symmetry, and subacromial enthesophytes. Radiology 199(3):737–742. https://doi.org/10.1148/radiology.199.3.8637998

Grashey R, Birkner R (1966) Röntgentafel des Skeletts, Schematisches Kombinationsbild in 3/5 der natürlichen Größe. Diagnostische Fehlerquellen, Varietäten, Anomalien und pathologische Grenzfälle, als Ergänzung zum „Atlas typischer Röntgenbilder vom normalen Menschen", 10. Aufl. Urban & Schwarzenberg, München/Berlin/Wien

Grunz J, Gietzen C, Schmitt R et al. (2018) Distale Radiusfrakturen: Update zur Bildgebung. Radiol 58:159–174. https://doi.org/10.1007/s00117-017-0352-6

Keats T, Anderson M (2013) Atlas of normal roentgen variants that may simulate disease, 9. Aufl. Saunders Elsevier, Philadelphia

Kellgren J, Lawrence J (1957) Radiological Assessment of Osteo-Arthrosis. Ann Rheum Dis 16, 494–502. https://doi.org/10.1136/ard.16.4.494

Kubale R, Heine G, Walker G (2015) Brescia-Cimino-Shunt. In: Stiegler H, Kubale R, Weskott H (Hrsg) Farbkodierte Duplexsonografie, 2., vollst. überarb. Aufl. Thieme, Stuttgart

Neer C 2nd (1970) Displaced proximal humeral fractures: I. Classification and evaluation. J Bone Joint Surg Am 52:1077–1089. PMID: 5455339

Neer C 2nd (2002) Four-segment classification of proximal humeral fractures: purpose and reliable use. J Shoulder Elbow Surg 11(4):389–400. https://doi.org/10.1067/mse.2002.124346

Park J, Lee J, Phelps C (1994) Os acromiale associated with rotator cuff impingement: MR imaging of the shoulder. Radiology 193(1):255–257. https://doi.org/10.1148/radiology.193.1.8090902

Petersson C, Redlund-Johnell I (1983) Radiographic joint space in normal acromioclavicular joints. Acta Orthop Scand 54:431–433. https://doi.org/10.3109/17453678308996596

Schiphof D, Boers M, Bierma-Zeinstra S (2008) Differences in descriptions of Kellgren and Lawrence grades of knee osteoarthritis. Ann Rheum Dis. 67, 1034–1036. https://doi.org/10.1136/ard.2007.079020

Tan B, Ringe K (2016) Interventionen bei Hämodialyse-Shunts. In: Chavan A (Hrsg) Vaskuläre Interventionen, 1. Aufl. Thieme, Stuttgart

Tossy J, Mead N, Sigmond H (1963) Acromioclavicular separations: useful and practical classification for treatment. Clin Orthop Relat Res 28:111–119

Vanarthos W, Monu J (1995) Type 4 acromion: a new classification. Contemp Orthop 30:227–229. PMID: 10150316

Untere Extremität

7

Inhaltsverzeichnis

7.1 Beinachse

Abweichungen von der physiologischen Stellung der Beinachse (Genu varum und Genu valgum) haben insbesondere aufgrund ihrer prädisponierenden Eigenschaften für die Entwicklung von Knorpelschäden und Arthrose im Kniegelenk eine große klinische Bedeutung. Sie können in der Röntgen-Ganzbeinaufnahme anhand verschiedener Messwerte und Hilfslinien diagnostiziert werden (Abb. 7.1). Für die mechanische Beinachse ist anzumerken, dass die entsprechende Fachliteratur deutliche Abweichungen hinsichtlich des noch als physiologisch zu wertenden Normbereiches aufweist.

H. Borgers, C. Vockelmann, *Handbuch der Radiologie*,
https://doi.org/10.1007/978-3-662-67660-8_7

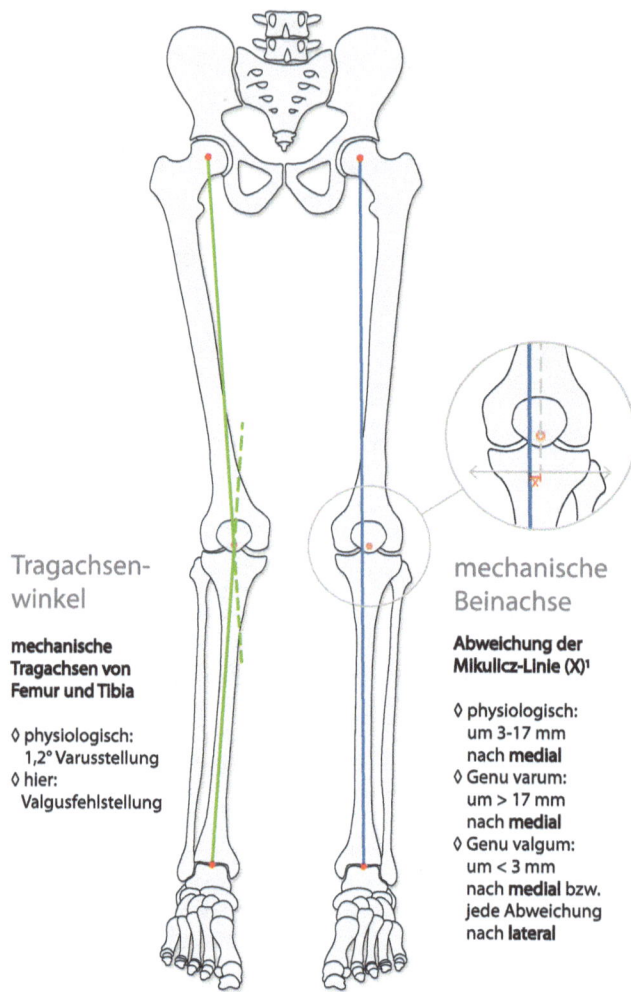

Tragachsen-
winkel

**mechanische
Tragachsen von
Femur und Tibia**

◊ physiologisch:
   1,2° Varusstellung
◊ hier:
   Valgusfehlstellung

mechanische
Beinachse

**Abweichung der
Mikulicz-Linie (X)[1]**

◊ physiologisch:
   um 3-17 mm
   nach **medial**
◊ Genu varum:
   um > 17 mm
   nach **medial**
◊ Genu valgum:
   um < 3 mm
   nach **medial** bzw.
   jede Abweichung
   nach **lateral**

Abb. 7.1 Anatomie und Fehlstellungen der Beinachse. Für die Abweichungen der mechanischen Beinachse werden in der Literatur zum Teil deutlich engere Grenzen genannt: nach Schnurr und König (2013) ist eine Abweichung von 4 mm (±2 mm) nach medial als physiologisch anzusehen, darüber hinaus bereits ein Genu varum bzw. valgum zu diagnostizieren. Werte für den Tragachsenwinkel nach Waldt et al. 2023a, Mechanische Beinachse nach Paley et al. 1994

7.2   Proximale Femurfrakturen

Proximale Femurfrakturen lassen sich anhand ihrer Lokalisation in mediale und laterale Schenkelhalsfrakturen (auch Stressfrakturen sind hier möglich) sowie in per- bzw. subtrochantäre Frakturen einteilen (Abb. 7.2). Mediale Schenkelhalsfrakturen lassen sich im Hinblick auf Verlauf und Dislokationsgrad nach Pauwels und Garden in weitere

Abb. 7.2 Proximale
Femurfrakturen nach
Lokalisation

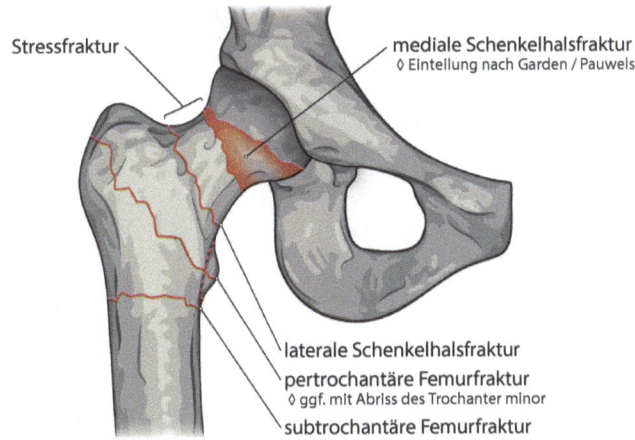

Stressfraktur

mediale Schenkelhalsfraktur
◊ Einteilung nach Garden / Pauwels

laterale Schenkelhalsfraktur
pertrochantäre Femurfraktur
◊ ggf. mit Abriss des Trochanter minor
subtrochantäre Femurfraktur

Unterkategorien differenzieren, was insbesondere für die Stabilität und Durchblutungssituation bedeutsam ist und Hinweise auf die im Einzelfall angezeigte Therapieoption liefert (Abb. 7.3). Ein steigender Schweregrad nach der Garden- oder Pauwels-Klassifikation führt klinisch zu einer (Garden 1961; Bartoníček 2001)

- größeren Instabilität,
- abnehmenden Blutversorgung,
- steigenden Gefahr für die Entwicklung einer Hüftkopfnekrose oder Pseudarthrose.

Die große Relevanz der Durchblutungssituation ergibt sich aus der fehlenden Versorgung des Hüftkopfes über die im höheren Alter oft obliterierte A. capitis femoris, was der Versorgung über Äste aus der A. circumflexa femoris medialis bzw. lateralis zunehmende Bedeutung verleiht (Abb. 7.4). Werden diese bei einer medialen Schenkelhalsfraktur verletzt, droht als Konsequenz eine Hüftkopfnekrose.

7.3 Femoroazetabuläres Impingement

Das femoroazetabuläre Impingement (FAI) bezeichnet ein klinisches Syndrom mit schmerzhafter mechanischer Bewegungseinschränkung im Hüftgelenk, welches auf dem Boden spezifischer morphologischer Veränderungen von Acetabulum und proximalem Femur entsteht. In der Folge wird die Entwicklung degenerativer Veränderungen von Knorpel und Labrum sowie schließlich einer frühzeitigen Coxarthrose begünstigt. Je nach Lokalisation der Veränderungen lässt sich ein Impingement vom Cam-Typ oder vom Pincer-Typ unterscheiden. Bei beiden Typen lassen sich die Beschwerden insbesondere bei Flexion, Adduktion und Innenrotation im Hüftgelenk auslösen. Außerdem existieren Mischformen von Cam- und Pincer-Impingement in unterschiedlicher Ausprägung.

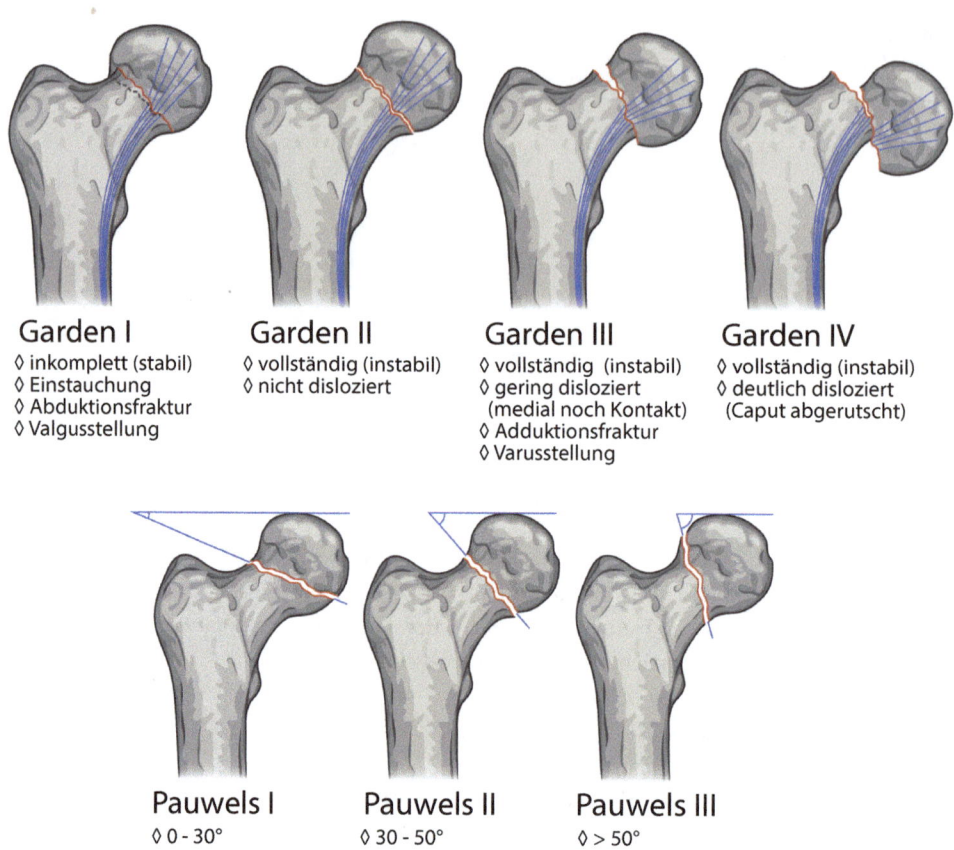

Garden I   Garden II   Garden III   Garden IV
◊ inkomplett (stabil)   ◊ vollständig (instabil) ◊ vollständig (instabil) ◊ vollständig (instabil)
◊ Einstauchung   ◊ nicht disloziert   ◊ gering disloziert   ◊ deutlich disloziert
◊ Abduktionsfraktur   (medial noch Kontakt)   (Caput abgerutscht)
◊ Valgusstellung   ◊ Adduktionsfraktur
                                                ◊ Varusstellung

Pauwels I   Pauwels II   Pauwels III
◊ 0 - 30°   ◊ 30 - 50°   ◊ > 50°

Abb. 7.3 Einteilung der Schenkelhalsfrakturen nach Garden und Pauwels, Beschriftungen nach Garden 1961, Bartoníček 2001

Das **Cam-Impingment** (engl. *cam* = Nocke) betrifft den Kopf-Hals-Übergang am proximalen Femur. Dabei drückt sich der durch eine fehlende Taillierung asphärische Femurkopf in den anterosuperioren Acetabulumrand bzw. das angrenzende Labrum, was durch vermehrte Druck- und Scherkräfte am chondrolabralen Übergang zu einem Knorpelabrieb und zu delaminierenden Knorpeldefekten führen kann (Abb. 7.5, Schäffeler und Wörtler 2012). In der Beckenübersichtsaufnahme wird die beschriebene Deformität des proximalen Femur aufgrund ihrer Ähnlichkeit mit einem Pistolengriff mit nach unten gerichtetem Lauf auch als *pistol-grip-deformity* bezeichnet (Abb. 7.6). In der Schnittbilddiagnostik lässt sich in paraaxialen Aufnahmen ein pathologischer Alpha-Winkel messen (Abb. 7.5). Der ideale cut-off-Wert für den Alpha-Winkel wird in der Literatur kontrovers diskutiert. Je nach Publikation wird ein Wert zwischen > 50° und > 57° als pathologisch eingestuft (Nötzli et al. 2002; Barrientos et al. 2016).

Beim **Pincer-Impingement** (engl. *pincer* = Zange) führt eine Veränderung am Acetabulum zu einem pathologischen, im Gegensatz zum Cam-Impingement eher linearen

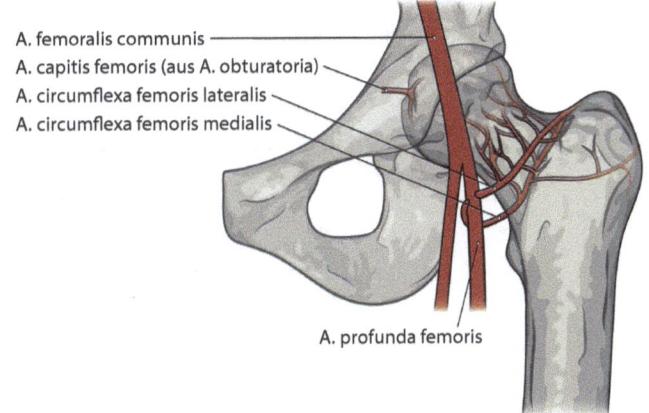

Abb. 7.4 Arterielle Versorgung des proximalen Femur

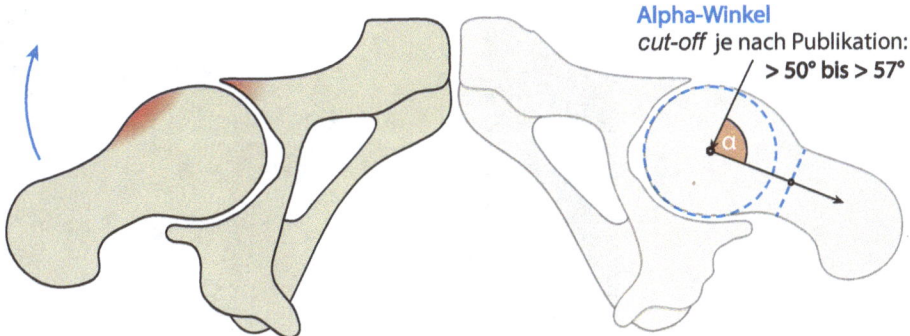

Abb. 7.5 Cam-Impingement. Zur Bestimmung des Alpha-Winkels wird ein Kreis um die Femurkopfkontur gezogen. Dann wird eine Verbindungslinie vom Kreiszentrum durch die Mitte des Schenkelhalses an dessen dünnster Stelle gezogen und der Winkel zu einer zweiten, vom Kreiszentrum durch den Schnittpunkt zwischen Kreis und Femur(hals-)kontur verlaufenden Linie gemessen (Schäffeler und Wörtler 2012)

Kontakt zwischen knöchernem Acetabulumrand und dem normal taillierten Schenkelhals. Hierdurch kommt es ebenfalls zu Labrumläsionen und durch eine Art Hebelwirkung am vorderen Acetabulumrand zu einer Druckbelastung im posteroinferioren Pfannenanteil mit hier sekundärem Knorpelschaden (Abb. 7.7, Schäffeler und Wörtler 2012). Als Ursache der zugrunde liegenden, vermehrten oder atypischen Überdachung durch das Acetabulum (in der Beckenübersichtsaufnahme mithilfe des CE-Winkels quantifizierbar) kommen u. a. eine Coxa profunda, eine Protrusio acetabuli oder eine acetabuläre Retroversion mit jeweils charakteristischen bildmorphologischen Zeichen infrage (Abb. 7.8).

Außerdem wird in der Fachliteratur kontrovers über eine Assoziation zwischen femoroazetabulärem Impingement und einem *herniation pit* diskutiert. Hierbei handelt es sich

Abb. 7.6 Pistol-grip-
deformity bei Cam-
Impingement (hier
zusätzlich Coxa
profunda)

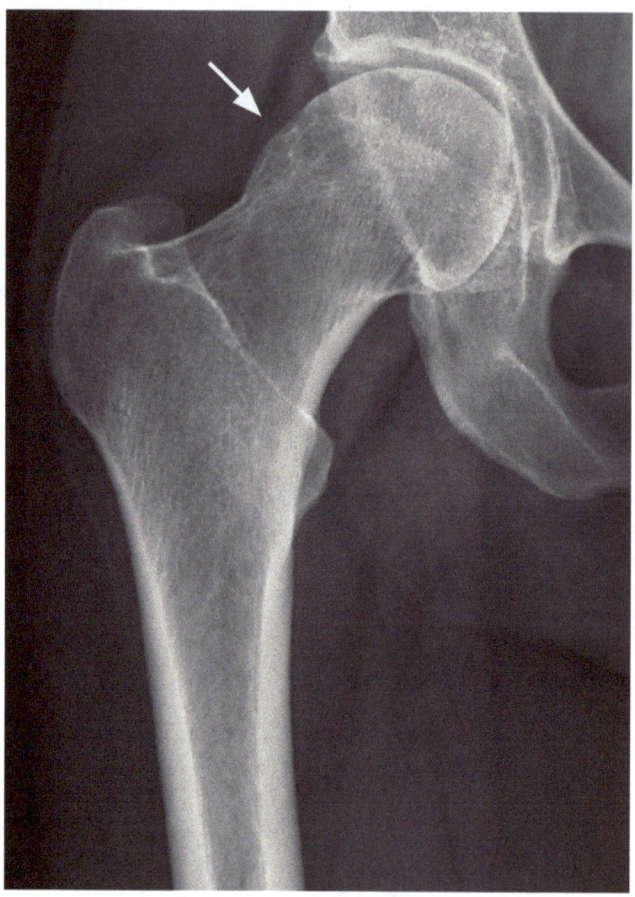

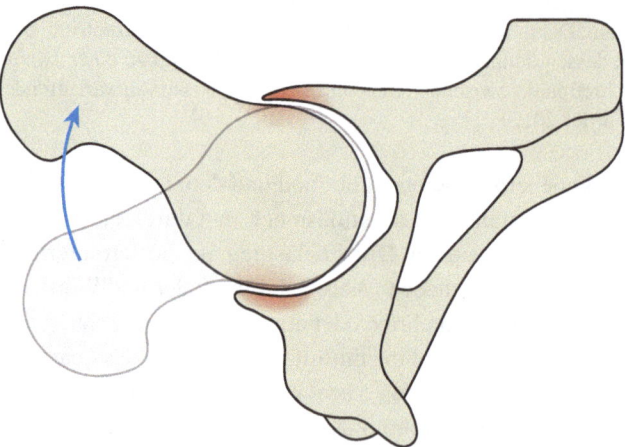

Abb. 7.7 Pincer-Impingement

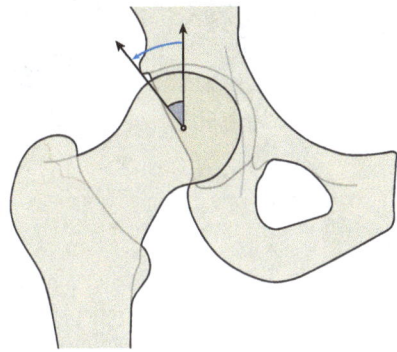

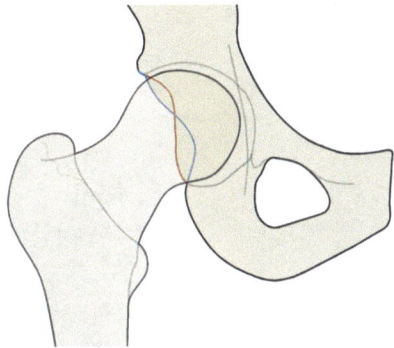

CE-Winkel nach Wiberg

◊ Zentrum-Erker-Winkel (CE-Winkel) ≥ 40°
   zeigt eine vermehrte Überdachung an und
   prädisponiert für ein Pincer-Impingement

Retroversion

◊ Ausrichtung des Acetabulum nach dorsal
◊ „Cross-over-sign" durch Überkreuzung der
   Konturen von hinterem (rot) und
   vorderem (blau) Acetabulumrand

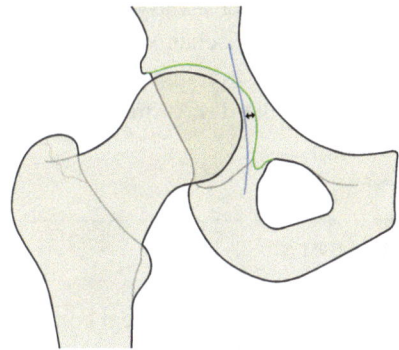

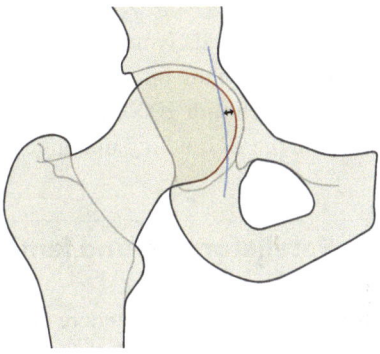

Coxa profunda

◊ Pfannentiefe vergrößert
◊ die Linea ilioischiadica (blau) projiziert
   sich lateral der Köhler-Tränenfigur (grün,
   als Fortsetzung des Azetabulumdachs)

Protrusio acetabuli

◊ Tiefertreten des Hüftkopfes
◊ die Linea ilioischiadica (blau) projiziert sich
   lateral der medialen Femurkopfkontur (rot)

Abb. 7.8 Ursachen für ein Pincer-Impingement. Der CE-Winkel nach Wiberg wird anhand einer Geraden durch die Hüftkopfmitte und den Rand des Pfannenerkers in Bezug zu einer vertikalen Linie entlang der Körperlängsachse bestimmt und ist bei Coxa profunda und Protrusio acetabuli typischerweise vergrößert. Beschriftungen nach Schäffeler und Wörtler 2012, cut-off-Wert für den CE-Winkel aus Kutty et al. 2012

Abb. 7.9 Herniation pit

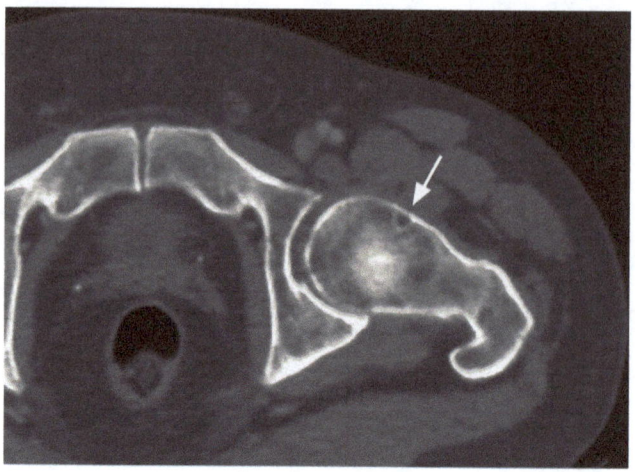

um eine Lodwick-Grad-IA-Läsion (mit Sklerosesaum) im anterosuperioren Quadranten des Schenkelhalses (Abb. 7.9). Während sie vor einiger Zeit eher als asymptomatischer Zufallsbefund bzw. als Normvariante gewertet wurde, wird inzwischen von vielen Autoren ein Zusammenhang mit dem Auftreten eines femoroazetabulären Impingements angenommen (Freyschmidt 2000; Panzer et al. 2010). Deshalb sollte das Auftreten eines *herniation pit* in die Befundung miteingeschlossen werden.

7.4   Patellaformen und femorales Gleitlager

Die Form der Patella, insbesondere der retropatellaren Gelenkfläche, unterliegt beim Menschen einer hohen anatomischen Varianz. Je nach Konfiguration der Patella und des femoralen Gleitlagers können Knorpelschäden und Patellaluxationen begünstigt werden (Abb. 7.10). Dabei werden die Varianten nach Wiberg entgegen früheren Interpretationen inzwischen als Spielarten des Normalen angesehen, während Jägerhut-, Flach-, Halbmond- und Kieselsteinpatella als reale Dysplasien bezeichnet werden (Abb. 7.11; Wiberg 1941; Nebel und Lingg 1981; Dihlmann und Stäbler 2010). Der Typ IV nach Wiberg war in der ursprünglichen Veröffentlichung zunächst nicht vorgesehen, wird aber in der Literatur inzwischen oft mit angegeben (z. B. Möller und Reif 2023).

Die Konfiguration der Femurtrochlea als Gleitlager für die Patella folgt oft der jeweils korrespondierenden Patellaform. Bei Hypo- oder Aplasie der medialen Erhebung sowie bei flachem oder gar konvexem Gleitlager besteht ein erhöhtes Risiko für habituelle Patellaluxationen (Abb. 7.12, Freyschmidt 2001)

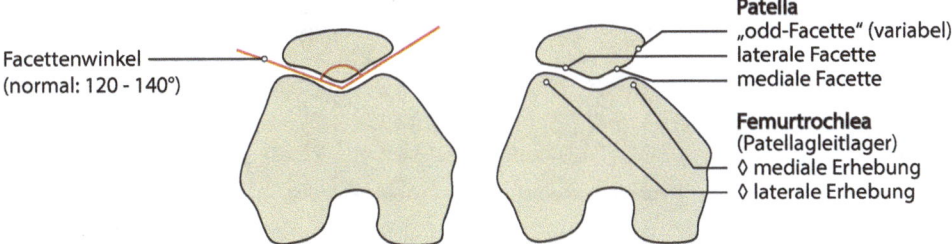

Abb. 7.10 Patella und femorales Gleitlager – Normalbefund, Normwert des Facettenwinkels aus Dihlmann und Stäbler 2010

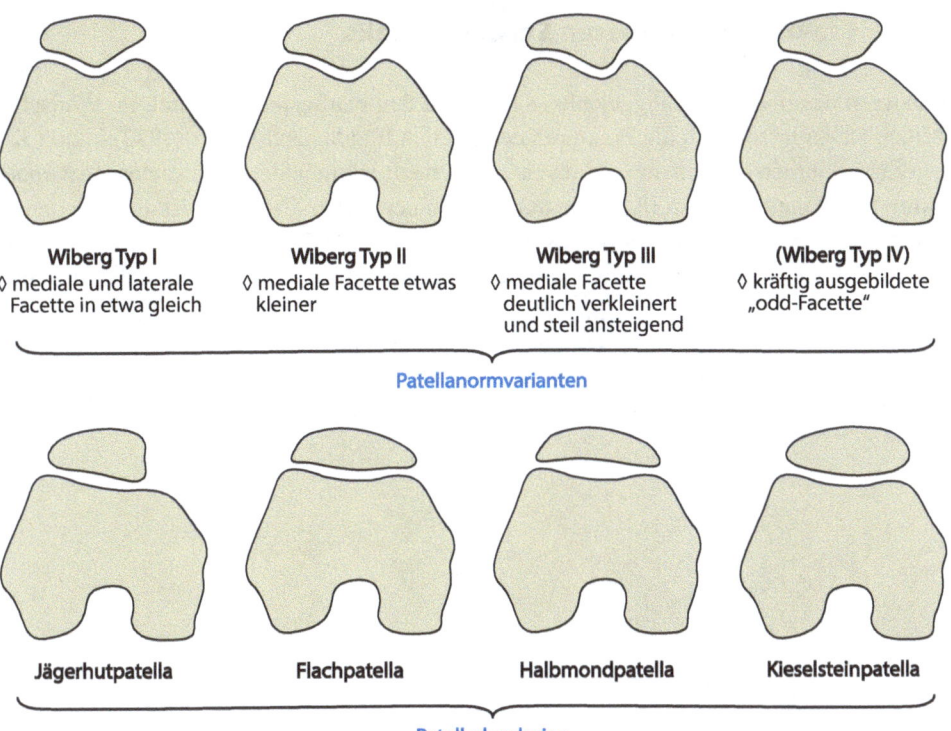

Abb. 7.11 Patellaformen: Eu- und Dysplasien, Beschriftungen der Normvarianten nach Wiberg 1941, Möller und Reif 2023; Dysplasien nach Dihlmann und Stäbler 2010

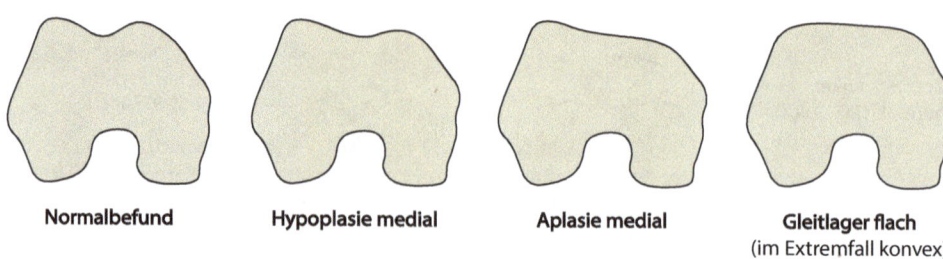

Abb. 7.12 Femorales Gleitlager: Normalbefund und Dysplasien nach Gschwend und Bischofsberger, Beschriftungen nach Freyschmidt 2001

7.5   Frakturen des oberen Sprunggelenks

Frakturen des oberen Sprunggelenks gehören zu den häufigsten Frakturen im klinischen Alltag. Dabei lassen sich die Frakturen der distalen Fibula nach Weber (1972) in drei Kategorien einteilen und hieraus Hinweise auf die Intaktheit der Syndesmose gewinnen (Abb. 7.13, Hunter et al. 2000). Eine Sonderform der Weber-C-Fraktur ist die Maisonneuve-Fraktur, die eine Kombination aus hoher Fibulafraktur, Zerreißung der Membrana interossea und Syndesmosensprengung beschreibt und aufgrund der entstehenden Instabilität zu den OSG-Frakturen gezählt wird. Eine gleichzeitige Fraktur von Innen- und Außenknöchel mit Absprengung des hinteren Volkmann'schen Dreiecks wird als trimalleoläre Sprunggelenksfraktur bezeichnet.

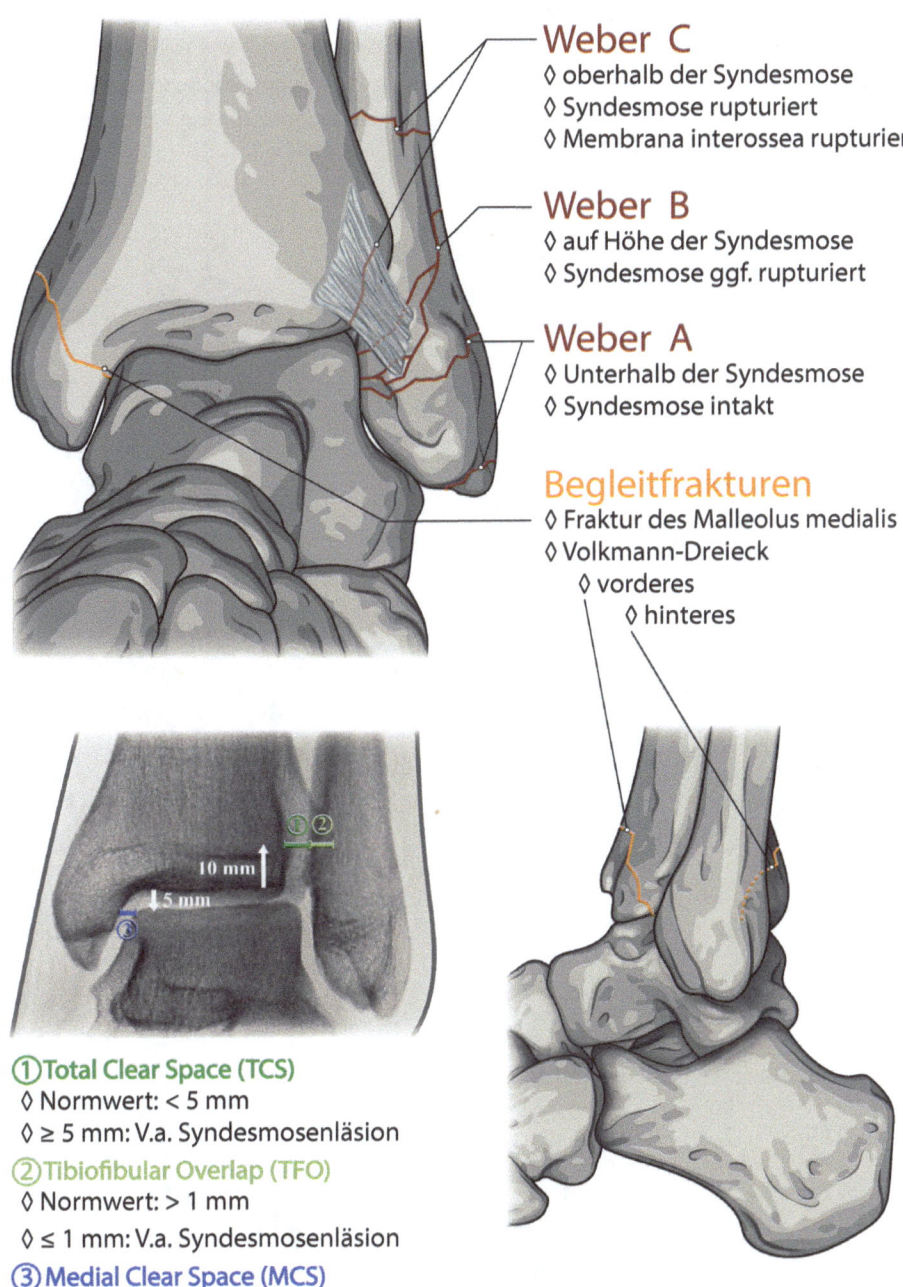

Weber C
◊ oberhalb der Syndesmose
◊ Syndesmose rupturiert
◊ Membrana interossea rupturiert

Weber B
◊ auf Höhe der Syndesmose
◊ Syndesmose ggf. rupturiert

Weber A
◊ Unterhalb der Syndesmose
◊ Syndesmose intakt

Begleitfrakturen
◊ Fraktur des Malleolus medialis
◊ Volkmann-Dreieck
   ◊ vorderes
      ◊ hinteres

① **Total Clear Space (TCS)**
◊ Normwert: < 5 mm
◊ ≥ 5 mm: V.a. Syndesmosenläsion

② **Tibiofibular Overlap (TFO)**
◊ Normwert: > 1 mm
◊ ≤ 1 mm: V.a. Syndesmosenläsion

③ **Medial Clear Space (MCS)**
◊ Normwert: ≤ 4 mm
◊ > 4 mm: V.a. Syndesmosenläsion

Abb. 7.13 Frakturen des oberen Sprunggelenks, Beschriftungen der Weber-Klassifikation nach Hunter et al. 2000; Röntgen-Normwerte bei V.a. Syndesmosenläsion nach Waldt et al. 2023c

7.6   Achsenverhältnisse des Fußes

Kongenitale oder erworbene Achsenfehlstellungen des Fußes können die Funktion von Quer- und Längsgewölbe beeinträchtigen und prädisponieren für eine Fehlbelastung mit konsekutiver Arthrose der Fußgelenke (Abb. 7.14).

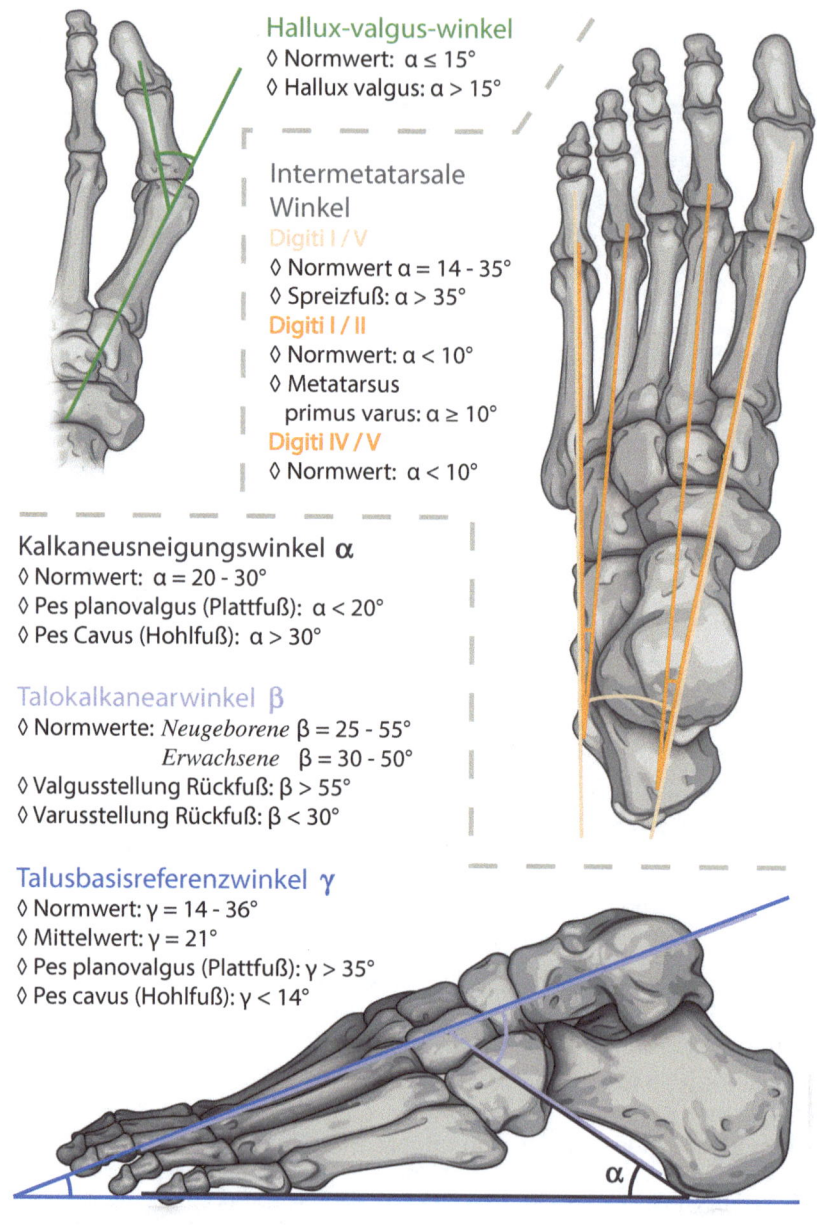

Hallux-valgus-winkel
◊ Normwert: α ≤ 15°
◊ Hallux valgus: α > 15°

Intermetatarsale Winkel
Digiti I / V
◊ Normwert α = 14 - 35°
◊ Spreizfuß: α > 35°
Digiti I / II
◊ Normwert: α < 10°
◊ Metatarsus primus varus: α ≥ 10°
Digiti IV / V
◊ Normwert: α < 10°

Kalkaneusneigungswinkel α
◊ Normwert: α = 20 - 30°
◊ Pes planovalgus (Plattfuß): α < 20°
◊ Pes Cavus (Hohlfuß): α > 30°

Talokalkanearwinkel β
◊ Normwerte: *Neugeborene* β = 25 - 55°
                      Erwachsene   β = 30 - 50°
◊ Valgusstellung Rückfuß: β > 55°
◊ Varusstellung Rückfuß: β < 30°

Talusbasisreferenzwinkel γ
◊ Normwert: γ = 14 - 36°
◊ Mittelwert: γ = 21°
◊ Pes planovalgus (Plattfuß): γ > 35°
◊ Pes cavus (Hohlfuß): γ < 14°

Abb. 7.14   Anatomische Achsenverhältnisse am Fuß, Beschriftungen aus Waldt et al. 2023b

7.7   Fußknochen und -gelenke

Die Knochen des Fußskeletts und die dazwischen liegenden Gelenke bilden als funktionelle Einheiten ein komplexes Gebilde, das gleichzeitig Stabilität und Flexibiliät ermöglicht (Abb. 7.15).

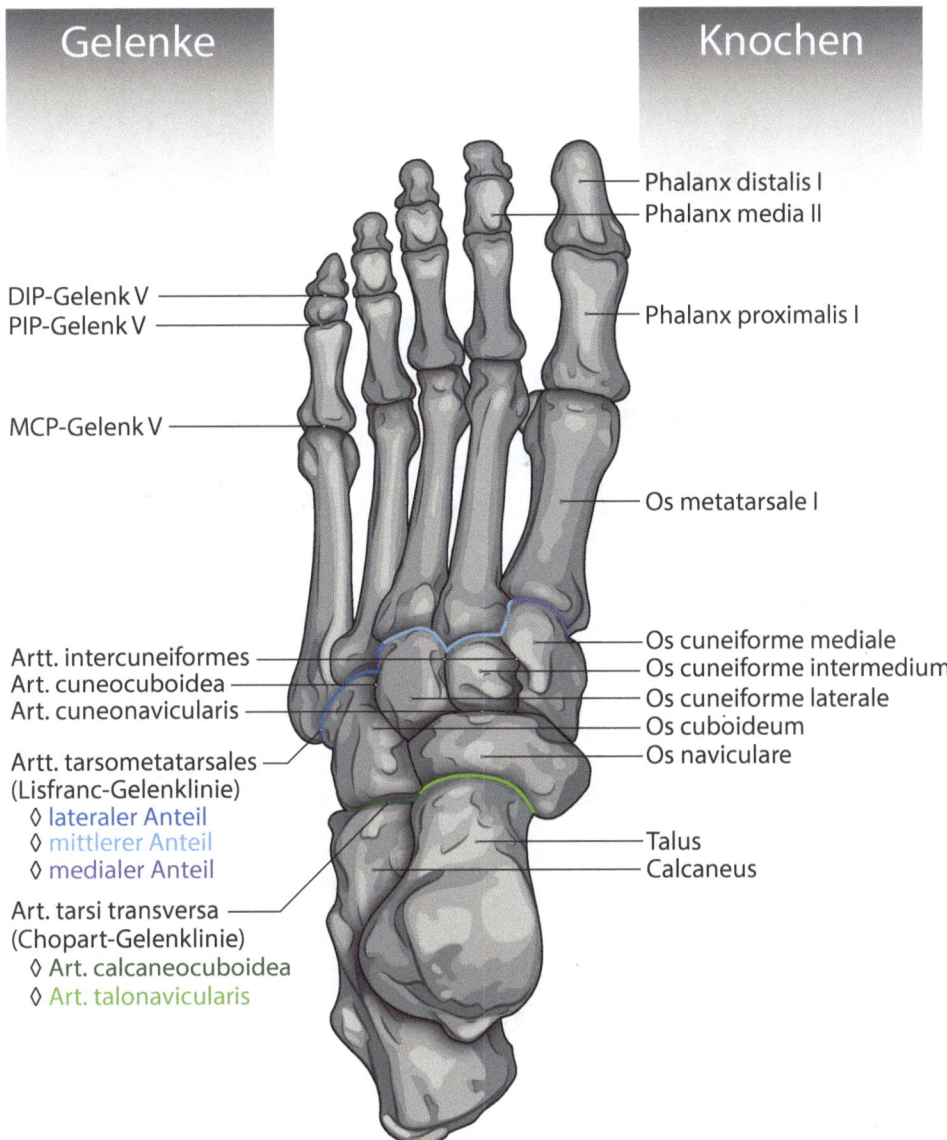

Abb. 7.15 Anatomie der Fußknochen und -gelenke. MCP-Gelenk = Art. metacarpophalangealis = Metakarpophalangealgelenk, PIP-Gelenk = Art. interphalangealis proximalis = proximales Interphalangealgelenk, DIP-Gelenk = Art. interphalangealis distalis = distales Interphalangealgelenk

7.8   Akzessorische Ossikel am Fuß

Ebenso wie an der Handwurzel (Abschn. 6.8) existieren auch am Fußskelett zahlreiche akzessorische Knochen (Ossikel), die als solche identifiziert und nicht mit frischen Frakturen verwechselt werden sollten (Abb. 7.16).

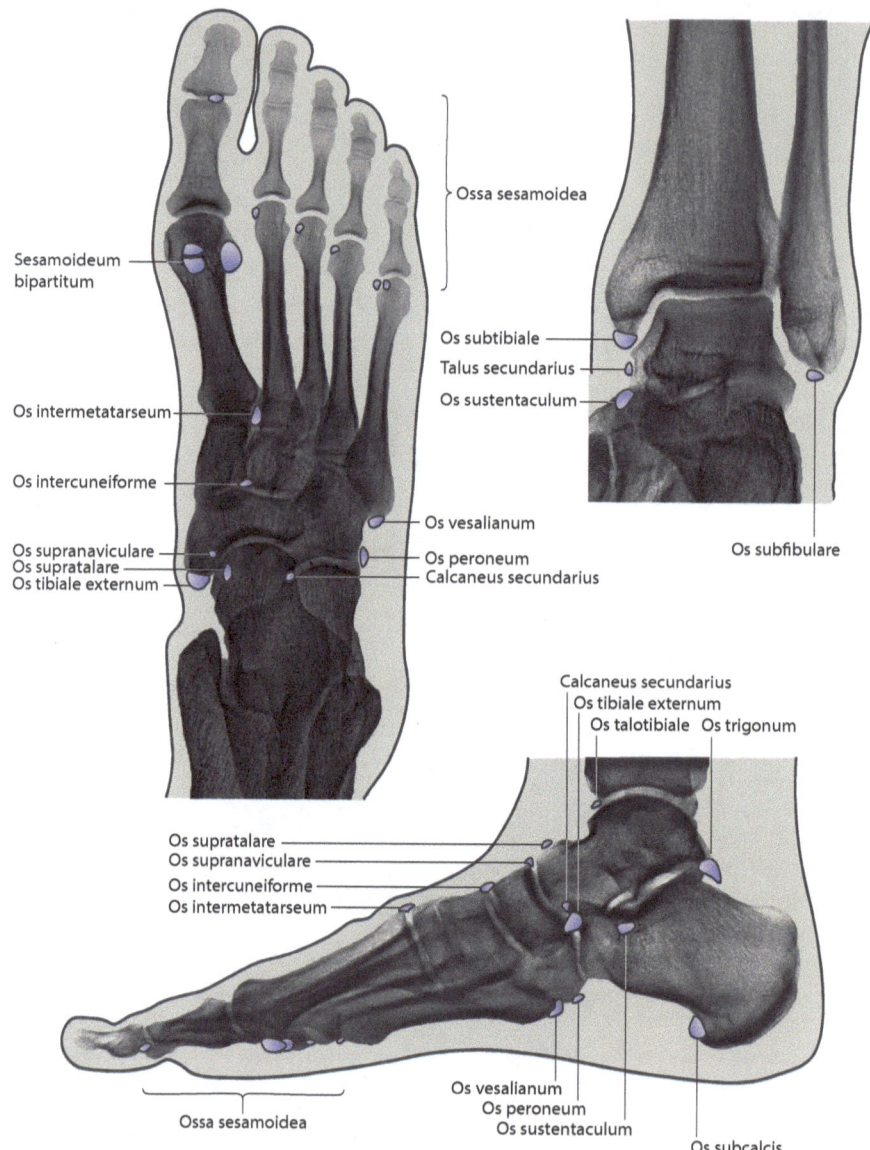

Abb. 7.16 Akzessorische Ossikel am Fuß, Beschriftungen nach Grashey und Birkner 1966, Keats und Anderson 2013

7.9   Zehendeformitäten

Zehendeformitäten bezeichnen Fehlstellungen in den Metatarsophalangeal- und Inter-
phalangealgelenken der Zehen, die zu schmerzhaften Druckstellen führen und damit Beeinträchtigungen beim Gehen und Stehen hervorrufen können (Abb. 7.17).

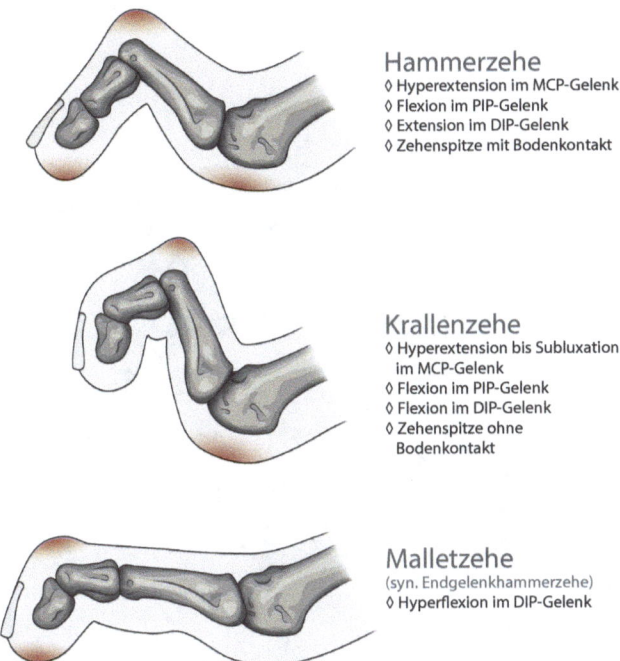

Hammerzehe
◊ Hyperextension im MCP-Gelenk
◊ Flexion im PIP-Gelenk
◊ Extension im DIP-Gelenk
◊ Zehenspitze mit Bodenkontakt

Krallenzehe
◊ Hyperextension bis Subluxation
  im MCP-Gelenk
◊ Flexion im PIP-Gelenk
◊ Flexion im DIP-Gelenk
◊ Zehenspitze ohne
  Bodenkontakt

Malletzehe
(syn. Endgelenkhammerzehe)
◊ Hyperflexion im DIP-Gelenk

Abb. 7.17 Zehenfehlstellungen. MCP-Gelenk = Art. metacarpophalangealis = Metakarpophalangealgelenk, PIP-Gelenk = Art. interphalangealis proximalis = proximales Interphalangealgelenk,
DIP-Gelenk = Art. interphalangealis distalis = distales Interphalangealgelenk

7.10   Beckenarterien

Von den Iliakalarterien gibt insbesondere die A. iliaca interna im Verlauf durch das Becken eine Vielzahl von Ästen ab, deren genaue Kenntnis insbesondere bei endovaskulären Interventionen die Orientierung deutlich erleichtert (Abb. 7.18). Dabei ist zu beachten, dass die Äste der A. iliaca interna eine große anatomische Variabilität aufweisen. Beispielsweise entspringen die A. vesicalis inferior und die A. rectalis media oft aus einem gemeinsamen Abgang.

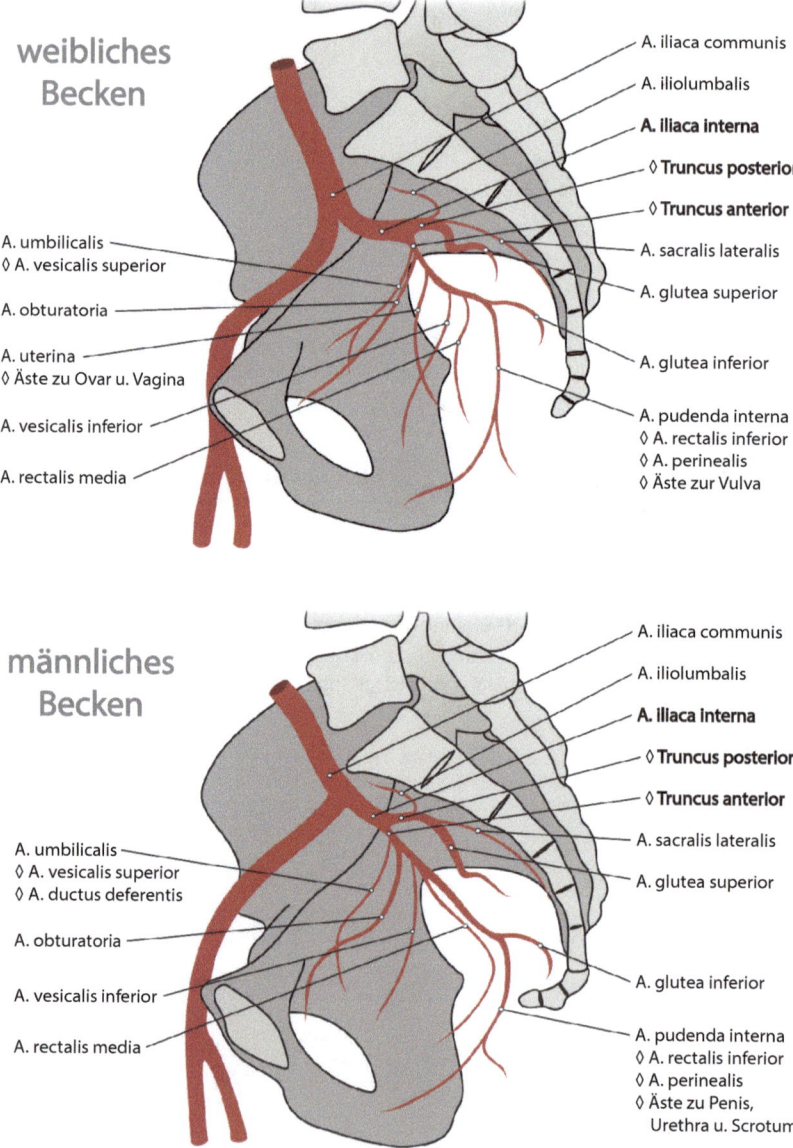

Abb. 7.18 Anatomie der Arterien im weiblichen und männlichen Becken

7.11 Arterien und Venen der Becken-Bein-Strombahn

Die Becken- und Beinarterien werden in anatomische Abschnitte unterteilt, die sich zum Teil weiter in untergeordnete Segmente aufgliedern lassen (Abb. 7.19). Dieses Vorgehen erlaubt eine genaue Beschreibung der Lokalisation pathologischer Vorgänge (wie Stenosen oder Gefäßverschlüsse) und objektiviert die interdisziplinäre Kommunikation. Die

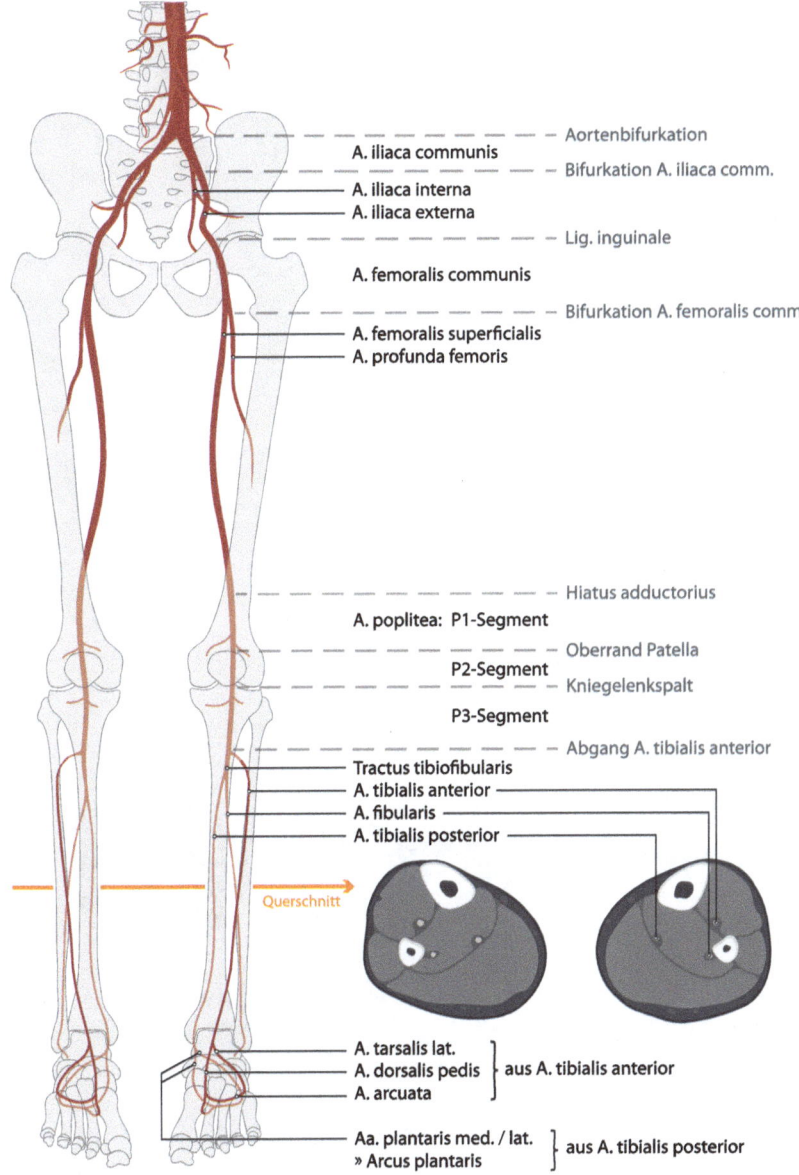

Abb. 7.19 Anatomie der Becken- und Beinarterien

Venen der Beine lassen sich, ähnlich wie am Arm (Abschn. 6.10), in ein oberflächliches und ein tiefes Venensystem aufteilen, mit Verbindungen über die Perforansvenen sowie über die Arcus venosus am Fuß (Abb. 7.20).

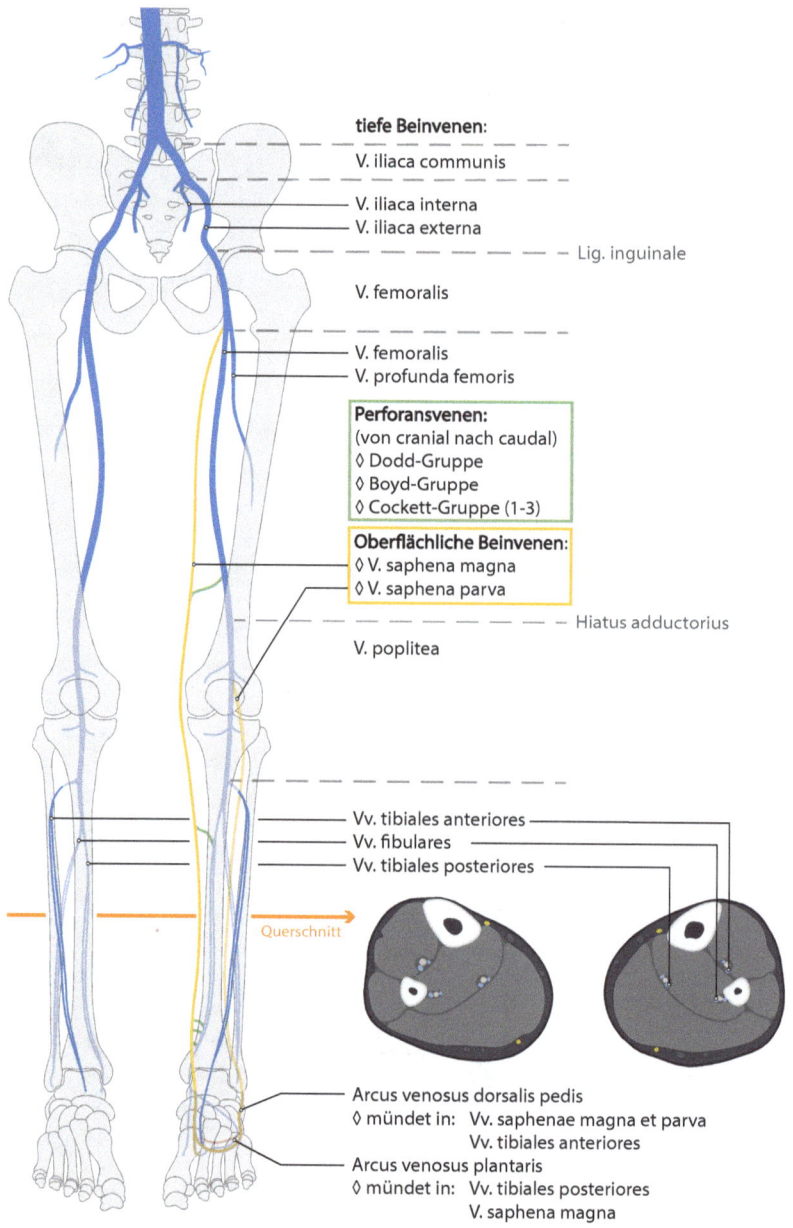

tiefe Beinvenen:
V. iliaca communis
V. iliaca interna
V. iliaca externa
                                                    Lig. inguinale
V. femoralis

V. femoralis
V. profunda femoris

Perforansvenen:
(von cranial nach caudal)
◊ Dodd-Gruppe
◊ Boyd-Gruppe
◊ Cockett-Gruppe (1-3)

Oberflächliche Beinvenen:
◊ V. saphena magna
◊ V. saphena parva
                                                    Hiatus adductorius
V. poplitea

Vv. tibiales anteriores
Vv. fibulares
Vv. tibiales posteriores

Querschnitt

Arcus venosus dorsalis pedis
◊ mündet in: Vv. saphenae magna et parva
                    Vv. tibiales anteriores
Arcus venosus plantaris
◊ mündet in: Vv. tibiales posteriores
                    V. saphena magna

Abb. 7.20 Anatomie der Becken- und Beinvenen

Literatur

Barrientos C, Barahona M, Diaz J et al (2016) Is there a pathological alpha angle for hip impingement? A diagnostic test study. J Hip Preserv Surg 3:223–228. https://doi.org/10.1093/jhps/hnw014

Bartoníček J (2001) Pauwels' classification of femoral neck fractures: correct interpretation of the original. J Orthop Trauma 15:358–360. https://doi.org/10.1097/00005131-200106000-00009

Dihlmann W, Stäbler A (2010) Missbildungen und Formfehler. In: Dihlmann W, Stäbler A (Eds.) Gelenke – Wirbelverbindungen. 4. vollständig überarbeitete und erweiterte Aufl. Thieme, Stuttgart

Freyschmidt J (2000) Herniation-Pit. In: Brossmann J, Czerny C, Freyschmidt J (Eds.) Freyschmidts „Köhler/Zimmer" Grenzen des Normalen und Anfänge des Pathologischen in der Radiologie des kindlichen und erwachsenen Skeletts. 14. vollkommen überarbeitete, neu strukturierte und erweiterte Auflage. Thieme, Stuttgart

Freyschmidt J (2001) Normalbefund. In: Brossmann J, Czerny C, Freyschmidt J (Eds.) Grenzen des Normalen und Anfänge des Pathologischen in der Radiologie des kindlichen und erwachsenen Skeletts: Freyschmidts "Köhler/Zimmer". 14. vollkommen überarbeitete, neu strukturierte und erweiterte Auflage. Thieme, Stuttgart

Grashey R, Birkner R (1966) Röntgentafel des Skeletts, Schematisches Kombinationsbild in 3/5 der natürlichen Größe. Diagnostische Fehlerquellen, Varietäten, Anomalien und pathologische Grenzfälle, als Ergänzung zum „Atlas typischer Röntgenbilder vom normalen Menschen" 10. Auflage. Urban & Schwarzenberg, München-Berlin-Wien

Hunter T, Peltier L, Lund P (2000) Radiologic history exhibit: musculoskeletal eponyms: who are those guys? RadioGraphics 20:819–836. https://doi.org/10.1148/radiographics.20.3.g00ma20819

Keats T, Anderson M (2013) Atlas of normal roentgen variants that may simulate disease, 9. Aufl. Saunders Elsevier, Philadelphia

Kutty S, Schneider P, Faris P et al (2012) Reliability and predictability of the centre-edge angle in the assessment of pincer femoroacetabular impingement. Int Orthop 36:505–510. https://doi.org/10.1007/s00264-011-1302-y

Möller T, Reif E (2023) Kniegelenk. In: Möller T, Reif E (Eds.) CT- und MRT-Normalbefunde. 3. unveränderte Auflage. Thieme, Stuttgart

Nebel G, Lingg G (1981) Sind die Formvarianten der Patella nach Wiberg Präarthrosen? Radiologe. 21, 101–103

Nötzli H, Wyss T, Stoecklin C et al (2002) The contour of the femoral head-neck junction as a predictor for the risk of anterior impingement. J Bone Jt Surg 84. https://doi.org/10.1302/0301-620x.84b4.12014

Paley D, Herzenberg J, Tetsworth K et al (1994) Deformity planning for frontal and sagittal plane corrective osteotomies. Orthop Clin North Am 25:425–465. https://doi.org/10.1016/S0030-5898(20)31927-1

Panzer S, Augat P, Scheidler J (2010) Herniation Pits und ihre Renaissance im Zusammenhang mit femoroazetabulärem Impingement. RöFo. 182, 565-572. https://doi.org/10.1055/s-0029-1245347

Schäffeler C, Wörtler K (2012) Impingementsyndrom des Hüftgelenks. Radiol. Up2date. 12(01): 35–51. https://doi.org/10.1055/s-0030-1257177

Waldt S, Eiber M, Wörtler K (2023a) Beinachse. In: Waldt S, Eiber M, Wörtler K (Eds.) Messverfahren und Klassifikationen in der muskuloskelettalen Radiologie, 3. unveränderte Auflage. Thieme, Stuttgart

Waldt S, Eiber M, Wörtler K (2023b) Fuß. In: Waldt S, Eiber M, Wörtler K (Eds.) Messverfahren und Klassifikationen in der muskuloskelettalen Radiologie 3. unveränderte Auflage. Thieme, Stuttgart

Waldt S, Eiber M, Wörtler K (2023c) Konventionell-radiologische Beurteilung der Syndesmose. In: Waldt S, Eiber M, Wörtler K (Eds.) Messverfahren und Klassifikationen in der muskuloskelettalen Radiologie 3. unveränderte Auflage. Thieme, Stuttgart

Wiberg G (1941) Roentgenographic and anatomic studies on the femoropatellar joint. Acta Orthop Scand 12:319–410. https://doi.org/10.3109/17453674108988818

Kinderradiologie

8

Inhaltsverzeichnis

8.1 Frakturen im Kindesalter

Frakturen im Kindesalter unterscheiden sich deutlich von solchen bei Erwachsenen, unter anderem weil die Knochen bei Kindern noch sehr flexibel sind und das Periost noch nicht verknöchert ist. Hierdurch kommt es häufig zu inkompletten Frakturen, die je nach Morphologie verschiedenen Typen zugeordnet werden können (Abb. 8.1).

Die Epi- und Apophysenfugen bei Kindern und Jugendlichen sind häufig noch nicht oder erst teilweise verschlossen. Frakturen mit Beteiligung offener Epiphysenfugen lassen sich nach Salter-Harris, Aitken und Ogden in insgesamt neun Kategorien einteilen (Abb. 8.2; Salter und Harris 1963; Ogden 1981; Moritz 2014).

- **Salter-Harris I**: Riss der Epiphysenfuge mit vollständiger Separierung der Epi- von der Metaphyse; keine knöcherne Fraktur
- **Salter-Harris II/Aitken I**: partielle Separierung der Epiphysenfuge in variabler Länge mit Fortsetzung in eine metaphysäre (Schräg-) Fraktur und resultierendem dreieckigem

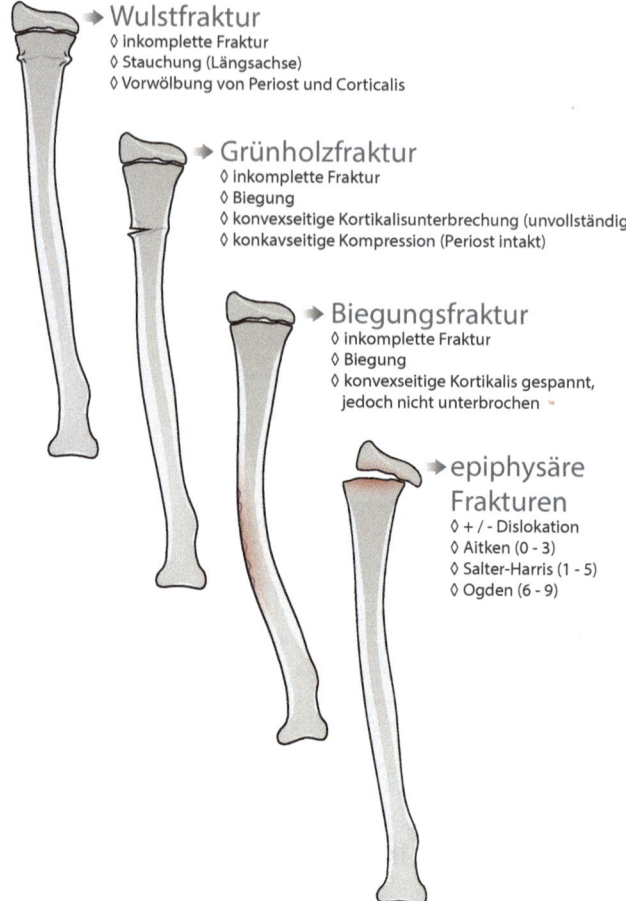

Wulstfraktur
◊ inkomplette Fraktur
◊ Stauchung (Längsachse)
◊ Vorwölbung von Periost und Corticalis

Grünholzfraktur
◊ inkomplette Fraktur
◊ Biegung
◊ konvexseitige Kortikalisunterbrechung (unvollständig)
◊ konkavseitige Kompression (Periost intakt)

Biegungsfraktur
◊ inkomplette Fraktur
◊ Biegung
◊ konvexseitige Kortikalis gespannt,
   jedoch nicht unterbrochen

epiphysäre Frakturen
◊ + / - Dislokation
◊ Aitken (0 - 3)
◊ Salter-Harris (1 - 5)
◊ Ogden (6 - 9)

Abb. 8.1 Typische Frakturen im Kindesalter

Fragment, welches mit der Epiphyse verbunden bleibt; Periost konvexseitig eingerissen, konkavseitig intakt
- **Salter-Harris III/Aitken II**: partielle Separierung der Epiphysenfuge variabler Länge mit Fortsetzung in eine epiphysäre Fraktur, welche in die Gelenkfläche einstrahlt (intraartikuläre Fraktur)
- **Salter-Harris IV/Aitken III**: intraartikuläre (Längs- oder Schräg-) Fraktur von der Gelenkfläche durch die Epiphyse und die Epiphysenfuge bis nach metaphysär
- **Salter-Harris V**: partielle Stauchung der Epiphysenfuge; keine knöcherne Fraktur
- **Ogden VI**: Läsion im peripheren Anteil der Wachstumsfuge bzw. des Perichondriums (meist durch Avulsion oder Kontusion)
- **Ogden VII**: rein epiphysäre Fraktur
- **Ogden VIII**: rein metaphysäre Fraktur
- **Ogden IX**: periostaler Aus- bzw. Abriss

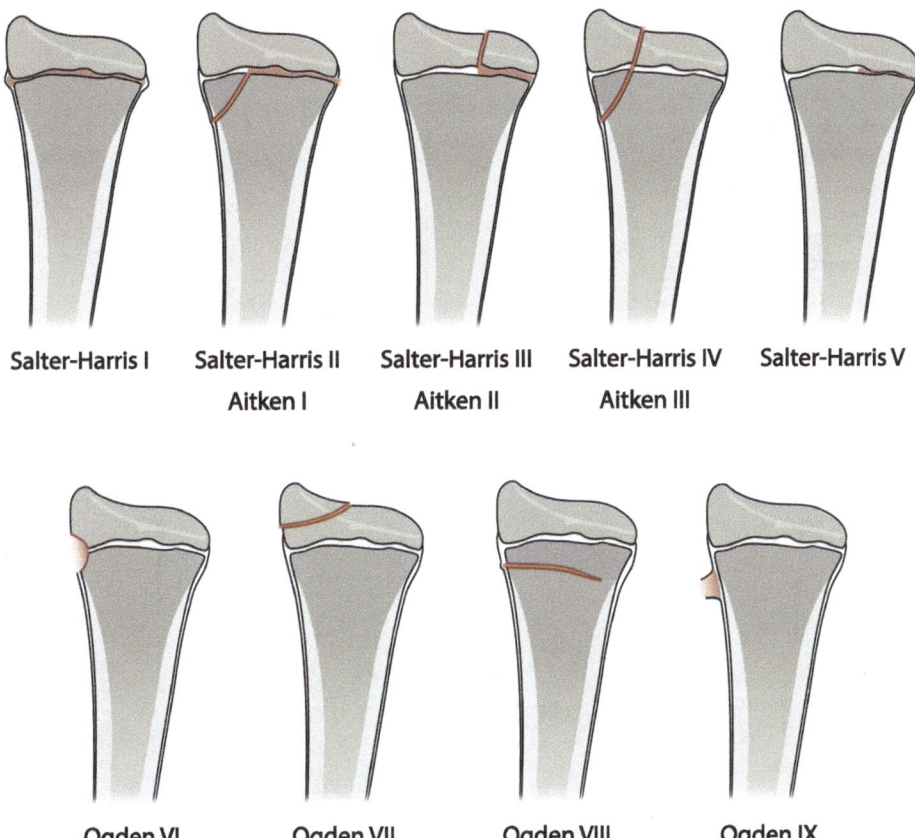

Salter-Harris I   Salter-Harris II   Salter-Harris III   Salter-Harris IV   Salter-Harris V

                 Aitken I   Aitken II   Aitken III

    Ogden VI   Ogden VII   Ogden VIII   Ogden IX

Abb. 8.2 Fraktureinteilung bei offenen Epiphysenfugen, Beschriftungen nach Salter und Harris 1963, Ogden 1981, Moritz 2014

Wenn die Epiphysenfuge hingegen nur teilweise verschlossen ist, kann es zu einer partiellen Absprengung der Epiphyse mit Erhalt des bereits verknöcherten Anteils, der sogenannten Übergangsfraktur, kommen (Abb. 8.3). Die häufigste Lokalisation für diesen Frakturtyp ist die distale Tibia.

Als weitere typische pädiatrische Fraktur ist die distale Humerusfraktur zu nennen, die im konventionellen Röntgen oft schwer zu diagnostizieren ist und der Detektion entgehen kann. In diesen Fällen können neben dem bekannten „Fettpolsterzeichen" am distalen Humerus weitere charakteristische, bildmorphologische Befunde für den Nachweis der Fraktur hilfreich sein (Abb. 8.4):

Die anteriore Humeruslinie (Rogers-Linie) verläuft in der *seitlichen Aufnahme* des Ellenbogengelenks entlang des anterioren Kortex am distalen Humerus und schneidet den Knochenkern des Capitulum humeri physiologischerweise im mittleren Drittel (Gercek et al. 2015). Bei Flexionsfrakturen verläuft sie durch das dorsale Drittel, bzw. dorsal des Capitulum humeri, bei Extensionsfrakturen ventral bzw. im ventralen Drittel (Abb. 8.4).

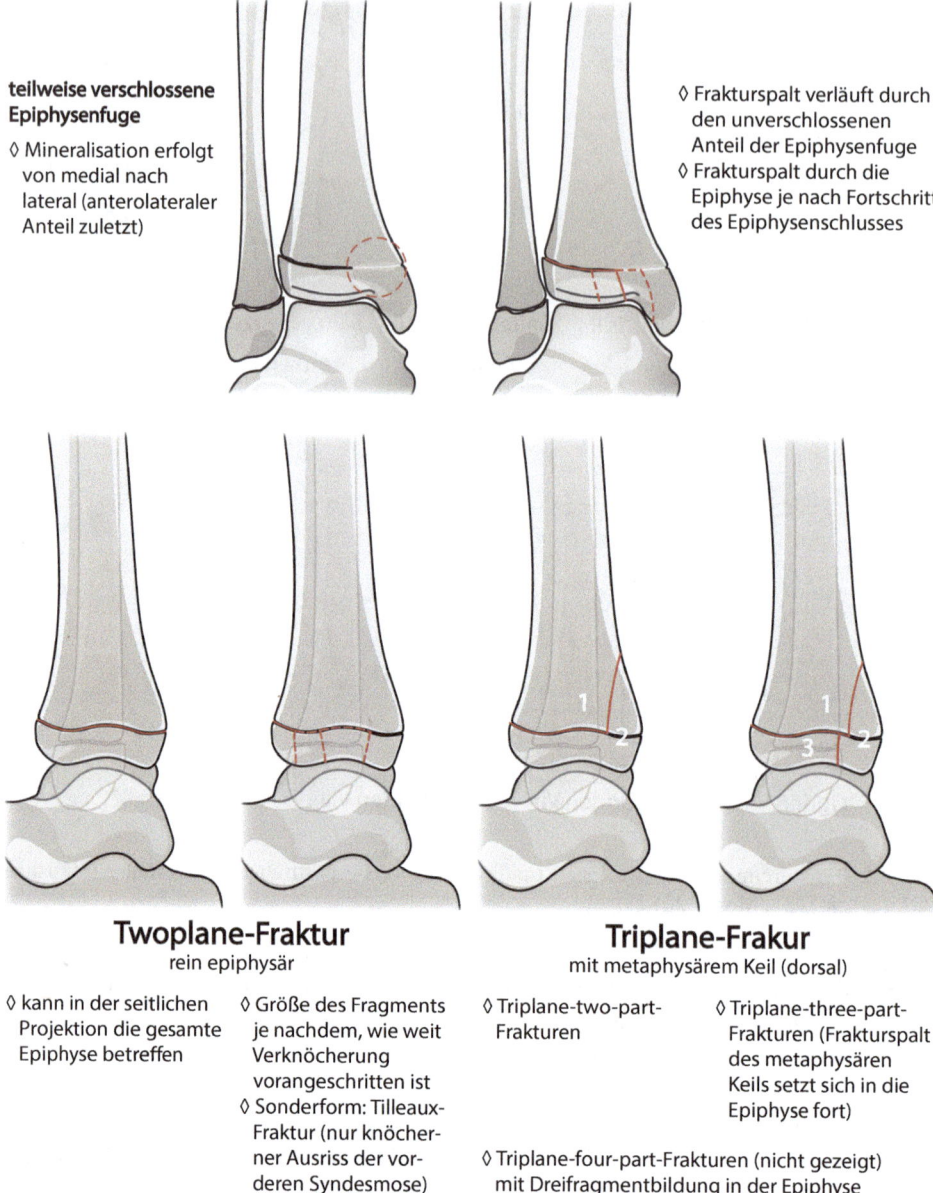

teilweise verschlossene Epiphysenfuge

◊ Mineralisation erfolgt von medial nach lateral (anterolateraler Anteil zuletzt)

◊ Frakturspalt verläuft durch den unverschlossenen Anteil der Epiphysenfuge
◊ Frakturspalt durch die Epiphyse je nach Fortschritt des Epiphysenschlusses

Twoplane-Fraktur
rein epiphysär

Triplane-Frakur
mit metaphysärem Keil (dorsal)

◊ kann in der seitlichen Projektion die gesamte Epiphyse betreffen

◊ Größe des Fragments je nachdem, wie weit Verknöcherung vorangeschritten ist
◊ Sonderform: Tilleaux-Fraktur (nur knöcherner Ausriss der vorderen Syndesmose)

◊ Triplane-two-part-Frakturen

◊ Triplane-three-part-Frakturen (Frakturspalt des metaphysären Keils setzt sich in die Epiphyse fort)

◊ Triplane-four-part-Frakturen (nicht gezeigt) mit Dreifragmentbildung in der Epiphyse

Abb. 8.3 Übergangsfrakturen der distalen Tibia, Beschriftungen nach Fernandez und Eberhardt 2015

Die Radius-Capitulum-Linie (Stoeren-Linie) verläuft durch die Mitte des Radiusschafts und schneidet physiologischerweise *in allen Projektionen* den Knochenkern des Capitulum humeri möglichst mittig (Abb. 8.4; Miles und Finlay 1989; Gercek et al. 2015). Ist dies nicht der Fall, liegt der Verdacht auf eine Luxation des Radius(-kopfes) nahe. Ge-

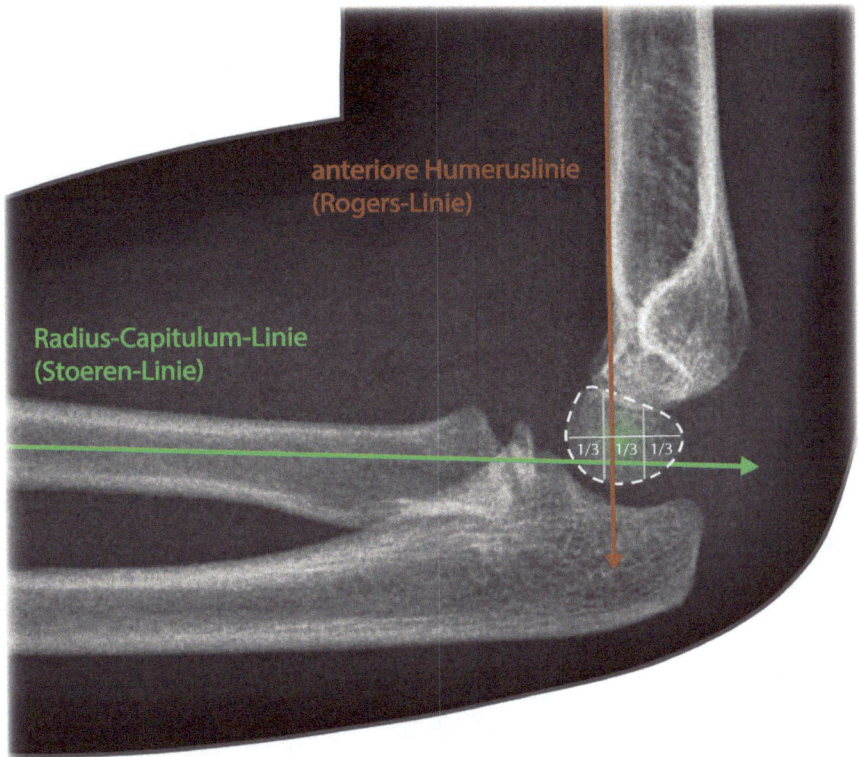

Abb. 8.4 Diagnostik distaler Humerusfrakturen bei Kindern

ringe Abweichungen von der Mitte des Capitulum humeri (wie im vorliegenden Beispiel) lassen sich häufig auf einen etwas bogigen Verlauf des Radiusschaftes oder eine nicht streng laterale Einstellung zurückführen und sind dann nicht als pathologisch zu werten (Miles und Finlay 1989).

8.2   Kongenitale Hüftdysplasie

Die kongenitale Hüftdysplasie bezeichnet eine Reifungsstörung der Gelenkpfanne im Hüftgelenk mit erhöhtem Risiko für eine Luxation des Hüftkopfs (Abb. 8.5). Neben der sonografischen und klinischen Untersuchung nimmt die Röntgendiagnostik unter Anwendung diverser Messverfahren eine zentrale Rolle für den Ausschluss oder den Nachweis einer Hüftdysplasie ein (Abb. 8.6 und 8.7).

Bei der Messung des **AC-Winkels** sind die Aufnahmebedingungen (Verkippung des Beckens, Fehlrotation etc.) zu beachten. Für den Pfannendachwinkel gelten altersabhängige Referenzwerte, deren Überschreitung das Vorliegen einer Hüftdysplasie wahrscheinlich macht (aus Waldt et al. 2017):

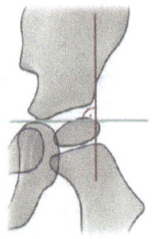 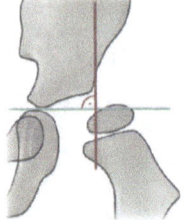 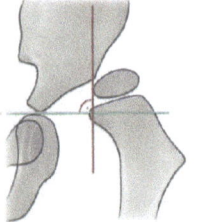 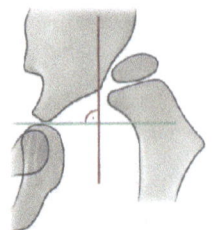

Typ I
◊ Hüftkopf (Epiphysen-
   kern) unterhalb der
   Hilgenreiner-Linie und
   medial der Ombré-
   danne-Perkins-Linie

Typ II
◊ Hüftkopf (Epiphysen-
   kern) unterhalb der
   Hilgenreiner-Linie,
   aber lateral der Ombrédanne-Perkins-Linie

Typ III
◊ Hüftkopf (Epiphysen-
   kern) auf Höhe des
   Pfannenerkers

Typ IV
◊ Hüftkopf (Epiphysen-
   kern) oberhalb des
   Pfannenerkers

Abb. 8.5 Luxationsgrade bei Hüftdysplasie, Beschriftungen nach Tischer 2021

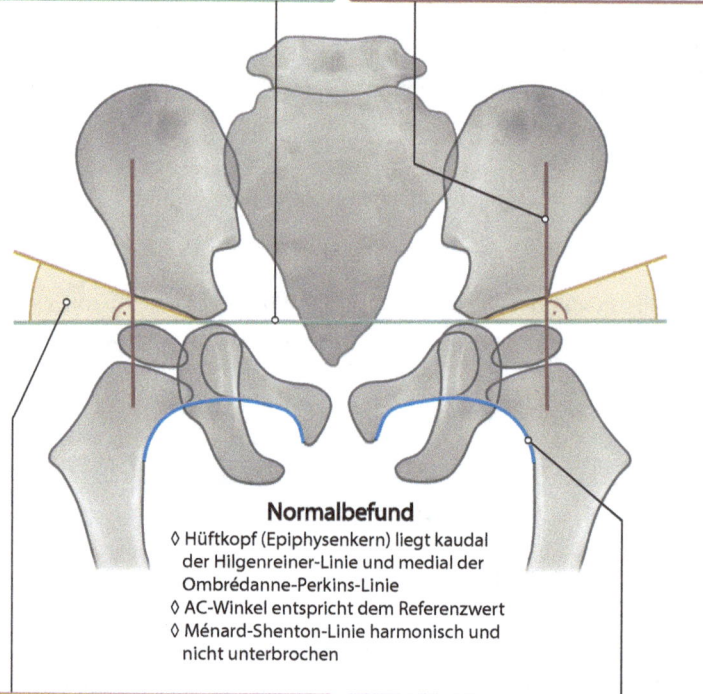

Hilgenreiner-Linie
◊ horizontale Linie durch den kaudalen Rand
   des Os ili
◊ verläuft durch die Y-Fuge

Ombrédanne-Perkins-Linie
◊ vertikale Linie durch den lateralen Anteil des
   Pfannendaches
◊ senkrecht zur Hilgenreiner-Linie

Normalbefund
◊ Hüftkopf (Epiphysenkern) liegt kaudal
   der Hilgenreiner-Linie und medial der
   Ombrédanne-Perkins-Linie
◊ AC-Winkel entspricht dem Referenzwert
◊ Ménard-Shenton-Linie harmonisch und
   nicht unterbrochen

Acetabulumwinkel (AC-Winkel)
◊ Winkel zwischen Hilgenreiner-Linie und einer
   Hilfslinie vom kaudalen Rand des Os ili durch
   den lateralen Anteil des Pfannendaches

Ménard-Shenton-Linie
◊ bogenförmige Linie am kaudalen Rand des
   Ramus superior ossis pubis über den kaudalen
   Schenkelhals bis zum medialen Femurschaft

Abb. 8.6 Hilfslinien und Winkelmessung in der pädiatrischen Hüftübersichtsaufnahme zur Diagnostik einer Hüftdysplasie

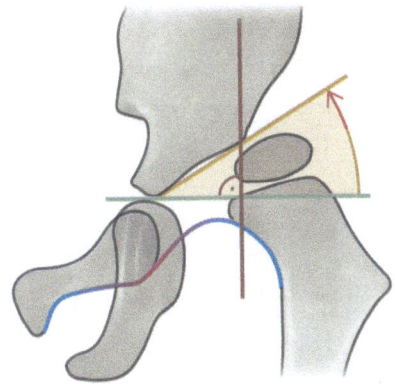

pathologischer Befund / Hüftdysplasie

◊ Hüftkopf (Epiphysenkern) relativ zur Hilgenreiner-
  Linie kranialisiert bzw. zur Ombrédanne-Perkins-Linie
  lateralisiert

◊ AC-Winkel übersteigt den Referenzwert

◊ Unterbrechung bzw. Stufenbildung in der Ménard-
  Shenton-Linie

Abb. 8.7 Pathologische Veränderungen bei Hüftdysplasie

- **3–4 Monate: ≥30°** (<35° leicht; ≥35° bis <40° schwer; ≥40° extrem)
- **5–24 Monate: ≥25°** (<30° leicht; ≥30° bis <35° schwer; ≥35° extrem)
- **2–3 Jahre: ≥23°** (<28° leicht; ≥28° bis <33° schwer; ≥33° extrem)
- **3–7 Jahre: ≥20°** (<25° leicht; ≥25° bis <30° schwer; ≥30° extrem)
- **7–14 Jahre: ≥15°** (<20° leicht; ≥20° bis <25° schwer; ≥25° extrem)

8.3   Bildgebung bei Kindesmisshandlung

Die Indikation für eine Bildgebung bei vorliegendem Verdacht auf eine Kindesmisshandlung sollte interdisziplinär gestellt werden und die Durchführung der Aufnahmen sehr
sorgfältig erfolgen. Die Deutsche Gesellschaft für Kinderschutz in der Medizin (DGKiM)
hat hierzu, angelehnt an die S3-Leitlinie „Kindesmisshandlung, -missbrauch, -vernachläs-
sigung unter Einbindung der Jugendhilfe und Pädagogik", einen entsprechenden Algorithmus für das diagnostische Vorgehen entwickelt (Abb. 8.8 und 8.9, „Kinderschutzleitlinie" 2019).

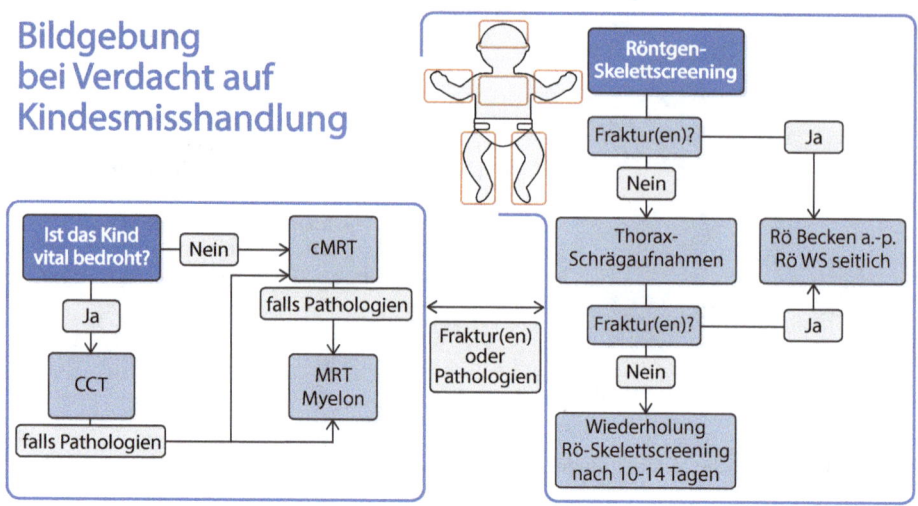

Bildgebung bei Verdacht auf Kindesmisshandlung

◊ Die rechtfertigende Indikation zum Röntgen-Skelettscreening soll im Vier-Augen-Prinzip geprüft werden
◊ Die Gesellschaft für Pädiatrische Radiologie empfiehlt eine Doppelbefundung zur Beurteilung der Bildgebung durch zwei in der Beurteilung misshandlungsbedingter Verletzungen erfahrene (Kinder)Radiologen

Abb. 8.8 Bildgebung bei Verdacht auf Kindesmisshandlung, modifiziert mit freundlicher Genehmigung der Deutschen Gesellschaft für Kinderschutz in der Medizin (DGKiM)

Indikationen für ein Röntgen-Skelettscreening bei Verdacht auf eine Misshandlung
aufgrund von fehlendem bezeugtem akzidentellem Trauma oder zweifelhafter Anamnese

	Alter (Monate)	Frakturen	Hämatome	Intrakranielle Verletzungen	Anamnese
SOLL	< 18	◊ Rippen ◊ Metaphyse der langen Röhrenknochen ◊ komplexe Schädel-frakturen ◊ Oberarm ◊ Unterarm ◊ Oberschenkel ◊ Unterschenkel	◊ jedes Hämatom bei einem prämobilen Säugling ◊ geformte o. in Clustern auftretende Hämatome ◊ Hämatome in Kombination mit anderen unklaren Verletzungen ◊ Hämatome in diesen Bereichen:	◊ subdurale Blutung(en) ◊ zerebrale Diffusions-störung ◊ Hirnödem	◊ unklare Verletzungen, insbesondere thermische Verletzungen ◊ Nachweis einer Misshandlung bei einem Geschwisterkind
SOLLTE	18 - 24	◊ Rippen ◊ Metaphyse der langen Röhrenknochen			
	24 - 36	◊ komplexe Schädel-frakturen			

◊ Bei Kindern < 6 Monaten erfolgt ein Rö-Skelettscreening UND ein cMRT mit Fundoskopie
◊ Bei Kindern von 6 bis 36 Monaten erfolgt bei auffälligem Rö-Skelettscreening ein cMRT mit Fundoskopie
◊ Bei Kindern > 36 Monaten soll die Indikation für ein Rö-Skelettscreening im Einzelfall geprüft werden

Abb. 8.9 Indikationen für ein Röntgen-Skelettscreening bei Verdacht auf Kindesmisshandlung, modifiziert mit freundlicher Genehmigung der Deutschen Gesellschaft für Kinderschutz in der Medizin (DGKiM)

8.4   Atemnotsyndrom

Das Atemnotsyndrom des Neugeborenen (engl. *infant respiratory distress syndrome* = IRDS) tritt insbesondere bei Frühgeburtlichkeit auf und beruht auf einem Surfactantmangel in der unreifen Lunge, der zu einem Kollaps der Alveolen mit konsekutiver Minderbelüftung führen kann. Das IRDS kann anhand des Röntgen-Befundes in vier Schweregrade eingeteilt werden (Abb. 8.10). In den ersten Lebensstunden ist die Diagnosestellung wegen eventuell noch vorhandener alveolärer Flüssigkeit manchmal schwierig

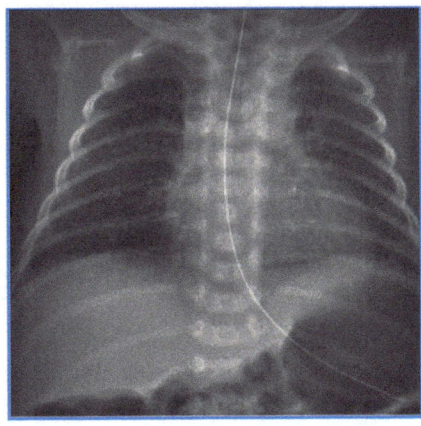 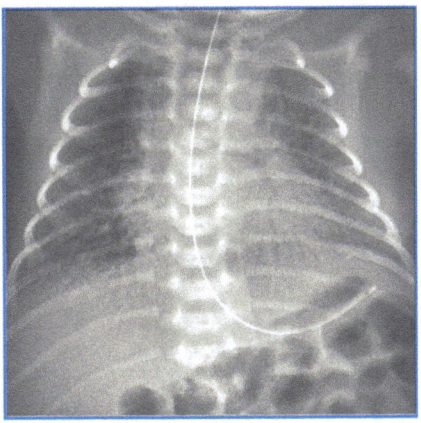

IRDS Grad I

◊ feines retikulogranuläres Muster infolge kollabierter Alveolen

IRDS Grad II

◊ zusätzlich über die Herzgrenzen hinausgehendes positives Aerobronchogramm

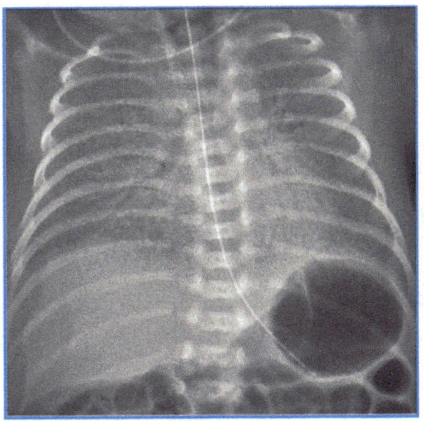 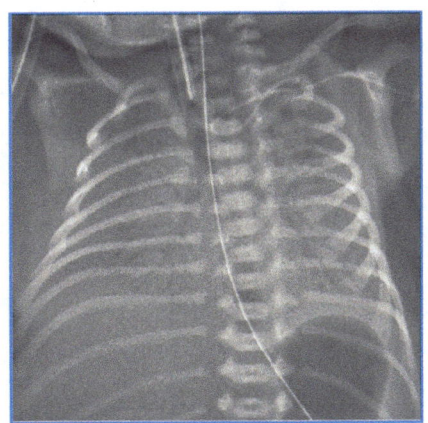

IRDS Grad III

◊ zusätzlich unscharfe Herz- und Zwerchfellkonturen
◊ schleierartige Transparenzminderung durch verdicktes Interstitium/interstitielles Ödem

IRDS Grad IV

◊ sog. weiße Lunge (homogene Verschattung des gesamten Thorax)

Abb. 8.10 Atemnotsyndrom bei Frühgeborenen, Beschriftungen nach Staatz 2021b

und differenzialdiagnostisch eine transitorische Tachypnoe (engl. *wet lung disease*) zu bedenken. Bei dieser normalisiert sich der Befund jedoch innerhalb der ersten 24–48 h (Staatz 2021b). Die Beatmung von Kindern mit IRDS kann ein interstitielles Lungenemphysem hervorrufen, bei dem die kleinen rundlichen Aufhellungen nicht als Befundbesserung fehlinterpretiert werden dürfen (Krombach 2015).

8.5   Bronchopulmonale Dysplasie

Die bronchopulmonale Dysplasie des Neugeborenen beschreibt ein mutlifaktoriell bedingtes, chronisch-inflammatorisches Geschehen der Lunge, das bevorzugt bei Frühgeborenen auftritt und zu einem prolongierten Sauerstoffbedarf (über den 28. Lebenstag hinaus) führt. Bildmorphologisch imponieren in frühen Stadien Verdichtungszonen, später zunehmend zystische Areale. Im Thorax-Röntgen lässt sich das Krankheitsbild anhand dieser Charakteristika in sechs Schweregrade unterteilen (Abb. 8.11). Die bronchopulmo

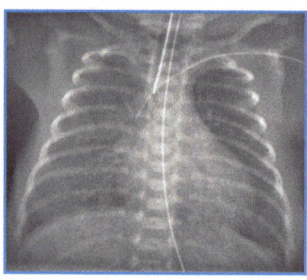 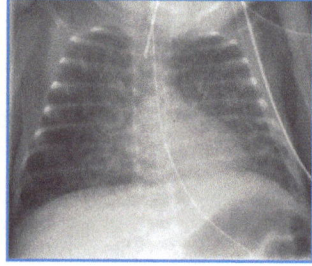 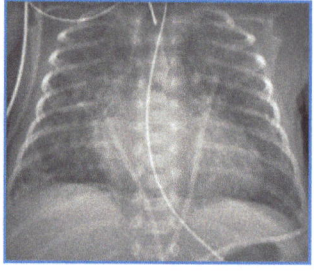

BPD Grad I

◊ schwache, schlecht abgrenzbare Verschattungen, die der Lunge ein verschwommenes Aussehen verleihen

BPD Grad II

◊ vornehmlich zentral lokalisierte und umschriebene, linear-retikuläre Verschattungen

BPD Grad III

◊ gröbere linear-retikuläre Verschattungen, können bis in die Lungenperipherie reichen
◊ können zentral konfluieren

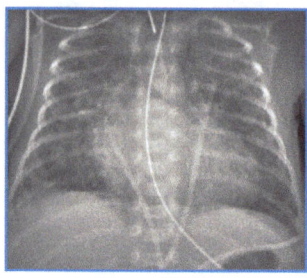 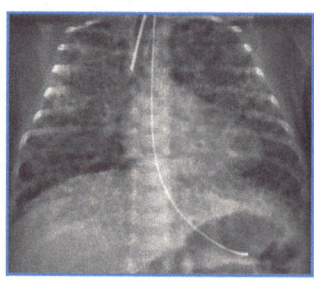 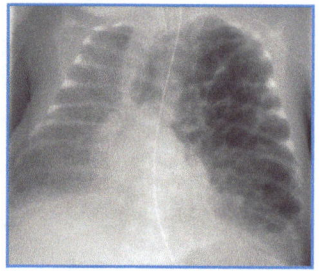

BPD Grad IV

◊ sehr kleine, aber gut abgrenzbare zystische Areale zusätzlich zu den in Grad III beschriebenen Veränderungen

BPD Grad V

◊ verschattete und zystische Areale mit ungefähr gleichem Ausmaß (die Zysten sind größer als bei Grad IV)

BPD Grad VI

◊ zystische Areale größer als verschattete Areale
◊ die Lunge hat ein blasiges Aussehen

Abb. 8.11 Einteilung der bronchopulmonalen Dysplasie, Beschriftungen nach Weinstein et al. 1994

nale Dysplasie kann nach längerem Bestehen einer Atelektase oder eines Pneumothorax eine Asymmetrie aufweisen (Staatz 2021a).

8.6 Neonatologisches Fremdmaterial

Die Identifizierung und Lagebeurteilung von Fremdmaterial in der pädiatrischen Röntgendiagnostik kann Schwierigkeiten bereiten, da sich das verwendete Material und dessen korrekte Projektion auf die entsprechenden anatomischen Strukturen zum Teil deutlich von der Erwachsenenradiologie unterscheiden. Daher ist ein Überblick über häufig verwendetes pädiatrisches Fremdmaterial und dessen korrekte Positionierung mit beispielsweise typischen Katheterverläufen für den klinischen Alltag sehr hilfreich (Abb. 8.12).

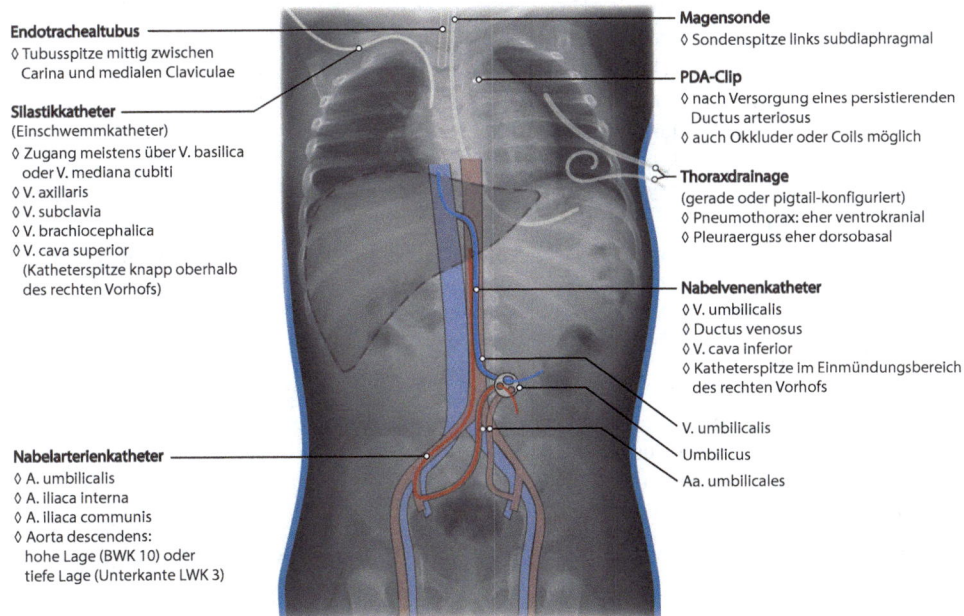

Endotrachealtubus
◊ Tubusspitze mittig zwischen Carina und medialen Claviculae

Silastikkatheter
(Einschwemmkatheter)
◊ Zugang meistens über V. basilica oder V. mediana cubiti
◊ V. axillaris
◊ V. subclavia
◊ V. brachiocephalica
◊ V. cava superior (Katheterspitze knapp oberhalb des rechten Vorhofs)

Nabelarterienkatheter
◊ A. umbilicalis
◊ A. iliaca interna
◊ A. iliaca communis
◊ Aorta descendens: hohe Lage (BWK 10) oder tiefe Lage (Unterkante LWK 3)

Magensonde
◊ Sondenspitze links subdiaphragmal

PDA-Clip
◊ nach Versorgung eines persistierenden Ductus arteriosus
◊ auch Okkluder oder Coils möglich

Thoraxdrainage
(gerade oder pigtail-konfiguriert)
◊ Pneumothorax: eher ventrokranial
◊ Pleuraerguss eher dorsobasal

Nabelvenenkatheter
◊ V. umbilicalis
◊ Ductus venosus
◊ V. cava inferior
◊ Katheterspitze im Einmündungsbereich des rechten Vorhofs

V. umbilicalis
Umbilicus
Aa. umbilicales

Abb. 8.12 Fremdmaterial in der pädiatrischen bzw. neonatologischen Röntgendiagnostik. Aus Gründen der Übersichtlichkeit ist die Anastomose der V. umbilicalis mit der V. portae nicht dargestellt. Korrekte Lage des Nabelarterienkatheters nach Proquitté und Rüdiger 2021 (die hohe Lage wird bevorzugt verwendet)

8.7　Normwerte in der pädiatrischen Sonografie

Normwerte für die Abmessungen von Organen in der pädiatrischen Sonografie sind wachstumsbedingt einem stetigen Wandel unterworfen. Alters- oder körperlängenadaptierte Referenzwerte sind daher für die korrekte Abgrenzung pathologischer Abweichungen notwendig (Tab. 8.1, 8.2 und 8.3).

Tab. 8.1 Normwerte Abdomen-Sonografie Pädiatrie, mit freundlicher Genehmigung aus Hofer 2023, 11. Auflage des Sono-Grundkurs (2023), ISBN 978-3-13-243546-9. Für Leber und Milz sind Mittelwerte (m) + 2 SD in [cm] in Abhängigkeit von der Körpergröße aufgeführt, gemessen in der rechten bzw. linken mittleren Axillarlinie (für die Leber also nicht in der MCL wie bei Erwachsenen). Die Nierenlängsdurchmesser sind Längsdurchmesser in [cm] der üblichen Perzentilen

Körpergröße [cm]	Milz			Niere			Leber		
	m̄-2SD	m̄	m̄+2SD	m̄-2SD	m̄	m̄+2SD	m̄-2SD	m̄	m̄+2SD
Neonati	2,90	4,07	5,24	3,40	4,16	4,92	3,47	5,53	7,59
<55	2,13	2,91	3,69	3,00	4,35	5,70	3,40	5,50	7,60
55–70	2,44	3,46	4,48	3,60	5,00	6,40	4,53	6,59	8,65
71–85	2,23	3,71	5,19	4,50	5,90	7,30	5,48	7,20	8,92
86–100	2,61	4,69	6,77	5,30	6,60	7,90	5,98	7,68	9,38
101–110	3,02	4,88	6,74	5,85	7,10	8,35	6,76	8,74	10,72
111–120	3,38	5,26	7,14	6,35	7,65	8,95	6,59	8,71	10,83
121–130	3,37	5,31	7,25	6,90	8,20	9,50	7,38	9,40	11,42
131–140	4,10	5,96	7,82	7,40	8,70	10,00	8,63	9,99	11,35
141–150	4,61	5,81	7,01	7,90	9,25	10,60	8,48	10,42	12,36
>150	4,36	6,18	8,00	8,60	9,95	11,30	9,48	11,36	13,24

Tab. 8.2 Normwerte Schilddrüsenvolumen [ml], mit freundlicher Genehmigung aus Hofer 2023, 11. Auflage des Sono-Grundkurs (2023), ISBN 978-3-13-243546-9. Beide Lappen (ohne Isthmus) zusammen gemessen mit Volumenformel (0,5 x A x B x C). Die Ziffern in Klammern geben die Normwerte für Kinder in Europa an, die *nicht* unter Jodmangelbedingungen leben, die anderen Werte gelten unter Jodmangel

Alter	Weiblich	Männlich
Neugeborene	<2,3 (1,5)	<3,5 (2,0)
1–4 Jahre	<4,7 (3,0)	<3,8 (2,9)
5–10 Jahre	<6,5 (5,0)	<6,0 (5,4)
11–12 Jahre	<14,6 (14,1)	<13,0 (13,2)
Erwachsene	<18,0	<25,0

Tab. 8.3 Normwerte Liquorräume bei Neugeborenen, mit freundlicher Genehmigung aus Hofer 2023, 11. Auflage des Sono-Grundkurs (2023), ISBN 978-3-13-243546-9

SCW (sinucortikale Weite)	<3 mm
CCW (craniocorticale Weite)	<4 mm
IHW (Interhemisphärenweite)	<6 mm
SVW (Seitenventrikelweite, Vorderhorn)	<13 mm
III. VW (Weite des III. Ventrikels)	<10 mm

Literatur

Fernandez F, Eberhardt O (2015) Übergangsfrakturen. OP-J. 30, 98–102. https://doi.org/10.1055/s-0034-1383180

Gercek E, Nusselt T, Rothenbach E et al. (2015) Suprakondyläre Humerusfrakturen im Wachstumsalter: Operative Schwierigkeiten und mögliche Konsequenzen im Verlauf. Trauma Berufskrankh. 17, 260–264. https://doi.org/10.1007/s10039-015-0057-x

Hofer (2023) Sono-Grundkurs. 11. Auflage. Thieme, Stuttgart. ISBN 978-3-13-243546-9

Kinderschutzleitlinienbüro (2019) AWMF S3+ Leitlinie Kindesmisshandlung, -missbrauch, -vernachlässigung unter Einbindung der Jugendhilfe und Pädagogik (Kinderschutzleitlinie), Langfassung 1.0. AWMF-Registernummer: 027–069. Online: https://register.awmf.org/assets/guidelines/027-0691_S3_Kindesmisshandlung-Missbrauch-Vernachlaessigung-Kinderschutzleitlinie_2022-01.pdf. Zugegriffen am 17.05.2023

Krombach G (2015) Atemnotsyndrome. In: Krombach G, Mahnken A (Eds.) Radiologische Diagnostik Abdomen und Thorax. 1. Auflage. Thieme, Stuttgart

Miles K, Finlay D (1989) Disruption of the radiocapitellar line in the normal elbow. Injury 20:365–367. https://doi.org/10.1016/0020-1383(89)90016-8

Moritz J (2014) Frakturen beim Kind. Radiol. Up2date. 14, 211–235. https://doi.org/10.1055/s-0034-1377784

Ogden J (1981) Injury to the growth mechanisms of the immature skeleton. Skeletal Radiol 6:237–253. https://doi.org/10.1007/BF00347197

Proquitté H, Rüdiger M (2021) Nabelkatheter. In: Genzel-Boroviczény O, Nußbaum C (Eds.) Checkliste Neonatologie. 7. überarbeitete Auflage. Thieme, Stuttgart

Salter R, Harris W (1963) Injuries involving the epiphyseal plate. J Bone Joint Surg Br 45:587–622

Staatz G (2021a) Bronchopulmonale Dysplasie. In: Staatz G (Ed.) Referenz Radiologie – Kinderradiologie. 1. Auflage. Thieme, Stuttgart

Staatz G (2021b) Idiopathisches Atemnotsyndrom. In: Staatz G (Ed.) Referenz Radiologie – Kinderradiologie. 1. Auflage. Thieme, Stuttgart

Tischer T (2021) Hüftdysplasie, angeborene Hüftluxation. In: Imhoff A, Linke R, Baumgartner R (Eds.) Checkliste Orthopädie, 4. unveränderte Auflage. Thieme, Stuttgart

Waldt S, Eiber M, Wörtler K (2017) Angeborene Hüftdysplasie. In: Waldt S, Eiber M, Wörtler K (Eds.) Messverfahren und Klassifikationen in der muskuloskelettalen Radiologie. 2. unveränderte Auflage. Thieme, Stuttgart

Weinstein M, Peters M, Sadek M et al (1994) A new radiographic scoring system for bronchopulmonary dysplasia. Pediatr Pulmonol 18:284–289. https://doi.org/10.1002/ppul.1950180504

Verschiedenes

9

Inhaltsverzeichnis

9.1 Knochen

9.1.1 Aseptische Knochennekrosen

Aseptische Knochennekrosen können prinzipiell am gesamten Körper auftreten. Sie treten zum Teil wachstumsbedingt auf, betreffen jedoch auch häufig Erwachsene. Die Nomenklatur sieht für viele Entitäten eine Benennung nach den Erstbeschreibern vor (Abb. 9.1).

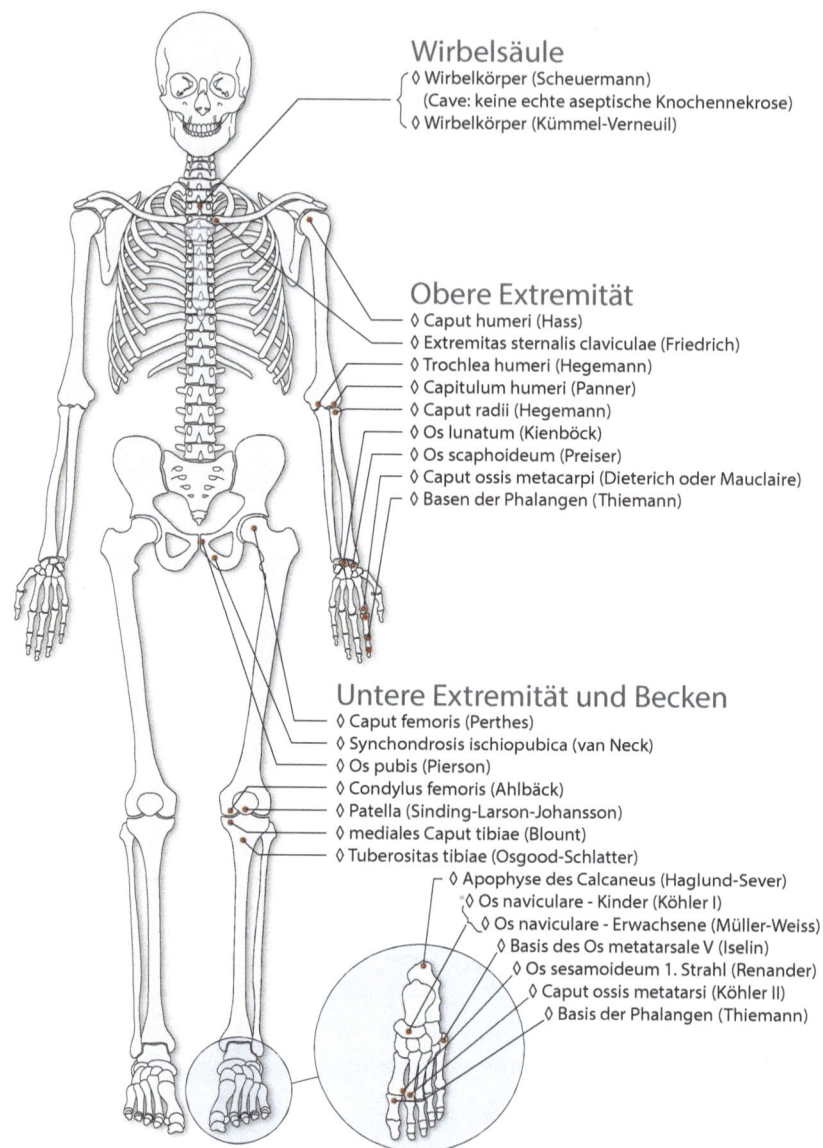

Wirbelsäule
⟡ Wirbelkörper (Scheuermann)
  (Cave: keine echte aseptische Knochennekrose)
⟡ Wirbelkörper (Kümmel-Verneuil)

Obere Extremität
⟡ Caput humeri (Hass)
⟡ Extremitas sternalis claviculae (Friedrich)
⟡ Trochlea humeri (Hegemann)
⟡ Capitulum humeri (Panner)
⟡ Caput radii (Hegemann)
⟡ Os lunatum (Kienböck)
⟡ Os scaphoideum (Preiser)
⟡ Caput ossis metacarpi (Dieterich oder Mauclaire)
⟡ Basen der Phalangen (Thiemann)

Untere Extremität und Becken
⟡ Caput femoris (Perthes)
⟡ Synchondrosis ischiopubica (van Neck)
⟡ Os pubis (Pierson)
⟡ Condylus femoris (Ahlbäck)
⟡ Patella (Sinding-Larson-Johansson)
⟡ mediales Caput tibiae (Blount)
⟡ Tuberositas tibiae (Osgood-Schlatter)
  ⟡ Apophyse des Calcaneus (Haglund-Sever)
  ⟡ Os naviculare - Kinder (Köhler I)
  ⟡ Os naviculare - Erwachsene (Müller-Weiss)
  ⟡ Basis des Os metatarsale V (Iselin)
  ⟡ Os sesamoideum 1. Strahl (Renander)
  ⟡ Caput ossis metatarsi (Köhler II)
  ⟡ Basis der Phalangen (Thiemann)

Abb. 9.1 Aseptische Knochennekrosen

9.1.2 Frakturarten und Dislokation

Bei der radiologischen Untersuchung von Frakturen ist sowohl eine genaue Beurteilung der Frakturmorphologie im Hinblick auf den Verlauf der Frakturlinie(n), die Anzahl der Fragmente, die Lokalistaion etc., als auch die Beschreibung einer möglichen Fragmentdislokation wichtig (Abb. 9.2 und 9.3). Hieraus lassen sich Rückschlüsse auf die Frakturentstehung und die Stabilität der Fraktur ziehen sowie Behandlungsindikationen und passende Therapieverfahren ableiten.

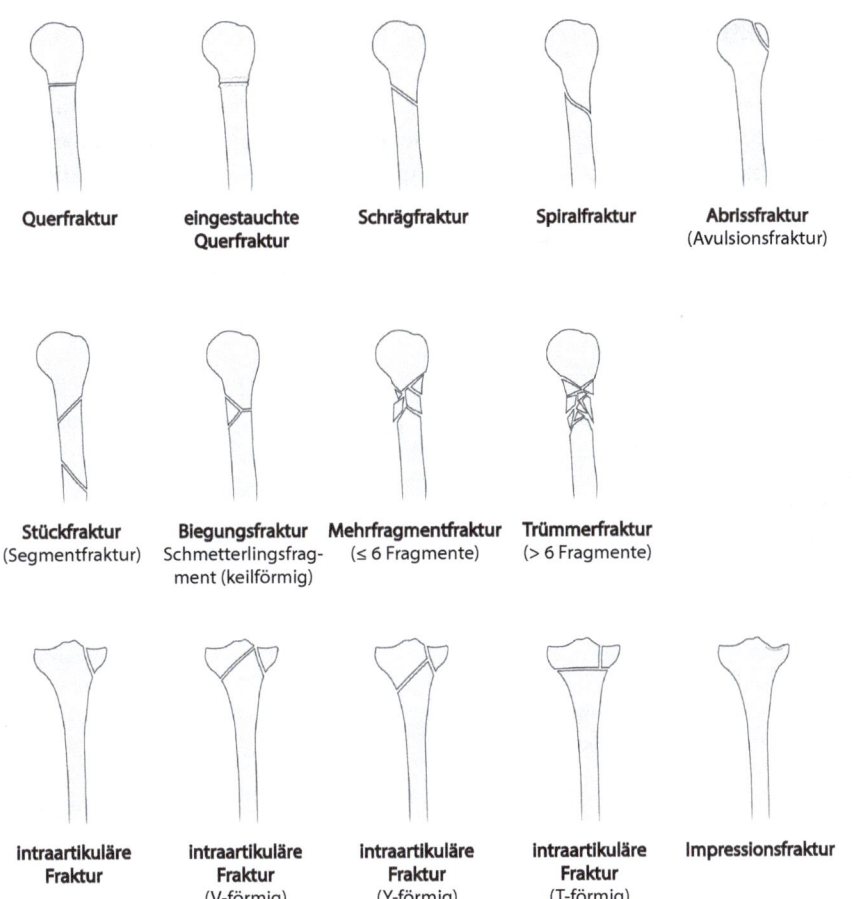

Abb. 9.2 Häufige Frakturarten (exemplarisch für Humerus und Tibia), Beschriftungen nach Sattler und Heller 2011, Baierlein und Wistop 2011, Burgener 2013

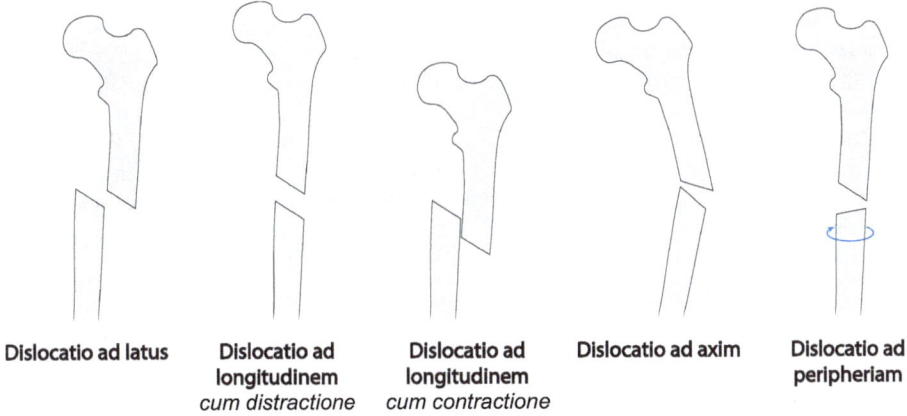

Abb. 9.3 Dislokationstypen bei Frakturen, Beschriftungen nach Sattler und Heller 2011

9.1.3 Frakturheilung

Die Heilung von Frakturen kann unterteilt werden in eine direkte, primäre Frakturheilung
ohne Kallusbildung durch sehr rigide Fragmentadaptation mit Immobilisation sowie eine
sekundäre Frakturheilung, bei der es durch ungenügende mechanische Fixation zu einer
Kallusbildung kommt und die einen typischen stadienhaften Verlauf aufweist (Tab. 9.1
und Abb. 9.4, Bohndorf und Filzen 2017).

Tab. 9.1 Stadien der sekundären Knochenheilung, mit freundlicher Genehmigung aus Bohndorf
und Filzen 2017, Thieme

Zeitablauf nach Fraktur			
Erste Tage	Bis 3.–4. Woche	Ab 3.–4. Woche bis 3.–4. Monat	Ab 4. Monat bis 24 Monate
Stadien			
Entzündungsphase: • Hämatom als Folge der Zerreißung des Knochens, des Periosts, des Knochenmarks und der umgebenden Weichteile • Aktivierung und Einstrom multipler Zellarten	**Granulationsphase:** • bindegewebige Umbildung des Hämatoms durch proliferierendes Gewebe mit Kollagenfasern und Kapillareinsprossung • Differenzierung (Einwanderung) von Osteoklasten und Osteoblasten (→Knochenbildung) sowie Chondroblasten (→Knorpelbildung) • Bildung eines „weichen" Kallus	**Kallushärtung:** • Mineralisation der Grundsubstanz • Bildung von Geflechtknochen	**Remodeling und Modeling:** • Umbau des Geflechtknochens in lamellären Knochen (Remodeling) • Wiederherstellung der normalen Knochenkontur und des Markraums (Modeling; dieser Prozess kann selbst Achsenabweichungen korrigieren)
Röntgenbild			
3.–14. Tag: Dichteminderung des Knochens; die Frakturlinie wird deutlicher sichtbar (durch Resorption von Knochen) **ab 10. Tag:** Beginn der periostalen Knochenneubildung	**Ab 14. Tag:** langsam zunehmende Verdichtung im Frakturspalt; unscharfer Rand der Fragmente	**Ab 6.–8. Woche:** Überbrückung und Durchbau (der Kallus ist scharfrandig, der Frakturspalt wird immer weniger sichtbar; einzelne Spaltareale können länger verbleiben)	Die Überbrückung ist in der Regel früher abgeschlossen als der Durchbau; der vollständige Umbau dauert (u. a. auch altersabhängig) unterschiedlich lang

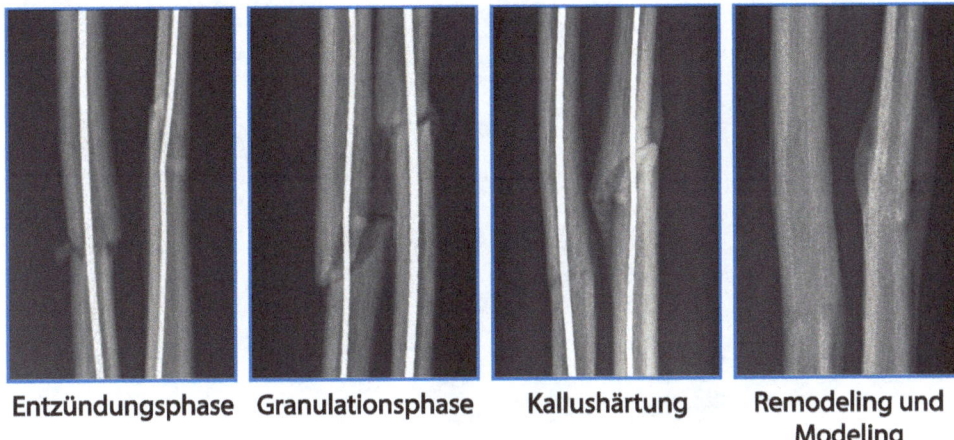

| Entzündungsphase | Granulationsphase | Kallushärtung | Remodeling und Modeling |

Abb. 9.4 Bildbeispiele für Stadien der sekundären Knochenheilung

9.1.4 Osteolytische Knochenläsionen

Die osteolytische Knochenläsion bezeichnet einen fokalen Verlust an Knochensubstanz, der im konventionellen Röntgen als hypertransparentes Areal imponiert. Anhand zusätzlicher bildmorphologischer Kriterien lassen sich osteolytische Knochenläsionen nach Lodwick in fünf Typen klassifizieren, um hieraus Erkenntnisse hinsichtlich der Malignitätswahrscheinlichkeit zu gewinnen (Abb. 9.5, Lodwick et al. 1980). Ein mottenfraßartiges Wachstum bezeichnet dabei das Vorliegen multipler kleiner Osteolysen im spongiösen Knochen, permeatives Wachstum hingegen beschreibt kleinste Osteolysen im kompakten Knochen mit einer Strukturauflockerung im spongiösen Knochen (Erlemann 2009).

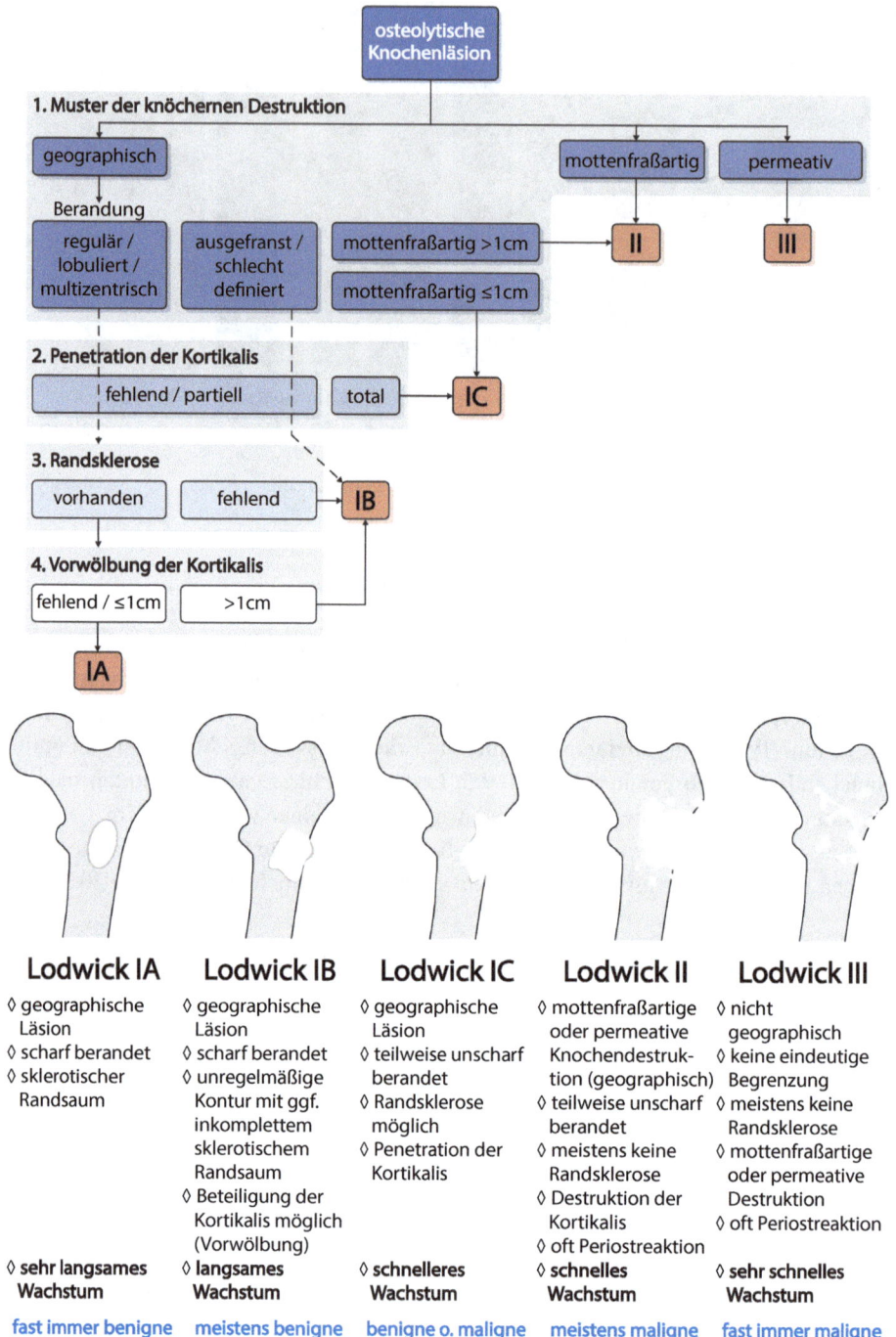

Abb. 9.5 Lodwick-Klassifikation der osteolytischen Knochenläsionen für die konventionelle Röntgendiagnostik, Flowchart modifiziert nach Benndorf et al. 2022, Beschriftungen nach Lodwick et al. 1980, Erlemann 2009

9.2   Staging und Therapieerfolg: Lymphome

Die Stadieneinteilung von Hodgkin- und Non-Hodgkin-Lymphomen war in den letzten Jahrzenten einem stetigen Wandel unterworfen. Seit der Veröffentlichung der ursprünglichen Ann-Arbor-Klassifikation nach Carbone et al. (1971) hat diese mehrere Abwandlungen bzw. Ergänzungen erfahren. In allen Klassifikationen wird jedoch ein besonderes Augenmerk auf den Befall von Lymphknotenstationen (Abb. 9.6) in Abgrenzung zu extranodalen Manifestationen gelegt. Hierbei ist zu beachten, dass die Beteiligung lymphatischer Organe wie Milz, Tonsillen, Waldeyer-Rachenring, Appendix vermiformis, Peyer-Plaques und Thymus als „nodaler Befall" anzusehen ist.

Nach der S3-Leitlinie „Diagnostik, Therapie und Nachsorge des Hodgkin Lymphoms bei erwachsenen Patienten" (2022) *soll* die Stadieneinteilung für das Hodgkin-Lymphom „basierend auf der nach Cotswold modifizierten Ann-Arbor-Klassifikation unter der Berücksichtigung von genau definierten Risikofaktoren erfolgen" (Abb. 9.7).

Nach der Leitlinie „Diagnostik, Therapie und Nachsorge für erwachsene Patient*innen mit einem diffusen großzelligen B-Zell-Lymphom und verwandten Entitäten" (2022) ist die Stadieneinteilung für diese Gruppe „entsprechend [ihrer] Ausbreitung nach der Lugano-Modifikation der Ann-Arbor-Klassifikation in Stadien" einzuteilen (Abb. 9.8).

Zur Evaluation des Therapieerfolgs nach einer Behandlung dient die Responseklassifikation nach Lugano (Tab. 9.2, Cheson et al. 2014, Skusa et al. 2020).

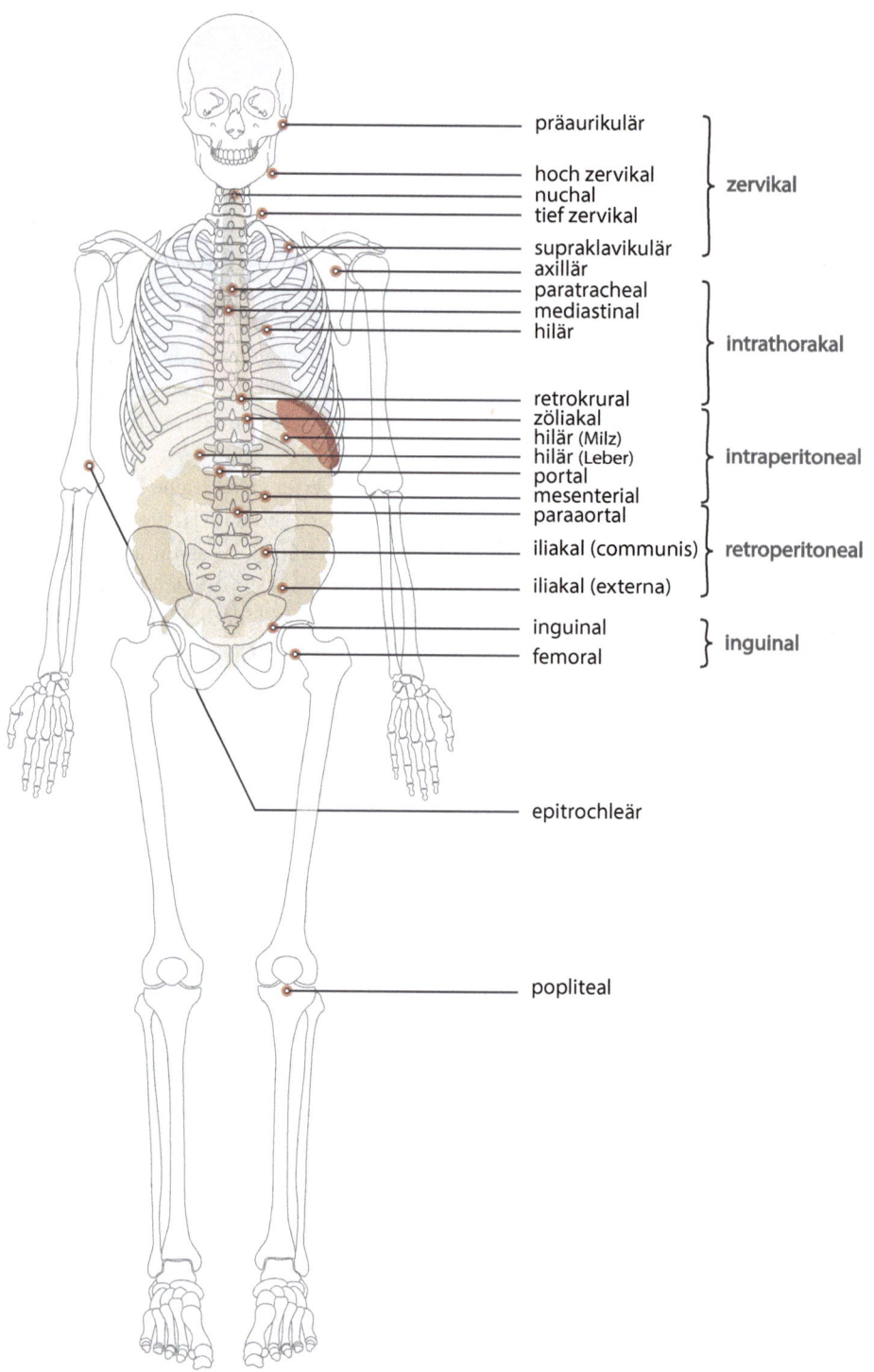

präaurikulär

hoch zervikal
nuchal   } zervikal
tief zervikal

supraklavikulär
axillär

paratracheal
mediastinal   } intrathorakal
hilär

retrokrural
zöliakal
hilär (Milz)
hilär (Leber)   } intraperitoneal
portal
mesenterial
paraaortal

iliakal (communis)   } retroperitoneal

iliakal (externa)

inguinal   } inguinal
femoral

epitrochleär

popliteal

Abb. 9.6 Lymphknotenstationen, Beschriftungen nach Lenz et al. 2022

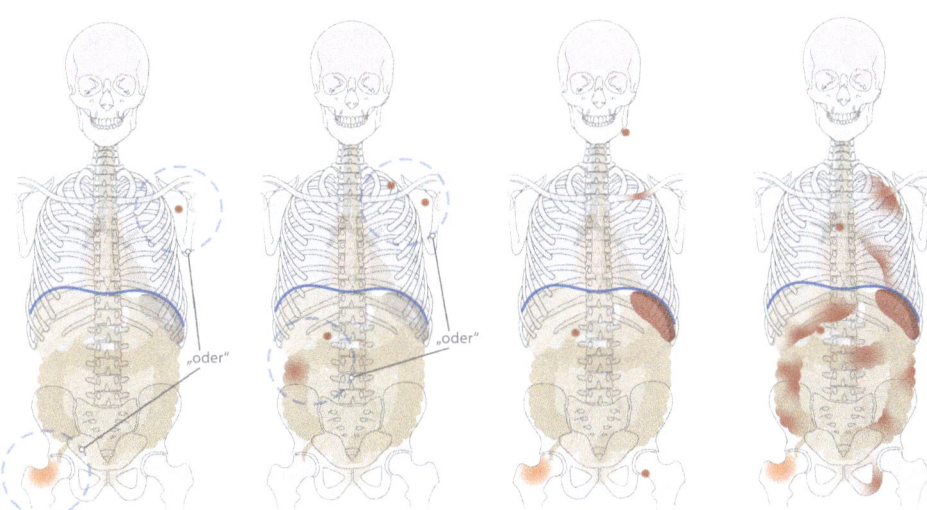

Stadium I
◊ Befall einer LK-Region
oder
◊ ein einziger lokalisierter Befall außerhalb des lymphatischen Systems

Stadium II
◊ Befall von zwei oder mehr LK-Regionen auf der gleichen Seite des Zwerchfells
oder
◊ lokalisierter Befall außerhalb des lymphatischen Systems und von LK-Regionen auf der gleichen Seite des Zwerchfells

Stadium III
◊ Befall von zwei oder mehr LK-Regionen bzw. von Organen außerhalb des lymphatischen Systems auf beiden Seiten des Zwerchfells

Stadium IV
◊ Befall: nicht lokalisierter, diffuser oder disseminierter Befall einer oder mehrerer extralymphatischer Organe mit oder ohne Befall von lymphatischem Gewebe

Zusatz A: Es liegen keine B-Symptome vor.
Zusatz B: Es liegen B-Symptome (Fieber > 38°C u./o. Nachtschweiß u./o. Gewichtsverlust) vor.

Abb. 9.7 Nach Cotswold modifizierte Ann-Arbor-Klassifikation für das Hodgkin-Lymphom, Beschriftungen nach der S3-Leitlinie „Diagnostik, Therapie und Nachsorge des Hodgkin Lymphoms bei erwachsenen Patienten" (2022). * In Deutschland übliche Definition von „bulky disease": ≥ 7,5 cm Längsdurchmesser. Hinweis: Die Abbildungen zu den einzelnen Stadien liefern lediglich Beispiele, andere Befallsmuster sind möglich. LK = Lymphknoten

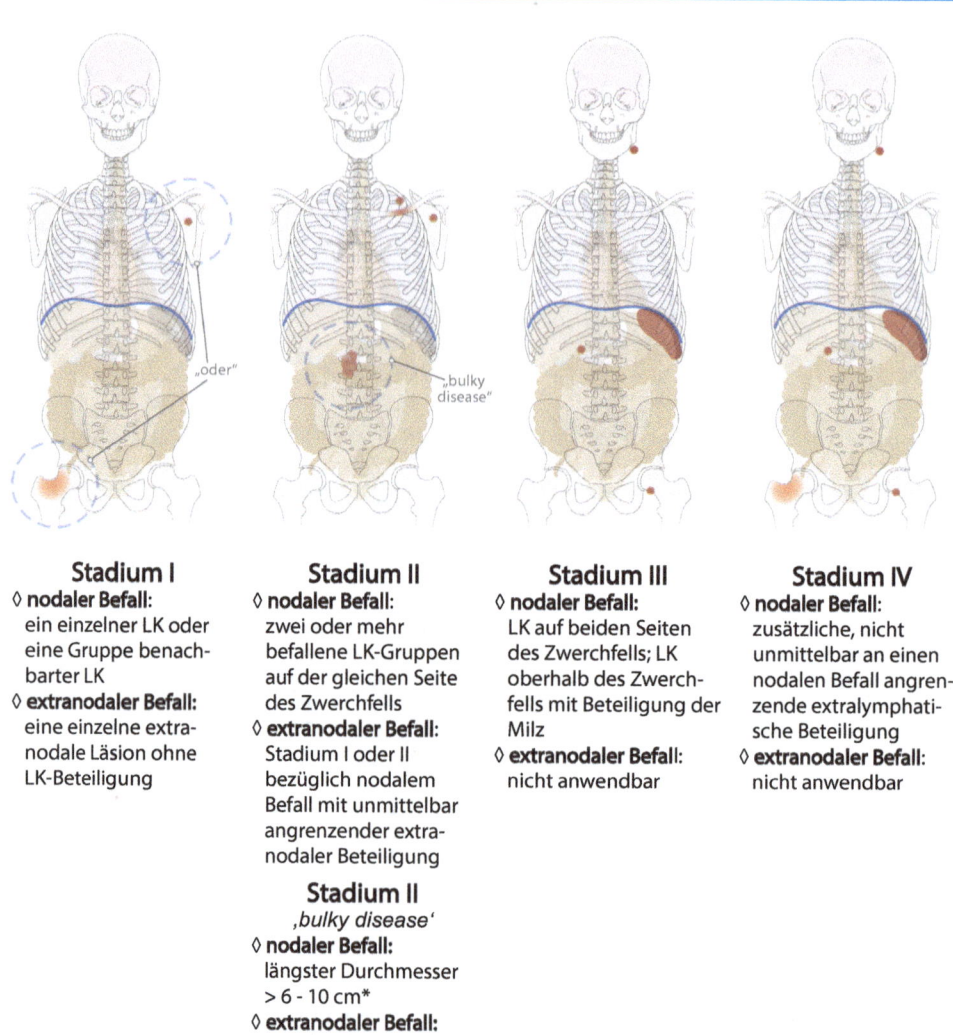

Stadium I
◊ **nodaler Befall:**
  ein einzelner LK oder
  eine Gruppe benach-
  barter LK
◊ **extranodaler Befall:**
  eine einzelne extra-
  nodale Läsion ohne
  LK-Beteiligung

Stadium II
◊ **nodaler Befall:**
  zwei oder mehr
  befallene LK-Gruppen
  auf der gleichen Seite
  des Zwerchfells
◊ **extranodaler Befall:**
  Stadium I oder II
  bezüglich nodalem
  Befall mit unmittelbar
  angrenzender extra-
  nodaler Beteiligung

Stadium II
‚bulky disease'
◊ **nodaler Befall:**
  längster Durchmesser
  > 6 - 10 cm*
◊ **extranodaler Befall:**
  nicht anwendbar

Stadium III
◊ **nodaler Befall:**
  LK auf beiden Seiten
  des Zwerchfells; LK
  oberhalb des Zwerch-
  fells mit Beteiligung der
  Milz
◊ **extranodaler Befall:**
  nicht anwendbar

Stadium IV
◊ **nodaler Befall:**
  zusätzliche, nicht
  unmittelbar an einen
  nodalen Befall angren-
  zende extralymphati-
  sche Beteiligung
◊ **extranodaler Befall:**
  nicht anwendbar

limitiert   fortgeschritten

Abb. 9.8 Lugano-Modifikation der Ann-Arbor-Klassifikation für das diffus großzellige B-Zell-Lymphom und verwandte Entitäten, Beschriftungen Nach der Leitlinie „Diagnostik, Therapie und Nachsorge für erwachsene PatientInnen mit einem diffusen großzelligen B-Zell-Lymphom und verwandten Entitäten" 2022. Hinweis: Die Abbildungen zu den einzelnen Stadien liefern lediglich Beispiele, andere Befallsmuster sind möglich. LK = Lymphknoten

Tab. 9.2 Responseklassifikation nach Lugano, mit freundlicher Genehmigung aus Skusa et al. 2020, Thieme

	CR	PR	SD	PD

CT: radiologische Response	**Erfüllung aller Kriterien:**
	• keine neuen Läsionen
	• Reduktion ≤1,5 cm LAD der Zielläsionen
	• keine extranodale Manifestation
	Milz/Leber:
	• Milz und Leber normal groß
	neue Läsionen: keine
		• Reduktion der SPD der max. 6 messbaren Zielläsionen (nodal/extranodal) ≥ 50 %
		• zu kleine/nicht messbare Läsionen werden mit einer Größe von 0,5 × 0,5 cm angenommen
		• nicht sichtbare Läsionen werden mit 0 × 0 cm angenommen
		Milz/Leber:
		• Längenreduktion > 50 % der Milzvergrößerung
		neue Läsionen: keine
			• Reduktion der SPD der max. 6 messbaren Zielläsionen (nodal/extranodal) < 50 %
			• Kriterien für PD werden nicht erfüllt
			neue Läsionen: keine
				Erfüllung mind. 1 Kriteriums: abnorme LK müssen folgende Kriterien erfüllen:
				• LAD > 1,5 cm und
				• Zunahme eines PPD ≥ 50 % und
				• Zunahme des LAD oder KAD um
				  • 0,5 cm bei ≤ 2,0 cm
				  • 1,0 cm bei > 2,0 cm
				Milz/Leber:
				• bei bestehender Splenomegalie: Zunahme der Milzvergrößerung > 50 %
				• bei neu aufgetretener Splenomegalie: Zunahme der Milzlänge ≥ 2,0 cm zur Ausgangsbasis
				neue Läsionen:
				• Wiederauftreten bereits in den Normbereich zurückgekehrter Läsionen oder
				• neue nodale Läsion > 1,5 cm achsenunabhängig oder
				• neue extranodale Läsionen > 1,0 cm achsenunabhängig bzw. ≤ 1,0 cm bei eindeutiger Zuordnung zum Lymphom

PET/CT: metabolische Response	• Score 1/2/3 nach 5-PS ohne Residuen **neue Läsionen:** keine	• Score 4/5 nach 5-PS mit reduzierter 18F-FDG-Aufnahme zur Ausgangsbasis und residuale LK jeglicher Größe **neue Läsionen:** keine	• Score 4/5 nach 5-PS **neue Läsionen:** keine	• Score 4/5 nach 5-PS mit Zunahme der 18F-FDG-Aufnahme zur Ausgangsbasis **neue Läsionen:** neue 18F-FDG-avide Lymphom-typische Läsionen

CR = Complete Response, PR = Partial Response, SD = Stable Disease, PD = Progressive Disease, LK = Lymphknoten, LAD = Längsachsendurchmesser, KAD = Kurzachsendurchmesser, SPD = Summe der Produkte der orthogonalen Durchmesser, PPD = Produkt der orthogonalen Durchmesser, FDG = Fluordesoxyglucose, PET = Positronen-Emissions-Tomografie, 5-PS = Deauville-5-Punkte-Skala

9.3   Therapieerfolg: solide Tumoren

Mit den RECIST-Kriterien (*Response Evaluation Criteria In Solid Tumors*) in der modifizierten Version 1.1 lässt sich der Therapieerfolg in der Re-Staging-Bildgebung solider Tumoren objektivieren und klassifizieren (Tab. 9.3, Eisenhauer et al. 2009; Layer et al. 2013). Dabei werden maximal 5 (2 pro Organ) repräsentative Target-Läsionen (Lymphknoten mit einem Kurzachsendurchmesser von $\geq$ 15 mm, alle anderen Läsionen mit einem Längsachsendurchmesser $\geq$ 10 mm) betrachtet und das Vorhandensein von Non-Target-Läsionen (alle anderen Tumorläsionen sowie Lymphknoten mit einem Kurzachsendurchmesser von $\geq$ 10 mm/< 15 mm) evaluiert (Eisenhauer et al. 2009). Nicht sicher maligne Läsionen werden in der nächsten Follow-up-Untersuchung reevaluiert.

Tab. 9.3 Überarbeitete Kriterien zur Beurteilung des Ansprechens der Behandlung bei soliden Tumoren (RECIST 1.1), mit freundlicher Genehmigung aus Layer et al. 2013, Thieme

Bewertungskriterien	RECIST, Version 1.1
	Target-Läsionen
CR (= komplette Remission)	• Verschwinden aller Target-Läsionen • Kurzachsendurchmesser aller Lymphknoten < 10 mm
PR (= Teilremission)	$\geq$ 30 % Abnahme der Summe der längsten Durchmesser der (Ziel-)Läsionen (Referenz: Baseline)
PD (= fortschreitende Erkrankung)	$\geq$ 20 % Zunahme der längsten Durchmesser der Target-Läsionen (Referenz: Nadir) oder neue messbare Läsionen
SD (= stabile Erkrankung)	weder PR noch PD trifft zu (Referenz: Nadir)
	Non-Target-Läsionen
CR (= komplette Remission)	• Verschwinden aller Non-Target-Läsionen • laborchemische Normalisierung der Tumormarker
IR (= inkomplette Remission), SD (= stabile Erkrankung)	• Persistenz einer oder mehrerer Non-Target-Läsionen • laborchemischer Nachweis erhöhter Tumormarker
PD (= fortschreitende Erkrankung)	• Neuauftreten einer oder mehrerer Non-Target-Läsionen • eindeutiger Progress existierender Non-Target-Läsionen (= unequivocal progress)

9.4 Sonografie – Normwerte bei Erwachsenen

Anhand von Referenzwerten und -bereichen lassen sich die Bauchorgane und die Schilddrüse im Hinblick auf eine pathologische Vergrößerung (oder Verkleinerung) untersuchen (Tab. 9.4). Hierbei ist zu beachten, dass PatientInnen dabei erhebliche interindividuelle Unterschiede aufweisen können und dass von den Normbereichen abweichende Befunde daher nicht zwangsläufig als pathologisch anzusehen sind.

Tab. 9.4 Normwerte Abdomen- und Schilddrüsen-Sonografie Erwachsene, mit freundlicher Genehmigung aus Hofer 2023, 11. Auflage des Sono-Grundkurs (2023), ISBN 978-3-13-243546-9

Appendix		**Lymphknoten**	
Wanddicke	≤ 0,2 cm	„MQQ"	> 2,0
		• Kugelförmig, suspekt	~ 1,0
Querdurchmesser	≤ 0,6 cm		
Gallenblase		**Milz**	
Wanddicke		Organgröße (von Pol zu Pol)	< 11,0 cm
• Präprandial	< 0,3 cm	Dicke	< 4,0 cm
• Postprandial	< 0,5 cm	V.a. Lymphom bei Dicke	> 6,0 cm
Maximale Größe	< 11,0 × 4,0 cm		
Gallenwege		**Prostata**	
DHC	< 0,6 cm	Maximale Durchmesser	
• bzw.: bei Z.n. ChE	< 0,9 cm	• Transversal	< 5,0 cm
Intrahepatische Gallenwege	< 0,4 cm	• Sagittal u. kraniokaudal	< 3,0 cm
Gynäkologie		**Niere**	
Uterus (Nullipara)		Längsdurchmesser.	10,0–12,0 cm
• Länge	5,0–8,0 cm	Querdurchmesser	4,0–6,0 cm
• Dicke	1,5–3,0 cm	Atemverschieblichkeit	3,0–7,0 cm
Endometrium (doppelte Dicke)		Parenchymbreite	1,3–2,5 cm
• Prämenopausal	< 1,5 cm	Parenchym-Pyelon-Index (PPI)	
• Postmenopausal	< 0,6 cm	• Unter 30 Jahre	> 1,6 : 1
IUP-Fundusabstand	< 2,0 cm	• 31–60 Jahre	1,2–1,6 : 1
• Darüber: Dislokation		• Über 60 Jahre	1,1 : 1
IUP-Endometriumabstand	< 0,5 cm		
Ovar (Volumen)			
• Prämenopausal	5,5–10 cm³		
• Postmenopausal	2,5–3,5 cm³		

(Fortsetzung)

Tab. 9.4 (Fortsetzung)

Harnblase		Pankreas	
Wanddicke		Maximale Durchmesser	
• Gefüllt	< 0,4 cm	• Caput	< 3,0 cm
• Leer	< 0,8 cm	• Corpus	< 2,0 cm
Restharnvolumen	< 50 ml	• Cauda	< 2,5 cm
Füllungsvolumen		• Ductus Wirsungianus	< 0,2 cm
• Frauen	< 550 ml		
• Männer	< 750 ml		
Leber		**Schilddrüse**	
Sagittale Größe	< 13,0–15,0 cm	Volumen*	
(In rechter MCL)		• Frauen	< 18,0 ml
Randwinkel		• Männer	< 25,0 ml
• Links-lateral	< 30°		
• kaudal re. Leberlappen	< 40°		

*Beide Lappen (ohne Isthmus) zusammen gemessen mit der Volumenformel (0,5 x A x B x C). MQQ = Maximal-zu-Querdurchmesser-Quotient

9.5 Strahlenschutz

9.5.1 Meldung bedeutsamer Vorkommnisse

Die Strahlenschutzverordnung (StrlSchV) sieht seit einigen Jahren eine Meldepflicht für bedeutsame Vorkommnisse an die zuständige Behörde durch die Strahlenschutzverantwortlichen vor. Außerdem sind „Ursachen und Auswirkungen sowie die Maßnahmen zur Behebung der Auswirkungen und zur Vermeidung derartiger Vorkommnisse anzugeben" (§ 1 (2) StrlSchV). Als Vorkommnis gilt dabei ein „Ereignis in einer *geplanten* Expositionssituation, das zu einer *unbeabsichtigten* Exposition geführt hat, geführt haben könnte oder führen könnte. Kein Vorkommnis liegt vor, wenn das Ereignis für den Strahlenschutz nicht relevant ist" (§ 1 (22) StrlSchV). Nach § 108 (mit Anlage 14 und 15) wird ein bedeutsames Vorkommnis nach folgenden Kriterien definiert:

- 1. Dosisüberschreitungen werden in zwei Gruppen eingeteilt (je nachdem, ob eine einzelne Person oder eine Gruppe betroffen ist), wobei die Betrachtung der Gruppe erst nach Überschreiten einer Aktionsschwelle nötig wird. In diesem Fall werden die letzten 20 Untersuchungen gleichen Typs gemittelt und bei Überschreitung einer definierten Meldeschwelle die Meldepflicht ausgelöst (Abb. 9.9).

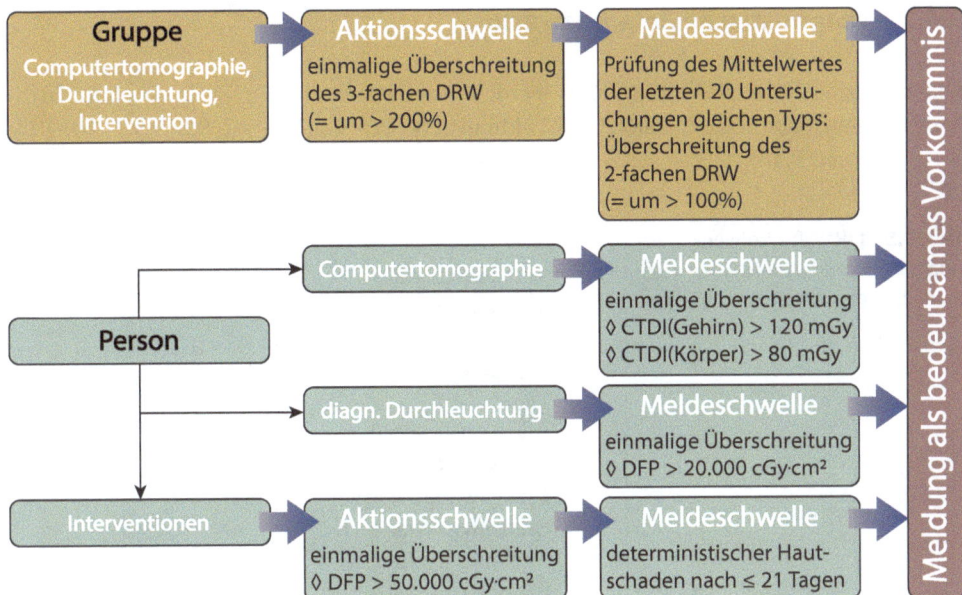

Abb. 9.9 Meldepflicht für bedeutsame Vorkommnisse, nach § 108 StrlSchV, Lenzen und Stamm 2019

- 2. „…jede Wiederholung einer Anwendung, insbesondere auf Grund einer Körperteil-verwechslung, eines Einstellungsfehlers oder eines vorausgegangenen Gerätedefekts, wenn für die daraus resultierende gesamte zusätzliche Exposition das Kriterium nach [Punkt 1] erfüllt ist"
- 3. „…jede Personenverwechslung, wenn für die daraus resultierende gesamte zusätzli-che Exposition das Kriterium nach [Punkt 1] erfüllt ist" bzw. bei diagnostischen Inter-ventionen „…jede Personenverwechslung" und bei therapeutischen Interventionen „…jede Personen- oder Körperteilverwechslung"
- 4. „…jedes Auftreten einer deterministischen Wirkung, die für die festgelegte Untersu-chung nicht zu erwarten war"
- 5. „…jede unbeabsichtigte Überschreitung der effektiven Dosis von 1 mSv für eine Be-treuungs- und Begleitperson"
- 6. „…jedes außerhalb der qualitätssichernden Maßnahmen entdeckte Ereignis mit bei-nahe erfolgter Exposition, für das eines der [zuvor genannten Kriterien] zutreffen würde, wenn die Exposition tatsächlich aufgetreten wäre"

Für weitere Informationen (beispielsweise Regelungen für den Umgang mit radioakti-ven Stoffen) sei auf den entsprechenden Gesetzestext (§ 108 StrlSchV) verwiesen.

9.5.2 Diagnostische Referenzwerte

Diagnostische Referenzwerte (DRW) werden vom Bundesamt für Strahlenschutz (BfS) herausgegeben und wurden zuletzt 2022 aktualisiert (Tab. 9.5, 9.6, 9.7, 9.8, 9.9, 9.10, 9.11, 9.12, 9.13 und 9.14).

Tab. 9.5 DRW für konventionelle Projektionsaufnahmen am Erwachsenen

Untersuchungsart	DFP [cGy•cm^2 = µGy•m^2]
Schulter (pro Ebene)[a]	25
Thorax p.a.	12
Thorax a.p. (im Liegen)	15
Thorax lat	40
Brustwirbelsäule a.p./p.a.	100
Brustwirbelsäule lat	120
Lendenwirbelsäule a.p./p.a.	200
Lendenwirbelsäule lat	330
Abdomen a.p./p.a.	200
Becken a.p./p.a.	230
Hüfte (pro Ebene)	100

[a]Bei Untersuchungen in zwei Ebenen liegt der DRW bei 50 cGy•cm^2, auch wenn eine Y-Aufnahme inkludiert ist

Tab. 9.6 DRW für mammografische Untersuchungen

Untersuchungsart	AGD [mGy]
Mammografie (pro Ebene)	2,0
Tomosynthese (pro Ebene)	2,5

Tab. 9.7 DRW für konventionelle Projektionsaufnahmen am Kind

Untersuchungsart[a]	Gewichts- / Altersklasse	DFP [cGy•cm^2 = µGy•m^2]
Thorax a.p./p.a.	Frühgeborene (< 3 kg)	0,3
	Neugeborene (3 bis < 5 kg; 0 bis < 3 Monate)	0,5
	Säuglinge (5 bis < 10 kg; 3 bis < 12 Monate)	0,8
	Frühe Kindheit (10 bis < 19 kg; 1 bis < 5 Jahre)	1,5
	Mittlere Kindheit (19 bis < 32 kg; 5 bis < 10 Jahre)	2,5
	Späte Kindheit (32 bis < 56 kg; 10 bis < 15 Jahre)	4,0
Abdomen a.p./p.a.	Neugeborene (3 bis < 5 kg; 0 bis < 3 Monate)	1,5
	Säuglinge (5 bis < 10 kg; 3 bis < 12 Monate)	5
	Frühe Kindheit (10 bis < 19 kg; 1 bis < 5 Jahre)	7,5
	Mittlere Kindheit (19 bis < 32 kg; 5 bis < 10 Jahre)	16
	Späte Kindheit (32 bis < 56 kg; 10 bis < 15 Jahre)	30
Becken a.p./p.a.	Frühe Kindheit (10 bis < 19 kg; 1 bis < 5 Jahre)	12
	Mittlere Kindheit (19 bis < 32 kg; 5 bis < 10 Jahre)	25
	Späte Kindheit (32 bis < 56 kg; 10 bis < 15 Jahre)	50

[a]Die Untersuchungen Schädel a.p. und Schädel lat. sind bei Kindern nur in Ausnahmefällen gerechtfertigt, sodass für diese Anwendungen kein DRW festgelegt wurde

Tab. 9.8 DRW für diagnostische Durchleuchtungsuntersuchungen am Erwachsenen

Untersuchungsart	DFP [cGy•cm² = µGy•m²]
Koronarangiografie	1800
Kolon Monokontrast	2000
Phlebografie Bein-Becken	400
Arteriografie Becken-Bein	3500

Tab. 9.9 DRW für diagnostische Durchleuchtungsuntersuchungen am Kind

Untersuchungsart	Gewichtsklasse bzw. Altersklasse	DFP [cGy•cm² = µGy•m²]
MCU	Neugeborene (3 bis < 5 kg; < 3 Monate)	5
	Säuglinge (5 bis < 10 kg; 3 bis < 12 Monate)	10
	Frühe Kindheit (10 bis < 19 kg; 1 bis < 5 Jahre)	18
	Mittlere Kindheit (19 bis < 32 kg; 5 bis < 10 Jahre)	30

Tab. 9.10 DRW für interventionell-radiologische Eingriffe am Erwachsenen. Bei interventionellen Strahlenanwendungen ist ein gescheiterter Eingriff (frustrane Implantation) als Therapie zu berücksichtigen

Art des interventionellen Eingriffs	DFP [cGy•cm² = µGy•m²]
Endovaskuläre Behandlung des akuten Schlaganfalls (Thrombektomie)	14000
Endovaskuläre Behandlung eines Hirnarterienaneurysmas	20000
PCI	3500
Kombinierte Koronarangiografie/PCI	4000
TAVI	5000
EVAR	
- einfache Prothesen	20000
- fenestrierte/gebranchte Prothesen	30000
TACE	20000
PTA Becken	5000
PTA Oberschenkel-Knie	2500
PTA Unterschenkel-Fuß	1800
ERCP (Intervention)	2000

Tab. 9.11 DRW für elektrophysiologische Untersuchung (EPU) am Erwachsenen. Die Werte gelten sowohl für die Implantation von Schrittmachern als auch von Defibrillatoren

Art der Implantation	DFP [cGy•cm² = µGy•m²]
Einkammersystem	900
Zweikammersystem	1700
Dreikammersystem	4900

Tab. 9.12 DRW für CT-Untersuchungen am Erwachsenen (Scan-Bereich und Scan-Länge dienen lediglich der Orientierung)

Untersuchungsregion	Scan-Bereich	Scan-Länge [cm]	$CTDI_{vol}$ [mGy][a]
Gehirn	Schädelbasis – Kalotte	13	55
Gesichtsschädel (Tumordiagnostik, Trauma)	Kinn – Oberrand der Stirnhöhle	12	20
NNH (Sinusitis, OP-Planung)	Oberkiefer – Oberrand der Stirnhöhle	10	7
Hals (z. B. Tumorsuche, Lymphknotenstatus)	Orbitaboden – Thoraxeingang	19	15
CT-Angiografie der hirnversorgenden Gefäße (z. B. Gefäßverschluss, Dissektion)	Aortenbogen – Vertex	33	15
HWS / BWS / LWS (Bandscheibe)		4 / 5 / 6 pro Fach	23
HWS / BWS / LWS (Knochen)	Alle Wirbelkörper des jeweiligen Abschnitts	13 / 32 / 20	15
Thorax Weichteile (z. B. Entzündungen, Raumforderungen, Pulmonalarterienembolien, Charakterisierung von Rundherden)	Lungenspitze – dorsaler Recessus	31	8
Lungenparenchym (z. B. Detektion von soliden Rundherden und deren Verlaufskontrolle)	Lungenspitze – dorsaler Recessus	31	3
CT-Angiografie der gesamten Aorta	Obere Thoraxapertur – Symphyse	61	10
EKG-synchronisierte koronare Angiografie[b]	Aortenbulbus – Herzspitze	12	20
Abdomen (z. B. Leber, Pankreas)	Obere Zwerchfellkuppe – Beckenkamm	25	12
Abdomen mit Becken (z. B. Tumor, akutes Abdomen, Verletzung	Obere Zwerchfellkuppe – Tuber ischiadicum	45	12
Rumpf (Thorax+Abdomen+Becken)	HWK 7 – Tuber ischiadicum	63	12
Becken (Weichteile)	Unterer Nierenpol – Tuber ischiadicum	28	12
Becken (Knochen)	Crista iliaca – Tuber ischiadicum	22	10
CT-Angiografie Becken-Bein	Zwerchfell – Fußspitzen oder Befund-zentriert	125	7

[a]Die angegebenen $CTDI_{vol}$-Werte für Untersuchungen am Hirn- und Gesichtsschädel sowie der Nasennebenhöhlen beziehen sich auf den 16 cm-CTDI-Prüfkörper („Kopfphantom"); alle anderen Angaben auf den 32 cm-CTDI-Prüfkörper („Körperphantom"). [b]Die retrospektive Variante sollte nur unter besonderen Umständen durchgeführt werden (z. B. Patienten mit Arrhythmie). Die daraus ggf. resultierende Überschreitung der DRW ist zu begründen

Tab. 9.13 DRW für CT-Untersuchungen am Kind (Scan-Bereich und Scan-Länge dienen lediglich der Orientierung)

Untersuchungsregion	Gewichts- bzw. Altersklasse	Scan-Länge[a] [cm]	$CTDI_{vol}$[b] [mGy]
Gehirn (Schädelbasis–Kalotte)	Säuglinge (3 bis < 12 Monate)	10	25
	Frühe Kindheit (1 bis < 5 Jahre)	11	35
	Mittlere Kindheit (5 bis < 10 Jahre)	12	40
	Späte Kindheit (10 bis < 15 Jahre)	13	45
Thorax (Lungenspitze – dorsaler Recessus)	Neugeborene (3 bis < 5 kg; 0 bis < 3 Monate)	11	1,0
	Säuglinge (5 bis < 10 kg; 3 bis < 12 Monate)	13	1,5
	Frühe Kindheit (10 bis < 19 kg; 1 bis < 5 Jahre)	20	2,0
	Mittlere Kindheit (19 bis < 32 kg; 5 bis < 10 Jahre)	25	3,0
	Späte Kindheit (32 bis < 56 kg; 10 bis < 15 Jahre)	30	5,0
Abdomen (obere Zwerchfellkuppe – Symphyse)	Mittlere Kindheit (19 bis < 32 kg; 5 bis < 10 Jahre)	36	4,0
	Späte Kindheit (32 bis < 56 kg; 10 bis < 15 Jahre)	43	7,0

[a]Bei Kindern/Jugendlichen können je nach Wachstumsschub die Scan-Längen erheblich variieren.
[b]Die angegebenen $CTDI_{vol}$-Werte für Untersuchungen am Hirnschädel beziehen sich auf den 16 cm-CTDI-Prüfkörper („Kopfphantom"). Die anderen Untersuchungen auf den 32 cm-CTDI-Prüfkörper („Körperphantom")

Tab. 9.14 DRW für DVT-Untersuchungen am Erwachsenen

Untersuchungsart	DFP[a] [mGy•cm^2]
Nasennebenhöhlen (NNH)	1500
Dental[b]	
FOV ≤ 5[c] × 5[d] (≤ 25 cm^2)	500
FOV > 5[c] × 5[d] (> 25 cm^2)	1000

[a] Man beachte, dass üblicherweise bei DVT-Untersuchungen mGy•cm^2 die international verwendete Einheit für die Angabe des DFP ist. [b] Werden auch endodontische Untersuchungen in einer Einrichtung durchgeführt, so kann es zu einer beständigen aber gerechtfertigten Überschreitung des DRW kommen. Dies ist zu dokumentieren. [c] Transaxiale Einblendung. [d] Axiale Einblendung

Abkürzungen

DFP	Dosis-Flächen-Produkt
a.p.	anterior-posterior; p.a.: posterior-anterior; lat: lateral
AGD	Average glandular dose (mittlere Parenchymdosis, Organdosis der Brust)
MCU	Miktions-Cysto-Urografie

PCI	Perkutane koronare Intervention
TAVI	Transkatheter Aortenklappen-Implantation
EVAR	Endovaskuläre Aneurysma-Therapie
TACE	Transarterielle Chemoembolisation
PTA	Perkutane transluminale Angioplastie
ERCP	Endoskopisch retrograde Cholangiopankreatikografie
NNH	Nasennebenhöhlen
HWS/BWS/LWS	Halswirbelsäule/Brustwirbelsäule/Lendenwirbelsäule
DVT	Digitale Volumentomografie (auch CBCT genannt)
FOV	Field of view

9.6 Kontrastmittel

Die Kontrastmittelgabe in der Schnittbilddiagnostik (CT und MRT) ist als Teil der täglichen radiologischen Routine insgesamt als komplikationsarm einzustufen. Dennoch sollte die Indikationsstellung, die Durchführung und die Nachbetreuung sehr sorgfältig erfolgen, insbesondere im Hinblick auf RisikopatientInnen. Die European Society of Urogenital Radiology (ESUR) veröffentlicht hierzu in regelmäßigen Abständen Leitlinien, die unter anderem Empfehlungen im Hinblick auf die Nierenfunktion, Angaben zum Risiko einer nephrogenen systemischen Fibrose (NSF) oder Richtlinien für Kontrastmittelanwendungen bei Schwangeren enthalten (Abb. 9.10, ESUR 2018). Dabei wird eine Kontrastmittel-assoziierte akute Nierenschädigung angenommen bei einem Anstieg des Serum-Kreatinins 48–72 h nach Kontrastmittelgabe um $\geq$ 0,3 mg/dl oder um das $\geq$ 1,5-Fache des Referenzwerts (ESUR 2018).

Außerdem kann die Verwendung iodhaltiger Kontrastmittel Auswirkungen auf die Schilddrüsenfunktion haben. Dabei sind insbesondere das Risiko für die Entwicklung einer Thyreotoxikose sowie Konsequenzen für diagnostische und therapeutische Konzepte beim differenzierten Schilddrüsenkarzinom relevant (Abb. 9.11, Haugen et al. 2016; ESUR 2018)

Auf viele weitere, in den ESUR-Leitlinien publizierte Vorgaben und Empfehlungen, die z. B. allergische Reaktionen oder Kontrastmittelextravasate betreffen, wird hier nicht näher eingegangen. Hierfür sei auf die entsprechende Primärliteratur verwiesen.

gadoliniumhaltige KM

Kontrastmittel-assoziierte akute Nierenschädigung

◊ Risiko sehr gering (zugelassene Dosen), keine Pausierung von Metformin notwendig

◊ bei Dosierung als Röntgenkontrastmittel (off-label, nicht anwenden bei eGFR < 60 ml/min/1,73m²) nephrotoxischer als Verwendung iodhaltiger Kontrasmittel

◊ bei Dialyse-PatientInnen: nach KM-Gabe so früh wie möglich Hämodialyse durchführen

NSF (nephrogene systemische Fibrose)

◊ hohes Risiko bei Patienten mit eingeschränkter Nierenfunktion, insbesondere eGFR < 15 ml/min/1,73m² oder Dialysepatienten

◊ höchstes Risiko: Omniscan ®, Magnevist®
· keine i.v.-Gabe, ggf. Magnevist für Arthrographie

◊ mittleres Risiko: Multihance®, Primovist®
· nur für hepatobiliäre Untersuchungen

◊ niedriges Risiko: Gadovist®, Dotarem® und Generika, Prohance®
· Vorsicht bei GFR < 30 ml/min/1,73m²
· mindestens 7 Tage zwischen zwei Injektionen

zweimalige KM-Gabe

(iod- und/oder gadoliniumhaltig)

◊ eGFR > 30 ml/min/1,73m²: 4h Abstand zwischen den Untersuchungen (75% des KM innerhalb von 4h ausgeschieden)

◊ eGFR < 30 ml/min/1,73m²: 7 Tage Abstand zwischen den Untersuchungen (Ausnahme bei zweimaliger Gabe iodhaltigen Kontrastmittels: 48h Abstand)

◊ Gadolinium kann im CT zu Fehlinterpretationen führen (ggf. zuerst CT durchführen)

iodhaltige KM

Kontrastmittel-assoziierte akute Nierenschädigung

◊ **Risikofaktoren:**
· eGFR < 45 ml/min/1,73m² bei first-pass (i.a.-Gabe in linkes Herz oder suprarenale Aorta bzw. Nierenarterien) oder Intensivpatienten
· eGFR < 30 ml/min/1,73m² bei venöser Gabe oder second-pass (i.a.-Gabe in supraaortale Arterien oder Koronar- / Viszeralarterien sowie infrarenal)
· akutes Nierenversagen (bekannt oder vermutet)
· mehrfache KM-Gaben innerhalb von 48-72h

◊ **Zeitpunkt eGFR-Bestimmung** (nicht im Notfall):
· bei akuter Erkrankung, akut verschlechterter chronischer Erkrankung und hospitalisierten PatientInnen: 7 Tage vor KM-Gabe
· sonst: 3 Monate vor KM-Gabe

◊ **RisikopatientInnen** (s.o.):
· prophylaktische Hydrierung (individuell Anpassen bei Herzinsuffizienz NYHA 3-4 oder terminaler Niereninsuffizienz)
· NaCl 0,9% i.v.: 1ml/kg/h über 3-4h vor und 4-6h nach KM-Gabe
· eGFR-Kontrolle 48h nach KM-Gabe; falls akute Nierenschädigung: 30 Tage klinisch überwachen und eGFR-Verlaufskontrollen durchführen

◊ **Dialyse:** zeitliche Abstimmung zwischen KM-Gabe und Hämodialyse nicht notwendig

◊ **Multiples Myelom:** bei normaler Nierenfunktion kein erhöhtes Risiko (ggf. Korrektur einer Hyperkalzämie vor KM-Gabe)

◊ **Metformin**
· eGFR > 30 ml/min/1,73m²: keine Änderung der Medikation (für i.v.- oder i.a.-second-pass-Gabe)
· eGFR < 30 ml/min/1,73m² oder i.a.-first-pass-Gabe oder akutes Nierenversagen: Metformin pausieren ab KM-Gabe, eGFR-Kontrolle nach 48h: Fortsetzung bei stabiler Nierenfunktion

Schwangerschaft und Stillzeit

iodhaltiges Kontrastmittel in der Schwangerschaft
◊ nur in Ausnahmefällen verwenden
◊ Kontrolle der Schilddrüsenfunktion beim Neugeborenen in der ersten Lebenswoche
◊ bei eingeschränkter Nierenfunktion: Vorgehen wie oben beschrieben
◊ Stillzeit: Stillen kann fortgesetzt werden

gadoliniumhaltiges Kontrastmittel in der Schwangerschaft
◊ sehr strenge Indikationsstellung (kleinstmögliche Dosis)
◊ keine Tests beim Neugeborenen notwendig
◊ bei eingeschränkter Nierenfunktion: keine Kontrastmittelgabe
◊ Stillzeit: Stillen kann fortgesetzt werden

Abb. 9.10 Empfehlungen und Vorgaben für den Umgang mit iod- und gadoliniumhaltigen Kontrastmitteln nach den Leitlinien der European Society of Urogenital Radiology (ESUR) 2018. Es sei darauf hingewiesen, dass diese Abbildung keinen Anspruch auf Vollständigkeit stellt und lediglich einen Überblick über häufig benötigte Informationen im klinischen Alltag bietet

iodhaltige KM und Schilddrüse

Thyreotoxikose

◊ RisikopationentInnen:
· Morbus Basedow (unbehandelt)
· Struma multinodosa und Schilddrüsenautonomie
  (v.a. Ältere u./o. in Iodmangelgebieten)

◊ Empfehlungen
· keine KM-Gabe bei manifester Hyperthyreose
· bei RisikopatientInnen kann die TSH-Bestimmung
  sinnvoll sein, nach KM-Gabe engmaschige
  endokrinologische Überwachung
· Prophylaxe durch Endokrinologen bei ausgewählten
  HochrisikopatientInnen[1]
· keine Gabe von intravenösen cholangiographischen
  KM bei RisikopatientInnen

Schilddrüsenkarzinom

◊ differenziertes Schilddrüsenkarzinom
  (papillär oder follikulär)
· bei Isotopen-Untersuchungen (Szintigraphie) u./o.
  Radioiodtherapie: zwei Monate vorher keine
  Gabe iodhaltigen Kontrastmittels
· bei Unsicherheit: Bestimmung des Iod-zu-Krea-
  tinin-Verhältnisses im Urin

Abb. 9.11 Kontrastmittel und Schilddrüse. z. B. 3 x 20 Tropfen Natriumperchlorat 4 h vor der Kontrastmittelgabe, dann für 14 Tage. Beschriftungen nach den Leitlinien der European Society of Urogenital Radiology (ESUR) 2018, Management beim differenzierten Schilddrüsenkarzinom nach Haugen et al. 2016

9.7   Medikamente

9.7.1   Medikamente in der Herzbildgebung

Die Herzbildgebung mittels CT oder MRT hat vor allem aufgrund technischer Verbesserungen über die Jahre in den entsprechenden Leitlinien immer mehr an Bedeutung hinzugewonnen. Sie erfordert im Gegensatz zu den meisten anderen diagnostischen CT-/MRT-Anwendungen in der Regel eine periprozedurale Medikamentengabe.

In der kardialen CT sollte eine Gefäßdilatation bzw. -relaxation mit Nitraten erfolgen und die Herzfrequenz bei Bedarf mithilfe von Betablockern gesenkt werden, damit die Koronararterien im dilatierten Zustand und möglichst ohne Bewegungsartefakte abgebildet werden können.

In der MRT-Bildgebung ist für die Ischämiediagnostik oft eine Belastung mit Adenosin oder Regadenoson (pharmakologische Dilatatoren mit Steal-Effekt in stenosierten Gefäßen) notwendig. Diese sollte aufgrund der potenziell schwerwiegenden unerwünschten Arzneimittelwirkungen dieser Substanzen in intensivmedizinischer Bereitschaft erfolgen.

Adenosin wirkt dabei eher unselektiv auf die entsprechenden Rezeptoren A1, A_2A, A_2B und A3, es kann dadurch unter anderem zu einer unerwünschten Mastzelldegranulation und Bronchokonstriktion führen (Gatterer und Graf 2020). Regadenoson hingegen stimuliert selektiv den A_2A-Rezeptor (koronare Vasodilatation), weshalb die Verwendung auch bei PatientInnen mit Asthma bronchiale oder COPD möglich ist. Außerdem hat Regadenoson den Vorteil, dass es durch eine langsame i.v.-Gabe von Aminophyllin (50–250 mg) antagonisiert werden kann (EMA 2010).

Bei beiden Substanzen für die Stressinduktion ist vor der Anwendung für 24 h auf eine Karenz potenziell antagonisierender Substanzen zu achten, die an denselben Rezeptoren wirken. Dazu gehören (Rosemeier et al. 2017)

- methylxanthinhaltige Nahrungsmittel (Kaffee, Tee, Cola, Energydrinks, Schokolade),
- theophyllinhaltige Medikamente,
- Betablocker,
- Medikamente, die die AV-Überleitungszeit erhöhen.

Im klinischen Alltag ist insbesondere die Kenntnis und Abklärung der jeweiligen substanzspezifischen Kontraindikationen von Bedeutung (Abb. 9.12). Außerdem sollte eine Aufklärung über möglicherweise auftretende Nebenwirkungen erfolgen (Abb. 9.12). Aufgeführt werden hier wichtige, für den klinischen Alltag und die adäquate Patientenvorbereitung/-aufklärung relevante pharmakologische Eigenschaften der verwendeten Medikamente in der Herzbildgebung. Es besteht kein Anspruch auf Vollständigkeit. Weiterführende Informationen sind der entsprechenden Fachliteratur zu entnehmen.

9.7.2 DOAKs im periinterventionellen Setting

Direkte orale Antikoagulanzien DOAK (auch „neue orale Antikoagulanzien" = NOAK) bilden eine Gruppe gerinnungshemmender Medikamente, die mit den herkömmlichen Vitamin-K-Antagonisten konkurrieren und deren Verwendung immer weiter zurückdrängen. In der interventionellen Radiologie gehört daher das periinterventionelle Management dieser Substanzen inzwischen zum klinischen Alltag. Die Fachliteratur bzw. Studienlage ist in diesem Bereich bisher wenig umfangreich und es existieren verschiedene Empfehlungen. Im Vordergrund steht hier eine individualisierte Risikostratifizierung basierend auf dem spezifischen Blutungsrisiko der geplanten Intervention auf der einen Seite, sowie der Pharmakokinetik der verwendeten Substanz auf der anderen Seite (Grönefeld 2018). Im Hinblick auf den ersten Aspekt ist sowohl die zu erwartende Blutungshäufigkeit bzw. -wahrscheinlichkeit (vor dem Hintergrund aktueller Laborwerte, fraglicher Vorerkrankungne etc.), als auch die klinische Relevanz einer potenziellen Blutung zu berücksichtigen. Interventionen mit niedrigem Blutungsrisiko (z. B. die meisten Biopsien, Angiografien, intramuskuläre Injektionen etc.) erfordern eine kürzere Pausierung der DOAK-Medikation als Eingriffe mit hohem Blutungsrisiko (z. B. OP < 45 min, Nieren- und

Betablocker

Kontraindikationen:
◊ Bradykardie (< 50 bpm)
◊ Asthma (schwergradig, Dauermedikation mittels Inhalativa), aktiver Bronchospasmus
◊ Hypotonie (RR systolisch < 100 mmHg)
◊ AV-Block (2. oder 3. Grades)/Sinusknotensyndrom
◊ Phäochromozytom (unbehandelt)
◊ dekompensierte höchstgradige Herzinsuffizienz
◊ Kombination mit Kalziumantagonisten (Diltiazem-/Verapamil-Typ)
◊ Allergie
◊ relativ: Psoriasis, pAVK

Dosierung: 50mg p.o. 12h vorher, 50-100mg p.o. 1h vorher; alternativ bis 5x5mg i.v. (direkt vor Untersuchung) unter ständiger Kontrolle bis Erreichen der Zielfrequenz

Wirkeintritt: 1,5-2h (p.o.), 5-10min (i.v.)

Nebenwirkungen:
◊ Bradykardie, RR-Abfall, Schwindel, Kopfschmerz

Nitrate

Kontraindikationen:
◊ Hypotonie (RR systolisch < 100 mmHg)
◊ Stenosen des linksventrikulären Ausflusstraktes (Aortenklappenstenose, HOCM)
◊ Myokardinfarkt
◊ erhöhter intrakranieller Druck
◊ Einnahme von Phosphodiesterasehemmern
◊ Allergie

Dosierung: 400-800µg sublingual (2 Hübe)

Wirkmaximum: nach 4-12min

Nebenwirkungen:
◊ RR-Abfall, Kopfschmerz, Reflextachykardie

Adenosin

Kontraindikationen:
◊ Asthma bronchiale
◊ Myokardinfarkt (akut)
◊ DCM
◊ bradikarde Herzrhythmusstörungen
◊ ventrikuläre Tachykardien
◊ AV-Block (2. oder 3. Grades)
◊ verlängertes QT-Intervall
◊ SSS (außer Pat. mit Schrittmacher)
◊ instabile Angina pectoris
◊ Allergie
◊ relativ: dekompensierte Herzinsuffizienz, COPD, kürzlich Myokardinfarkt, Hypotonie, Schlafapnoe, Links-rechts-Shunt, Schwangerschaft

Nebenwirkungen:
>10%: Gesichtsröte (Flush), bradikarde Herzrhythmusstörungen bis transiente Asystolie (i.d.R. selbstlimitierend), AV-Block, VT, Dyspnoe
1-10%: Kopfschmerzen, Schwindel, innere Unruhe, Übelkeit, Brustschmerz/-druck
<1%: Bronchospasmus, RR-Abfall, Geschmacks-/Sehstörungen, Nacken-/Rücken-schmerzen

Wirkeintritt: < 20s; HWZ < 10s

Dosierung: 140 µg/kgKG/min i.v. über bis zu 6 Minuten; Kontrastmittelgabe nach ca. 3 Minuten

Regadenoson

Kontraindikationen
◊ AV-Block (2. oder 3. Grades)
◊ SSS (außer Pat. mit Schrittmacher)
◊ instabile Angina pectoris
◊ schwere Hypotonie
◊ dekompensierte Herzinsuffizienz
◊ Allergie
◊ frischer Myokardinfarkt (< 3 Monate)
◊ Schwangerschaft

Nebenwirkungen:
◊ ähnlich wie bei Adenosingabe
◊ auch schwerwiegende und lebensbedrohliche Reaktionen möglich, einschließlich:
  · Myokardischämie, Herzstillstand, ventrikuläre Arrhytmien
  · Sinusknoten-/AV-Block, Sinusbradykardie
  · Hypo-/Hypertonie
  · TIA/Schlaganfall
  · epileptischer Anfall (hier kann Aminophyllin den Anfall verlängern, nicht alleine verwenden)
  · ventr. Tachyarrhythmien bei long-QT-Syndrom
  · Bronchokonstriktion auch möglich

Wirkeintritt: ca. 30s (Plateau von 2-3 Minuten)

Dosierung: 400 µg (Bolus), nachspülen! Kontrastmittelgabe nach 10-20 Sekunden

Abb. 9.12 Wichtige Eigenschaften von Medikamenten, die in der CT und MRT des Herzens verwendet werden. Betablocker und Nitrate nach Langenbach et al. 2022; Rosemeier et al. 2017; Adenosin nach Schneider und Richling 2023; Rosemeier et al. 2017; Regadenoson nach EMA 2010; Rosemeier et al. 2017. bpm = Schläge pro Minute, RR = Blutdruck, pAVK = periphere arterielle Verschlusskrankheit, HOCM = hypertrophe obstruktive Kardiomyopathie, DCM = Dilatative Kardiomyopathie, SSS = Sick-Sinus-Syndrome, AP = Angina pectoris, COPD = Chronic Obstructive Pulmonary Disease

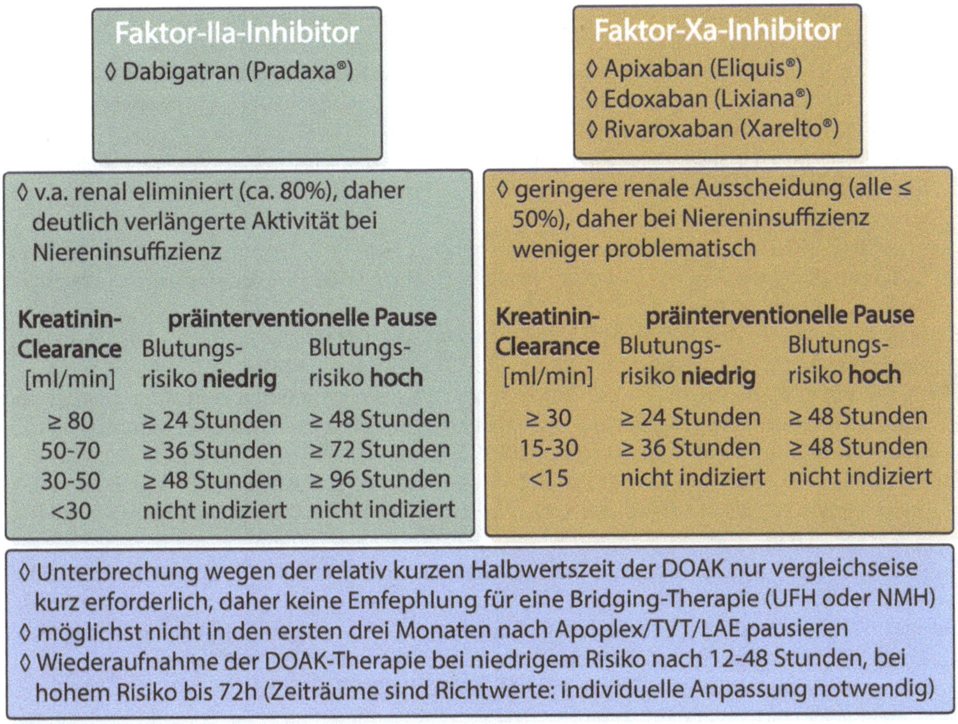

Faktor-IIa-Inhibitor	Faktor-Xa-Inhibitor
◊ Dabigatran (Pradaxa®)	◊ Apixaban (Eliquis®) ◊ Edoxaban (Lixiana®) ◊ Rivaroxaban (Xarelto®)

◊ v.a. renal eliminiert (ca. 80%), daher deutlich verlängerte Aktivität bei Niereninsuffizienz

Kreatinin-Clearance [ml/min]	präinterventionelle Pause	
	Blutungs-risiko **niedrig**	Blutungs-risiko **hoch**
≥ 80	≥ 24 Stunden	≥ 48 Stunden
50-70	≥ 36 Stunden	≥ 72 Stunden
30-50	≥ 48 Stunden	≥ 96 Stunden
<30	nicht indiziert	nicht indiziert

◊ geringere renale Ausscheidung (alle ≤ 50%), daher bei Niereninsuffizienz weniger problematisch

Kreatinin-Clearance [ml/min]	präinterventionelle Pause	
	Blutungs-risiko **niedrig**	Blutungs-risiko **hoch**
≥ 30	≥ 24 Stunden	≥ 48 Stunden
15-30	≥ 36 Stunden	≥ 48 Stunden
<15	nicht indiziert	nicht indiziert

◊ Unterbrechung wegen der relativ kurzen Halbwertszeit der DOAK nur vergleichseise kurz erforderlich, daher keine Emfephlung für eine Bridging-Therapie (UFH oder NMH)
◊ möglichst nicht in den ersten drei Monaten nach Apoplex/TVT/LAE pausieren
◊ Wiederaufnahme der DOAK-Therapie bei niedrigem Risiko nach 12-48 Stunden, bei hohem Risiko bis 72h (Zeiträume sind Richtwerte: individuelle Anpassung notwendig)

Abb. 9.13 Direkte orale Antikoagulanzien (DOAK) im periinterventionellen Setting, nach Grönefeld 2018, Steffel et al. 2018. UFH = unfraktioniertes Heparin, NMH = niedermolekulares Heparin, TVT = tiefe Beinvenenthrombose, LAE = Lungenarterienembolie

Leberbiopsien, Lumbalpunktionen, neurochirurgische Eingriffe etc.) (Grönefeld 2018). Hinsichtlich der spezifischen Eigenschaften der verwendeten Substanzen steht die unterschiedliche renale Elimination und die damit verbundene, potenziell verlängerte Aktivität im Vordergrund (Abb. 9.13). Darüber hinaus kann die Wirksamkeit der DOAKs durch Wechselwirkungen mit anderen Medikamenten beeinflusst werden (hierzu sei auf die entsprechende Fachliteratur verwiesen).

Literatur

Baierlein S, Wistop A (2011) Frakturmorphologie. In: Baierlein S (Ed.) Frakturklassifikationen. 1. Auflage. Thieme, Stuttgart

Benndorf M, Bamberg F, Jungmann P (2022) The Lodwick classification for grading growth rate of lytic bone tumors: a decision tree approach. Skeletal Radiol 51:737–745. https://doi.org/10.1007/s00256-021-03868-8

Bohndorf K, Filzen L (2017) Frakturtypen. In: Bohndorf K, Imhof H, Wörtler K (Eds.) Radiologische Diagnostik der Knochen und Gelenke, 4. unveränderte Neuauflage. Thieme, Stuttgart

Bundesamt für Strahlenschutz (BfS) (2022) Bekanntmachung der aktualisierten diagnostischen Referenzwerte für diagnostische und interventionelle Röntgenanwendungen vom 17. November 2022, Online: https://www.bfs.de/SharedDocs/Downloads/BfS/DE/fachinfo/ion/drw-roentgen.pdf;jsessionid=2E6F725B204209B7746C7B8E619B165C.2_cid349?__blob=publicationFile&v=11. Zugegriffen am 30.11.2022)

Bundesministerium der Justiz: Verordnung zum Schutz vor der schädlichen Wirkung ionisierender Strahlung, §108, Online: https://www.gesetze-im-internet.de/strlschv_2018/index.html. Zugegriffen am 28.05.2023

Burgener F (2013) Trauma und Frakturen. In: Burgener F, Herzog C, Meyers S, Zaunbauer W (Eds.) Differenzialdiagnosen in der Computertomografie. 2. vollständige überarbeitete und erweiterte Auflage. Thieme, Stuttgart

Carbone P, Kaplan H, Musshoff K, Smithers D, Tubiana M (1971) Report of the committee on Hodgkin's disease staging classification. Cancer Res 31:1860–1861. PMID: 5121694

Cheson B, Fisher R, Barrington S et al (2014) Recommendations for initial evaluation, staging, and response assessment of Hodgkin and non-Hodgkin lymphoma: the Lugano classification. J Clin Oncol 32:3059–3067. https://doi.org/10.1200/JCO.2013.54.8800

Eisenhauer E, Therasse P, Bogaerts J et al (2009) New response evaluation criteria in solid tumours: revised RECIST guideline (version 1.1). Eur J Cancer 45:228–247. https://doi.org/10.1016/j.ejca.2008.10.026

Erlemann R (2009) Basisdiagnostik von Knochentumoren. Radiol. 49, 355–370. https://doi.org/10.1007/s00117-008-1749-z

European Medicines Agency (EMA) (2010) Rapiscan: EPAR – Product information, last updated 25.05.2023. Online: https://www.ema.europa.eu/en/documents/product-information/rapiscan-epar-product-information_en.pdf. Zugegriffen am 01.06.2023

European Society of Urogenital Radiology (2018) ESUR Leitlinien für Kontrastmittel 10.0. Online: https://www.esur.org/wp-content/uploads/2022/03/ESUR-V0-Deutsch.pdf. Zugegriffen am 20.05.2023

Gatterer C, Graf S (2020) Die verschiedenen Belastungsformen – Fahrrad, Laufband, Adenosin, Regadenoson und Dobutamin. Vor- und Nachteile? Nukl. 43, 28–33. https://doi.org/10.1055/a-1062-1112

Grönefeld G (2018) DOAKs im perioperativen Setting: Wann und wie absetzen? Dtsch. Ärztebl. 02/2018. https://doi.org/10.3238/PersKardio.2018.11.02.03

Haugen B, Alexander E, Bible K et al (2016) 2015 American Thyroid Association Management Guidelines for Adult Patients with Thyroid Nodules and Differentiated Thyroid Cancer: The American Thyroid Association Guidelines Task Force on Thyroid Nodules and Differentiated Thyroid Cancer. Thyroid. 26:1–133. https://doi.org/10.1089/thy.2015.0020

Hofer (2023) Sono-Grundkurs. 11. Auflage. Thieme, Stuttgart. ISBN 978-3-13-243546-9

Langenbach M, Foldyna B, Maintz D et al. (2022) Koronare CT in der klinischen Praxis: Indikation, Patientenmanagement, Befundung. Radiol. Up2date. 22, 105–119. https://doi.org/10.1055/a-1718-8916

Layer G, Stahl T, Hoffend J (2013) Bildgebende Beurteilung des Therapieansprechens unter Chemotherapie. Radiol. Up2date. 13, 221–239. https://doi.org/10.1055/s-0033-1344352

Leitlinienprogramm Onkologie (Deutsche Krebsgesellschaft, Deutsche Krebshilfe, AWMF) (2022a) Diagnostik, Therapie und Nachsorge des Hodgkin Lymphoms bei erwachsenen Patienten, Kurzversion 3.2. AWMF Registernummer: 018/029 OL, Online: https://www.leitlinienprogramm-onkologie.de/leitlinien/hodgkin-lymphom/. Zugegriffen am 11.04.2023

Leitlinienprogramm Onkologie (Deutsche Krebsgesellschaft, Deutsche Krebshilfe, AWMF) (2022b) Diagnostik, Therapie und Nachsorge für erwachsene Patient*innen mit einem diffusen großzelligen B-Zell-Lymphom und verwandten Entitäten, Kurzversion 1.0. AWMF-Registernummer: 018/038OL. Online: https://www.leitlinienprogramm-onkologie.de/leitlinien/dlbcl/. Zugegriffen am 11.04.2023

Lenz G, Chapuy B, Glaß B et al. (2022) Onkopedia-Leitlinie: Diffuses großzelliges B-Zell-Lymphom, Deutsche Gesellschaft für Hämatologie und Medizinische Onkologie e.V, Online: https://www.onkopedia.com/de/onkopedia/guidelines/diffuses-grosszelliges-b-zell-lymphom/@@guideline/html/index.html. Zugegriffen am 10.04.2023

Lenzen H, Stamm G (2019) Wesentliche Änderungen im Strahlenschutzrecht ab 2019. RöFo. 191, 463–465. https://doi.org/10.1055/a-0864-8185

Lodwick G, Wilson A, Farrell C et al (1980) Determining growth rates of focal lesions of bone from radiographs. Radiology 134:577–583. https://doi.org/10.1148/radiology.134.3.6928321

Rosemeier S, Berger C, Krieghoff C et al. (2017) Nicht invasive Diagnostik der koronaren Herzerkrankung: CT oder MRT? Radiopraxis. 10, 191-208. https://doi.org/10.1055/s-0043-121588

Sattler E, Heller M (2011) Allgemeine Anmerkungen zu radiologischen Untersuchungen sowie allgemeine Frakturzeichen. In: Heller M, Sattler E (Eds.) Notfallradiologie. 1. Auflage. Thieme, Stuttgart

Schneider D, Richling F (2023) Datenbank Arzneimittel. Thieme, Stuttgart

Skusa C, Weber M, Böttcher S et al (2020) Criteria-based imaging and response evaluation of lymphoma 20 years after cheson: what is new?: a review of the current classifications. RöFo 192:657–668. https://doi.org/10.1055/a-1091-8897

Steffel J, Verhamme P, Potpara T et al (2018) The 2018 European Heart Rhythm Association Practical Guide on the use of non-vitamin K antagonist oral anticoagulants in patients with atrial fibrillation. Eur Heart J 39:1330–1393. https://doi.org/10.1093/eurheartj/ehy136

Stichwortverzeichnis

© Der/die Herausgeber bzw. der/die Autor(en), exklusiv lizenziert an
Springer-Verlag GmbH, DE, ein Teil von Springer Nature 2023
H. Borgers, C. Vockelmann, *Handbuch der Radiologie*,
https://doi.org/10.1007/978-3-662-67660-8